Juchmann

Therapie-Tools
Körperorientierte Interventionen

Online-Material auf psychotherapie.tools

Mit dem untenstehenden Freischalt-Code erhalten Sie die digitalen Arbeitsmaterialien aus diesem Buch. Hierfür ist eine Registrierung auf psychotherapie.tools notwendig:

1. psychotherapie.tools/online-material öffnen.
2. Freischalt-Code eingeben.
3. Auf »Freischalt-Code einlösen« klicken. Der Code ist einmal gültig.
4. Im Warenkorb auf »Credits einlösen« klicken und Vorgang nach Login abschließen.
5. Arbeitsmaterialien nutzen.

Die Arbeitsmaterialien stehen Ihnen in Ihrem Kundenkonto unter »Mein Material« dauerhaft zur Verfügung. Sie sind für Ihren persönlichen Gebrauch bestimmt. Als Institution mit mehreren Nutzer:innen wenden Sie sich bitte an vertrieb-psychotherapie.tools@beltz.de

MX5UTGT7C4

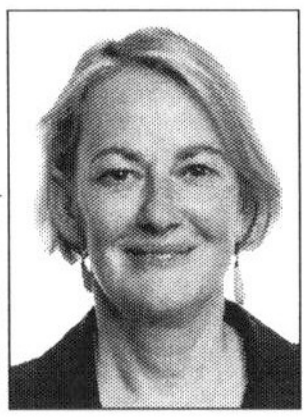

©Mark Garner Captivation

Ulrike Juchmann, Dipl.-Psych., arbeitet als Psychologische Psychotherapeutin in eigener Praxis in Berlin. Sie ist als Dozentin, Supervisorin und Selbsterfahrungsanleiterin für die Berliner Akademie für Psychotherapie und die Psychologische Hochschule Berlin in der systemischen und verhaltenstherapeutischen Ausbildung tätig. Als MBSR- und MBCT-Senior-Teacher liegt ihr die achtsamkeitsbasierte Psychotherapie sehr am Herzen. Ihre Arbeitsschwerpunkte sind Selbstfürsorge, achtsamkeitsbasierte Methoden, Psychotherapie und Coaching von Frauen sowie körperorientierte Psychotherapie. Sie ist Autorin mehrerer Fach- und Sachbücher.

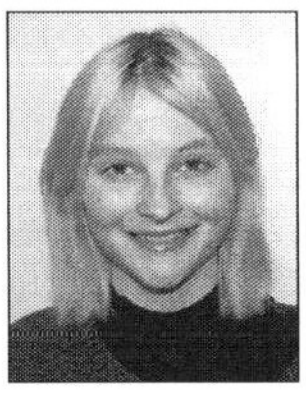

Illustrationen

Antonia Holst ist eine junge Künstlerin aus Berlin. Sie befindet sich in der Ausbildung zur Illustratorin an der Schule für bildende Kunst und Gestaltung Berlin. Ihr Ausbildungsschwerpunkt liegt im Bereich Comic und Buchillustration.

Ulrike Juchmann

Therapie-Tools Körperorientierte Interventionen

Mit Online-Material

BELTZ

Ulrike Juchmann, Dipl.-Psych.
Akademie für Achtsamkeit
Kopenhagener Str. 31d
10437 Berlin
www.achtsamkeit-juchmann.de

Dieses Buch ist erhältlich als:
ISBN 978-3-621-29009-8 Print
ISBN 978-3-621-29010-4 E-Book (PDF)

1. Auflage 2025

Verlagsgruppe Beltz
Werderstraße 10, 69469 Weinheim
service@beltz.de

Illustrationen: Antonia Sophie Holst
Lektorat: Andrea Glomb
Umschlagbild: Lina Oberdorfer
Herstellung: Myriam Frericks
Satz: WMTP Wendt-Media Text-Processing GmbH, Birkenau
Druck und Bindung: Beltz Grafische Betriebe, Bad Langensalza
Beltz Grafische Betriebe ist ein Unternehmen mit finanziellem Klimabeitrag (ID 15985-2104-1001).
Printed in Germany

Weitere Informationen zu unseren Autor:innen und Titeln finden Sie unter: www.beltz.de

Inhalt

Verzeichnis der Arbeits- und Informationsblätter

Vorwort

Herzlich willkommen bei der Vielfalt der körperorientierten Interventionen! Ich freue mich, dass Sie sich dafür interessieren, wie der Körper sinnvoll in die psychotherapeutische Arbeit einbezogen werden kann. Und ich lade Sie dazu ein,

- die Praxisräume körperorientierter einzurichten,
- alle Erfahrungen als verkörpert zu begreifen,
- als Psychotherapeut:in mehr auf den eigenen Körper und damit auch intensiver auf eigene Emotionen und Bedürfnisse zu achten,
- selbst alle Methoden für sich auszuprobieren und davon für die eigene Selbstfürsorge und die Arbeit zu profitieren,
- das eigene Methodenrepertoire zu erweitern,
- die Klient:innen in ihrer Körperlichkeit wahrzunehmen und zu stärken,
- die körperlich-seelische Resonanz als Basis für die Beziehungsgestaltung zu nutzen,
- den Körper in Ruhe und Bewegung als Ressource für Gesundheit, Wohlergehen und Entwicklung einzubeziehen,
- gemeinsam mit den Klient:innen Körperübungen neugierig und spielerisch die Methoden auszuprobieren, um Passendes zu finden und einzuüben.

Körpererfahrung ist Lebendigkeit

Als Psychologiestudentin stand ich vor der Entscheidung, meine erste Therapieausbildung zu wählen. Ich schwankte zwischen einer tanztherapeutischen und einer systemischen Ausbildung. Und entschied mich für die Systemische Therapie, was ich im Übrigen nie bereut habe. Tanz und Bewegung blieben mir ja sowieso als Kraftquellen. Da gab es viel zu entdecken: Tanzimprovisation, authentische Bewegung, Tango, Salsa, Butho und Swing. Ich erkundete Entspannungsverfahren, Yoga und spielte viel Theater. Alles aus Freude und Spaß an der Bewegung und am Selbstausdruck. Körpererfahrung hieß für mich immer auch Lebendigkeit!

Und deshalb zieht sich die Anwendung körperorientierter Methoden – in Psychotherapie, Seminaren, Coaching und Achtsamkeitskursen – wie ein roter Faden durch meine Berufsbiografie (Juchmann, 2020, 2023). Ob in der Arbeit mit essgestörten Mädchen und jungen Frauen oder in MBCT-Kursen für depressive Menschen: Die Stärkung eines bewussten Umgangs mit dem eigenen Körper war und ist immer zentral. Dabei hat mich interessiert, wie unser Denken, Fühlen und das körperliche Erleben zusammenhängen und wie der Körper zu einer Ressource werden kann.

Wenn ich in Ausbildungsseminaren und in der Einzelselbsterfahrung im systemischen oder verhaltenstherapeutischen Curriculum körperbezogene Übungen anleite, gibt es großes Interesse und auch viele Aha-Momente bei den jungen Psychotherapeut:innen. Sie erfahren, wie direkt Körperübungen wirken und wie sie das Erfahrungsrepertoire erweitern. Aber sie spüren auch eigene Ängste und Unsicherheiten, den Körper mehr in die therapeutische Tätigkeit einzubeziehen. Häufig höre ich die Frage: »Wie lade ich Klient:innen denn ein, sich auf Körpererfahrungen einzulassen?« Die Psychotherapeut:innen in Ausbildung wollen wissen, welche körperbezogenen Methoden und welches Vorgehen zu ihnen und ihren Klient:innen passen. Genau dazu gibt es in diesem Buch Impulse.

Das vorliegende Buch ist ganz organisch aus meiner mehr als 25-jährigen psychotherapeutischen Tätigkeit erwachsen. Ich stelle hier Hintergrundwissen und bewährte Methoden für Sie zusammen. Die Ideen und Übungen wenden sich sowohl an Psychotherapeut:innen in Ausbildung als auch an erfahrene Kolleg:innen. Außerdem werden Menschen in beratenden, pflegenden und pädagogischen Feldern viele Anregungen finden. Fühlen Sie sich frei, die körperbezogenen Übungen so in Ihre Arbeit aufzunehmen, wie es zu Ihnen, Ihrem therapeutischen Ansatz und zu den Bedürfnissen der Klient:innen passt. Die Methoden lassen sich sowohl in gruppenpsychotherapeutische Settings als auch in die Einzeltherapie integrieren.

In diesem Buch möchten wir die menschliche Diversität und Vielfalt in der Sprache und mit den Illustrationen berücksichtigen. Wir hoffen, dass sich alle Menschen in ihrer Einzigartigkeit und Besonderheit eingeladen und angesprochen fühlen.

Berlin, im Herbst 2024 *Ulrike Juchmann*

1 Einführung

1.1 Embodiment

Jede menschliche Erfahrung ist verkörpert, also »embodied«. Die experimentelle Embodimentforschung bietet viele Grundlagen für die psychotherapeutische Arbeit mit dem Körper. Sie zeigt, wovon die körperpsychotherapeutischen Ansätze schon lange ausgehen: die untrennbare Verwobenheit von emotionaler, kognitiver und körperlicher Erfahrung.

Definition

Embodiment (Verkörperung) meint, dass der Geist (also: Verstand, Denken, das kognitive System, die Psyche) mitsamt seinem Gehirn immer in Bezug zum gesamten Körper steht. Geist / Gehirn und Körper sind wiederum in die umgebende Umwelt eingebettet. Das Konzept *Embodiment* behauptet, dass ohne diese zweifache Einbettung der Geist bzw. das Gehirn nicht intelligent arbeiten kann. Es gibt keine einseitige Beeinflussung zwischen Geist und Körper, sondern immer Wechselwirkungen (nach Storch et al., 2022a).

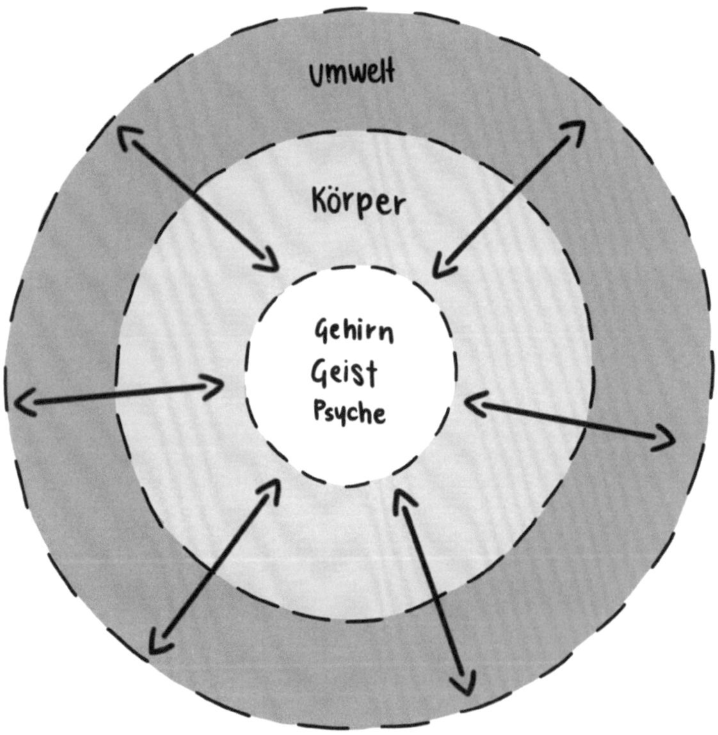

Abbildung 1.1 Embodiment (nach Storch et al., 2022b)

Wir können also davon ausgehen, dass der Körper der Spiegel der Seele ist und die Seele der Spiegel des Körpers. Viele Studienergebnisse machen diese Wechselwirkungen von Körper und Psyche deutlich und sind auch für die psychotherapeutische Arbeit interessant.

Verkörperung beim Lernen. Versuchspersonen wurden Listen mit Handlungsphrasen (z. B. das Marmeladenglas aufdrehen, die Haare kämmen) vorgelesen und sie wurden gebeten, sich diese zu merken. Eine Gruppe von Proband:innen hörte zu *und* führte diese Handlungen auch aus. Die andere Gruppe hörte sich die Phrasen nur an. Die erste Gruppe, die auch handelte, erinnerte sehr viel mehr Phrasen als die zweite (Engelkamp, 1997). Wenn wir diese Erkenntnis auf die Psychotherapie anwenden, heißt dies: Die Verkörperung der Erfahrung wird besser erinnert und kann besser im Alltag abgerufen werden.

Körperhaltungen und -bewegungen wirken auf Erinnerung, Stimmungen und Kreativität. Michalak et al. (2015) wiesen in verschiedenen Studien nach, dass Gehmuster Einfluss auf die Stimmung haben. Alltagsmessungen konnten zeigen, dass depressive Menschen gebeugter gehen als gesunde. Wird das Gangbild lebendiger, ist mit einer Stimmungsverbesserung zu rechnen. Studierende, die durch ein Biofeedback auf einem Laufband – ohne es zu wissen – ein »depressives« Gehmuster einnahmen und denen positive Wörter (mutig, attraktiv) oder negative Wörter (langweilig, dumm) präsentiert wurden, erinnerten bei einem anschließenden Gedächtnistest die negativen Begriffe besser (Michalak, 2015). Das Team um Michalak konnte in einer anderen Untersuchung zeigen, dass QiGong-Übungen, die eher nach unten weisen, bei depressiven Menschen mehr negative Erinnerungen aktivieren als QiGong-Übungen, in denen sich der Körper nach oben öffnet (Michalak et al., 2018).

In einer weiteren Studie bearbeiteten Proband:innen eine kreative Aufgabe, während sie eine offene oder geschlossene Körperhaltung einnahmen. Die Ergebnisse zeigten, dass die offene Körperhaltung mit höheren Kreativitätswerten verbunden war (Andolfi, 2017).

Übung • Auswirkungen von Körperhaltung auf Denken und Fühlen

Vielleicht möchten Sie gleich mal ausprobieren, wie sich die Körperhaltung auf Ihr Denken und Fühlen auswirkt. Stellen Sie sich hin und lassen Sie Ihren Kopf auf die Brust sinken, runden Sie Ihre Schultern und den Oberkörper, lassen Sie Ihre Arme hängen. Lassen Sie sich einfach hängen. Wie atmen Sie in dieser Körperhaltung und wie fühlen Sie sich stimmungsmäßig in dieser Position? Wie wirkt sich diese Haltung auf Ihr Denken aus?

Dann richten Sie sich langsam auf und seien Sie neugierig, was sich in Ihrer Erfahrung dabei ändert. Richten Sie den Oberkörper auf und stehen Sie aufrecht da. Die Arme strecken Sie V-förmig nach oben neben dem Kopf aus, die Handflächen zeigen zueinander. Nehmen Sie viel Raum ein in dieser Position. Wie atmen Sie in dieser Haltung? Wie fühlen Sie sich? Und was beobachten Sie in Ihrem Geist, welche Gedanken sind da?

Vorstellungskraft, Selbstgespräche und Körper. Was wir uns vorstellen, wie wir innerlich mit uns sprechen, hat Einfluss auf unser Selbstvertrauen und auf die Fähigkeit, mit unserem Körper umzugehen. In einer Studie aus der Sportpsychologie konnte gezeigt werden, dass Jugendliche, die mit einem Badminton-Training beginnen, davon profitieren, wenn sie positive innere Sätze und mentale stärkende Vorstellungsbilder nutzen. Sie fühlten mehr Selbstvertrauen und zeigten bessere Badminton-Fähigkeiten (Hidayat et al., 2023).

Übung • Abschütteln

Machen Sie es sich im Sitzen bequem und lenken Sie die Aufmerksamkeit auf Ihre Hände. Beginnen Sie, die Hände zu schütteln. Finden Sie heraus, ob Sie sanfter oder stärker schütteln möchten. Das Schütteln wandert dann weiter in die Arme und Schultern. Stellen Sie sich vor, dass Sie etwas abschütteln und mit der Bewegung loslassen. Wie ein Hund, der aus dem See kommt, schütteln Sie sich. Sie befreien sich mit jeder Schüttelbewegung. Experimentieren Sie damit, das Schütteln mit folgenden Sätzen zu begleiten: »Ich lasse los!«, »Ich befreie mich!« Wie ist die Erfahrung?

Die Forschung zeigt, wie einflussreich die innere Haltung, die Einstellungen im Umgang mit unserem eigenen Körper und mit Bewegung sind. Das ist auch für die Anleitung von körperbezogenen Übungen in der Psychotherapie bedeutsam. Nicht nur die Art der Methode ist wichtig, sondern die Wirkung wird auch durch die innere Haltung, wie wir etwas tun, maßgeblich mitbestimmt. Deshalb können wir in der psychotherapeutischen Arbeit die Beziehung zum Körper durch positive innere Haltungen von Freundlichkeit, Selbstvertrauen, Wohlwollen, Neugier und Offenheit stärken. Diese Qualitäten lassen wir in die Anleitung von Bewegung, Entspannung und körperbezogener Imagination einfließen und verkörpern diese auch.

Für die Vertreterinnen des Züricher Ressourcen-Modells ist das Konzept von Embodiment schon seit vielen Jahren zentral. Sie plädieren dafür, dass die Verkörperung der menschlichen Erfahrung auch für die psychologische Beratung und Psychotherapie grundlegend ist (Storch et al., 2022a). So regen sie ihre Klient:innen beispielsweise dazu an, persönliche Körperhaltungen zu finden, die ihnen das Gefühl von Kraft und Selbstvertrauen vermitteln.

1.2 Selbsterfahrung ist die Basis

Nicht nur für die Klient:innen ist Bewegung und Körperbezogenheit in der Therapie wichtig. Auch uns Psychotherapeut:innen tut es gut, mehr auf unseren Körper zu achten. Wir sitzen in unserem Beruf viel und die anstrengenden Themen der Klient:innen hinterlassen auch in unserem Körper Spuren, z. B. durch Verspannungen und körperlichen Schmerz. Wenn Sie also Ihren Körper in der Psychotherapie mehr wahrnehmen, dann dient das gleichzeitig der eigenen Selbstfürsorge und der Zusammenarbeit mit den Klient:innen.

Selbsterfahrung macht Sie vertrauter mit dem eigenen Körper. Nur wenn Sie Ihren eigenen Körper kennen, ihn bewusst spüren und ihm liebevoll begegnen, sind Sie auch offen für die Körpererfahrungen der Klient:innen. Dann werden Sie sich auch wohler und sicherer fühlen, wenn Sie Körperübungen anleiten. Mögliche Wirkungen und Risiken können Sie besser abschätzen, weil Sie wissen und fühlen, was Sie tun. Die Vertrautheit mit dem eigenen Körper hilft Ihnen auch dabei zu erkennen, welche persönlichen Muster bei Ihnen aktiviert werden. Sie lernen zu unterscheiden, wann aufkommende Traurigkeit mit eigenen biografischen Erfahrungen zu tun hat oder ein Resonanzphänomen in der therapeutischen Begegnung ist.

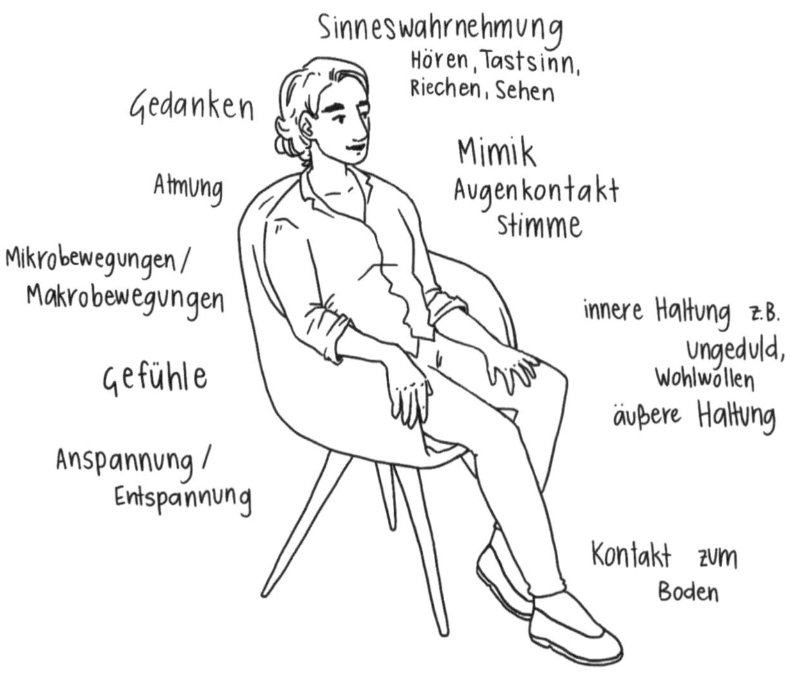

Abbildung 1.2 Die Selbstwahrnehmung der Psychotherapeutin

Abbildung 1.2 fasst zusammen, wie komplex das eigene sinnliche, körperliche Erleben der Therapeutin ist. Es gilt zu lernen, diese verschiedenen Aspekte wahrzunehmen, einzuordnen, zu regulieren und auch, wenn sinnvoll, zu verbalisieren. Die Zusammenschau macht deutlich, wie anspruchsvoll das ist und wie unerlässlich die eigene Selbsterfahrung dafür ist. Es geht dabei nicht um Perfektion, sondern um eine reflexive, verkörperte, liebevolle Bewusstheit.

Wenn es Ihnen möglich ist, im eigenen Körper präsent zu sein, dann können Sie auch mit dem Gegenüber mitschwingen, ohne zu stark mitzuleiden oder sich selbst zu verlieren. Das sind wichtige Fähigkeiten, um eine haltgebende therapeutische Beziehung zu gestalten und dabei auch die eigene Selbstfürsorge im Blick zu behalten.

Tipp

Machen Sie es sich zur Gewohnheit, sich vor einer Therapiestunde in einen entspannten, bewussten Zustand zu bringen. Auch während einer therapeutischen Sitzung brauchen Sie die Verbindung zum eigenen Körper. Spüren Sie den Kontakt zum Boden und zur Sitzfläche. Fühlen Sie Ihren Atem. So ist es Ihnen auch möglich, körperliche und emotionale Veränderungen bei sich zu bemerken und bewusst mit ihnen umzugehen.

1.3 Die psychotherapeutische Begegnung als Resonanzraum

Psychotherapie stellt eine haltgebende, nährende, unterstützende, ermutigende und auch liebevoll konfrontierende Beziehungserfahrung zur Verfügung. Meist ist diese Art der Beziehung für Klient:innen neu. Sie haben in ihrer Biografie oft zu wenig Unterstützung, Halt, Verständnis und Zuwendung von wichtigen Bezugspersonen bekommen. Ihnen fehlte ein Gegenüber, das ihnen vorgelebt und sie ermutigt hat, die eigenen Emotionen wahrzunehmen, zu verkörpern, zu verstehen und zu regulieren. Wir wissen, dass die therapeutische Beziehung sehr bedeutsam für die Wirkung der Psychotherapie ist. Und diese Beziehung baut auf wechselseitiger Resonanz auf. Der Soziologe Hartmut Rosa beschreibt Resonanz als eine Beziehung zur Welt, die in Verbindung bringt, mitschwingen lässt, die uns berührt und berühren lässt. Er versteht Resonanz als »Draht« zur Welt (Rosa, 2016). Seine Definition von Resonanz ist auch für das psychotherapeutische Beziehungsgeschehen inspirierend.

Definition • Resonanz

(1) Resonanz ist eine Form der Weltbeziehung, in der sich Subjekt und Welt wechselseitig berühren und verändern.
(2) Resonanz ist kein Echo, sondern eine Antwortbeziehung. Das impliziert, dass beide Seiten mit eigener Stimme sprechen.
(3) Resonanzbeziehungen setzen voraus, dass beide Seiten hinreichend konsistent sind, um mit einer eigenen Stimme zu sprechen, und offen genug, um sich erreichen und inspirieren zu können.
(4) Resonanz ist kein emotionaler Zustand, sondern ein Beziehungsmodus.

(zusammengefasst nach Rosa, 2016, S. 298)

Hartmut Rosa macht deutlich, dass dem Körper eine wichtige Rolle in der Beziehung zur Welt zukommt. Die Art unserer Verbindung zur Welt zeigt sich darin, wie wir atmen, gehen, essen, trinken, lachen, lieben und schlafen. Rosa nutzt für diese körperliche Verbundenheit die Metapher »Klangkörper«.

Dieses Bild ist auch für die psychotherapeutische Arbeit mit dem Körper anregend. Können wir unserem Körper zuhören, können wir in ihn hineinlauschen? Können wir uns einlassen, öffnen und Emotionen zulassen? Ist es uns möglich, Schwingungen aufzunehmen, uns berühren und inspirieren zu lassen? Woran spüren wir, dass zu viel nachklingt und uns belastet und was hilft dann wieder, mit uns in Einklang zu kommen? Wie können wir das Gegenüber erreichen, bewegen, Impulse geben und berühren, ohne es anzufassen?

In Abbildung 1.3 sehen wir, wie die körperlichen Resonanzphänomene in der zwischenmenschlichen Begegnung zusammenspielen (nach Henn-Mertens & Zimmek, 2021).

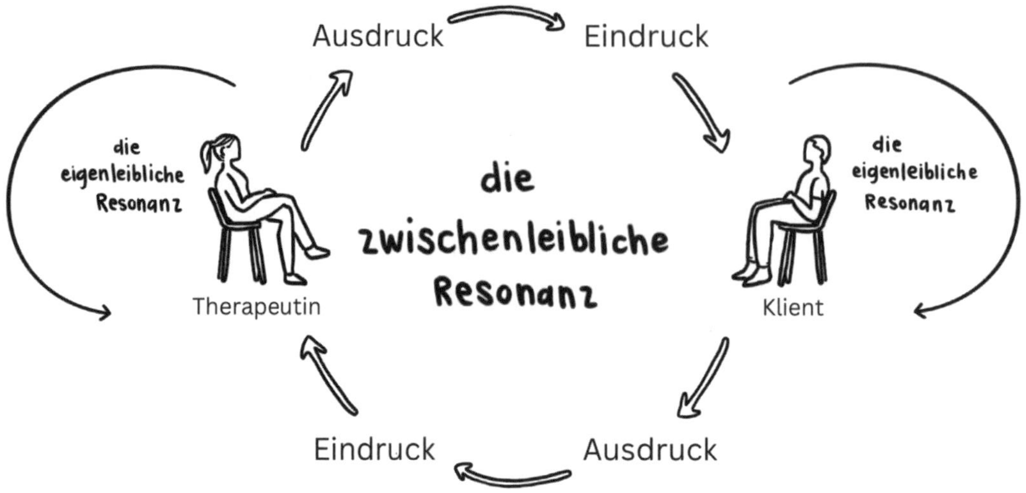

Abbildung 1.3 Modell der körperlichen Resonanz in Beziehung

Die Therapeutin hat eine eigene Körperlichkeit, die Stimmungen, Gefühle und Zustände spürbar macht und ausdrückt. Und auch die Klientin bringt ein eigenes körperliches Erleben mit und kommuniziert das indirekt oder direkt.

Die therapeutische Beziehung ist wie ein Resonanzraum. Wobei der Therapeutin die Aufgabe zukommt, diesen Resonanzraum zu öffnen und ihn auch zu halten, wenn schwierige Emotionen und Situationen entstehen. Klient:innen haben in ihrem Leben meist nicht die zwischenmenschliche Resonanz im Umgang mit Verletzungen und eigenen Bedürfnissen erhalten, die sie gebraucht hätten. Doch in der Psychotherapie kann diese angemessene, haltgebende, verstehende, nährende Resonanzerfahrung zur Verfügung gestellt werden.

Dabei sind auch Grenzen wichtig und haltgebend. Und Resonanz braucht diese Grenzen. Es ist wichtig, dass die Therapeutin ihre Grenzen spürt, erkennt und gegebenenfalls auch verbalisiert. Die therapeutisch handelnde Person kann bemerken, wenn starke, herausfordernde Gefühle des Klienten, z. B. Gefühle von Ohnmacht und Bedrohung, bei ihr landen und vielleicht auch sie aus der Balance bringen. In diesen Situationen sind körperbezogene Übungen zur Selbstregulation hilfreich. Sie wollen gut geübt sein, damit sie in den herausfordernden Momenten auch zur Verfügung stehen.

Tipp

Machen Sie sich das Motto: »Die Feuerwehr übt auch nicht dann, wenn es brennt« zu eigen. Wählen Sie sich einige kurze, wohltuende Körperübungen aus und üben Sie regelmäßig in ruhigen Situationen zu Hause und in den therapeutischen Sitzungen. Dann haben Sie diese Tools auch in herausfordernden Momenten zur Verfügung:

- drei tiefere Atemzüge nehmen
- Schultern und Kiefer entspannen
- das Haltgebende des Stuhls und des Bodens spüren
- sich entspannt an die Rückenlehne anlehnen

Die Kraft von Resonanz und Gegenübertragung. Der Traumatherapeut Raja Selvam (2022, S. 408) meint, »dass unsere Fähigkeiten, andere bei ihren emotionalen Erfahrungen zu unterstützen, (…) die wichtigste Fähigkeit ist, die wir in die Therapie einbringen«. Dabei kommt der »emotionalen Einstimmung« in das Gegenüber eine zentrale Bedeutung zu. Die Fähigkeit, uns emotional einzustellen und empathisch mitzuschwingen, können wir selbst verkörpern. Wenn eine Klientin beispielsweise starke Unruhe fühlt, dann kann die Therapeutin die Resonanz dieser Unruhe im eigenen Körper spüren und dort beruhigend regulieren. Gegebenenfalls kann sie diese Resonanz wieder körperlich und / oder auch verbal mit der Klientin teilen.

Es wird möglich, das eigene Resonanzerleben zur Verfügung zu stellen und gemeinsam mit der Klientin zu erforschen, was sie wahrnimmt und braucht. Natürlich reagieren und antworten auch Klient:innen auf unsere Körperlichkeit und auf unser emotionales Erleben.

Es entsteht ein »Tanz der Resonanz« aus Führen und Folgen, ein wechselseitiger Austausch- und Erkundungsprozess. Dabei kommt es nicht darauf an, dass das, was die Therapeutin spürt, immer richtig ist, sondern dass sie die körperlichen und emotionalen Wahrnehmungen in die therapeutische Begegnung bewusst und behutsam einbringen kann. Phänomene der Gegenübertragung und Resonanz sind für das psychotherapeutische Geschehen bedeutsam. Der Körper fungiert dabei wie ein Seismograf für diese Dynamiken.

Oft ist es nicht leicht, Übertragung von Resonanzerfahrungen zu unterscheiden. Es ist kritisches Urteilsvermögen und Demut gefragt. »Die Demut, sich einzugestehen, dass man sich genauso gut irren könnte wie auch richtig liegen« (Selvam, 2022, S. 42).

Die Wahrnehmungen der Therapeutin können mit denen der Klientin übereinstimmen oder auch im Kontrast dazu stehen. Letztlich geht es darum, dass die Klientin mit ihrem Körper und ihren Emotionen in Kontakt kommt und lernt, diese zu spüren, zu verstehen und mehr und mehr auch selbst zu regulieren. Dafür gewährt die haltgebende, therapeutische Resonanzbeziehung den Raum und die Sicherheit.

Tipp • Pendeln Sie mit der Aufmerksamkeit

Achten Sie während der therapeutischen Arbeit darauf, dass Sie die Aufmerksamkeit zwischen sich und dem Klienten pendeln lassen. Öffnen Sie sich für die Emotionalität und den körperlichen Ausdruck des Gegenübers, aber kehren Sie dann auch zu Ihrem eigenen Körper und den eigenen Gefühlen zurück. Damit bleiben Sie in Verbindung mit sich selbst und dem anderen, Sie bleiben bewusst und handlungsfähig.

Zu viel oder zu wenig Resonanz? Für die Therapeutin ist es Teil der eigenen Selbsterfahrung, zu erkennen, ob sie zu wenig oder zu viel mit ihren Klient:innen in Resonanz geht. Zu viel Resonanz kann dazu führen, zu viel geben oder entlasten zu wollen. Das birgt die Gefahr, sich dabei selbst zu überfordern und der Klientin die wichtige eigene spürende Arbeit abzunehmen. Manchmal ist es aber auch schwer, in ein fühlendes, körperliches Mitschwingen zu gehen. Das kann damit zusammenhängen, dass Sie wenig Zugang zum eigenen Körper haben oder auch denken, Sie müssten total abstinent sein. Das fehlende Mitschwingen kann auch ein Schutz sein, um nicht von der leidvollen Erfahrung des Gegenübers selbst überwältigt zu werden. Oder die Klientin schottet sich emotional ab und ist nicht spürbar.

Die therapeutische Resonanzbeziehung ist keine Einbahnstraße. Wenn die Klient:innen sich nicht öffnen können oder wollen, dann kann kein heilsamer Austausch entstehen. Meist ist es ein Prozess, der Zeit und Vertrauen braucht. Körperbezogene Übungen helfen, die Resonanz erfahrbar zu machen und zu vertiefen.

Wichtig

Finden Sie für sich heraus, ob Sie zu wenig oder zu viel mit Ihren Klient:innen in Resonanz gehen. Achten Sie auch darauf, mit welchen Personen Sie mehr mitschwingen, mit welchen weniger. Stellen Sie sich folgende Fragen: Was kann mir dabei helfen, mich mehr einzufühlen? Was kann mir helfen, mehr bei mir zu bleiben? Seien Sie neugierig, wie es sich körperlich anfühlt, sich für das Gegenüber mehr zu öffnen, und wie es sich anfühlt, sich zu verschließen. Experimentieren Sie, seien Sie neugierig auf Ihre körperliche Resonanz in der therapeutischen Situation.

Es ist bereichernd, den Körper auch stärker in die Supervision von therapeutisch Tätigen einzubeziehen. Die körperliche Resonanz wird dann zu einer Quelle für Reflexion, Verstehen, Resilienz und Inspiration.

Emotionale Ansteckung, Empathie und Mitgefühl. Mit Klient:innen mitzuschwingen, wenn sie leiden, kann auch Psychotherapeut:innen sehr belasten und erschöpfen. Wie bleiben diese handlungsfähig angesichts der Belastungen des Gegenübers? Die Psychologin und Neurowissenschaftlerin Tania Singer trifft eine hilfreiche Unterscheidung zwischen emotionaler Ansteckung, Empathie und Mitgefühl (s. Abb. 1.4, nach Singer & Klimecki, 2014).

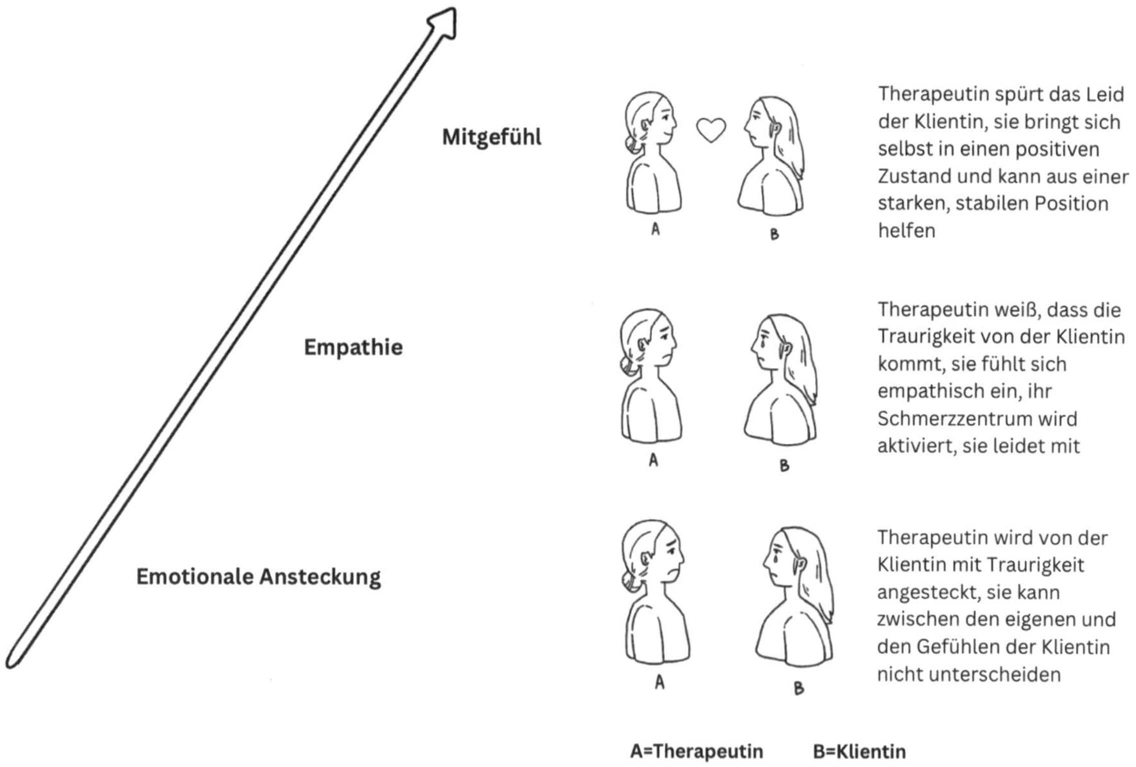

Abbildung 1.4 Emotionale Ansteckung, Empathie, Mitgefühl (inspiriert durch Singer & Klimecki, 2014)

- Bei der **emotionalen Ansteckung** schwappt das Gefühl, z. B. Traurigkeit, einer Person auf die andere über, ohne zu bemerken, dass es sich um ein übernommenes Gefühl handelt.
- Bei der **Empathie** schwingt die therapeutisch tätige Person auch mit der Emotion des Gegenübers mit, es ist ihr aber bewusst, dass das Gefühl nicht das eigene ist. Sowohl bei der emotionalen Ansteckung als auch beim empathischen Mitschwingen mit starken, negativen und überwältigenden Emotionen wird nicht nur das Schmerzzentrum der Klientin, sondern auch das Schmerzzentrum der therapeutisch Tätigen aktiviert. Somit sind Therapeut:innen gefährdet, selbst belastet zu werden, auszubrennen oder auch traumatisiert zu werden.

- Doch hier kommt die schützende Kraft des **Mitgefühls** ins Spiel. Ein verkörpertes Mitgefühl führt zu einem wohltuenden, stärkenden Zustand. Es ermöglicht aus einer bewussten, wohlwollenden Position heraus, herausfordernde Emotionen zu halten und Positives, Hilfreiches zur Verfügung zu stellen. Wenn wir in einem mitfühlenden Zustand sind, dann sind wir nicht mit den negativen Emotionen des Gegenübers identifiziert. Wir sind in Resonanz mit dem Gegenüber, aber auch verbunden mit unserer eigenen positiven Kraft. Das ermöglicht Ruhe, Sicherheit, Wohlwollen und hilfreiches Handeln.

Tipp

Bemerken Sie, wenn Sie in Ihrer psychotherapeutischen Arbeit emotional sehr aktiviert sind. Machen Sie sich bewusst, wenn Sie zu sehr mit den herausfordernden Emotionen des Gegenübers mitschwingen.

Wechseln Sie dann in einen für Sie ruhigen, freundlichen Modus. Nutzen Sie dafür den Kontakt zum Atem und das Spüren der Füße mit dem Boden, um sich zu beruhigen. Sorgen Sie immer wieder während einer therapeutischen Sitzung dafür, sich wohl im eigenen Körper zu fühlen und eigene Gefühle zu regulieren. Bringen Sie sich selbst immer wieder in einen guten, positiven Zustand. Kehren Sie wiederholt zu einem bewussten, positiven Körpererleben zurück, das schützt Sie und lässt Sie handlungsfähig bleiben.

Das Know-how, emotionale Ansteckung, Empathie und Mitgefühl erkennen und voneinander unterscheiden zu können, gehört in jede psychotherapeutische Ausbildung. Es braucht auch die Vermittlung von Achtsamkeitsübungen und Körperübungen, die es ermöglichen, von einem empathischen Mitschwingen in eine mitfühlende Haltung wechseln zu können.

1.4 Warum körperbezogene Methoden die Psychotherapie bereichern

Bereits die ersten Beziehungserfahrungen beginnen mit dem Körper, damit, getragen, beruhigt und gestillt zu werden. Wir fühlen über und mit dem Körper, identifizieren uns oder hadern mit ihm, drücken uns über den Körper aus und gehen in Kontakt mit anderen. Das Erleben der eigenen Körperlichkeit ist demnach eine wichtige Säule unseres Selbstwertgefühls. Viele gute Gründe also, den Körper in der psychotherapeutischen Arbeit nicht zu vergessen, sondern ihn bewusst einzubeziehen.

Viel zu oft wird die Arbeit mit dem Körper aber sowohl im ambulanten Setting als auch in den Kliniken den speziell dafür ausgebildeten Bewegungs- und Körpertherapeut:innen überlassen. Es wäre schade, in der Psychotherapie den Körper zu übersehen und nur zu sprechen und kognitiv zu arbeiten. Denn körperorientierte Methoden sind wirksame Interventionen beispielsweise bei Depressionen, Essstörungen, bei Ängsten und Posttraumatischen Belastungsstörungen. Leider gibt es in der Psychotherapie immer noch Vorbehalte gegen körperbezogene Übungen und sie werden zu wenig oder gar nicht in der Therapieausbildung vermittelt.

Der Körper bei psychischen Erkrankungen

Das Körpererleben ist bei einer psychischen Erkrankung eigentlich auch immer mitbetroffen. Wenn wir Stress haben, fühlt sich der Körper verspannt und unruhig an. Menschen mit Ängsten kennen Gefühle körperlicher Enge, plötzliches Schwitzen und Herzrasen. Der Körper wird zu einem Ort der Unsicherheit und Angst. Personen in depressiven Phasen erleben sich im wahrsten Sinne des Wortes »niedergedrückt«. Sie sind viel im Kopf und grübeln, Gefühle von Lebendigkeit und Freude kommen abhanden. Leere, Lustlosigkeit, Antrieblosigkeit erfassen auch den Körper. Traumatisierende Ereignisse können überwältigen, ziehen den Boden unter den Füßen weg und gehen mit Gefühlen von Kontrollverlust und Hilflosigkeit einher. Übererregung, Erstarrung und Gefühllosigkeit zeigen sich auch auf der körperlichen Ebene. Der Körper kann zu einem Ort von Angst und Unsicherheit werden, der nicht mehr selbst reguliert und beruhigt werden kann. Menschen, die unter Essstörungen leiden, sind ständig mit dem Körper und mit Essen beschäftigt. Es fällt ihnen dennoch schwer, den eigenen Körper zu fühlen, ihn zu akzeptieren und sich in ihm zu Hause zu fühlen. Bei chronischen Schmerzen kann jegliches positives Körpererleben verloren gehen. Die Aufmerksamkeit ist meist auf den Schmerz fixiert und es entsteht oft die Tendenz, gegen den Schmerz anzukämpfen, was ihn aber verstärkt. Gerade weil der Körper bei psychischen Erkrankungen stark mit betroffen ist, sollte er in der Psychotherapie Berücksichtigung finden, damit er wieder als Lebensort, als Zuhause, als Quelle von Wohlbefinden erlebt werden kann.

Info • Die Beziehung zum Körper ist kulturell geprägt

Wie wir unseren Körper sehen, erleben, ihn kleiden und nach außen zeigen, ist durch gesellschaftliche, kulturelle, religiöse und pädagogische Bilder und Botschaften geprägt. Die Medien spielen dabei eine wichtige Rolle. Diese Prägungen wirken natürlich auch in die Psychotherapie hinein. Die bekannte britische Psychotherapeutin Susie Orbach, im Übrigen auch die Therapeutin von Prinzessin Diana, setzt sich schon seit Jahrzehnten für eine Vielfalt von gelebter Körperlichkeit ein. Sie fordert, dass diese Diversität auch in den Medien gezeigt werden soll. Besonders Frauen befinden sich in einer Art Krieg mit dem Körper, indem sie sich ständig durch gewichtsreduzierende Maßnahmen, Sport, Make-up und Schönheitsoperationen zu optimieren suchen (Orbach, 2021).

Der Soziologe Hartmut Rosa weist darauf hin, wie sehr Menschen im 21. Jahrhundert versuchen, den eigenen Körper zu einem verfügbaren Ort zu machen (Rosa, 2023). Durch das permanente Monitoring der eigenen Körperlichkeit (Blutdruck, Gewicht, Schlafqualität) wird der Körper zu kontrollieren und zu optimieren gesucht. Doch eine einfühlsame, akzeptierende und wohltuende Beziehung zum eigenen Körper lässt sich so nicht gewinnen. Im Gegenteil führt das ständige Vermessen des Körpers oft zu einer Kontrollillusion, also zum Gefühl, den Körper im Griff zu haben und ihn zu bestimmen. Es lohnt sich, in der Psychotherapie diese kulturellen und gesellschaftlichen Prägungen der Körperlichkeit zu berücksichtigen und zu thematisieren.

Die lebenslange Beziehung zum eigenen Körper

Der Körper lehrt uns von Beginn an, dass sich nicht alles kontrollieren lässt. Er hat Bedürfnisse, die erfüllt werden müssen, er braucht Aufmerksamkeit und Pflege. Am Anfang und manchmal auch am Ende des Lebens sind wir sogar völlig abhängig von der Fürsorge durch andere, damit es unserem Körper gutgeht. Die Entwicklung der körperlichen Selbstfürsorge entsteht in den ersten wichtigen Beziehungserfahrungen. Wir sind körperliche Wesen und es ist eine wichtige Entwicklungsaufgabe, eine akzeptierende und wohlwollende Beziehung zum eigenen Körper zu entwickeln. Dabei hat der Körper eigene Entwicklungsthemen, mit denen es heißt, leben zu lernen. Das ist auch immer wieder herausfordernd, manchmal krisenhaft. Zum Beispiel in der Pubertät, wenn der Körper sich verändert, ob wir wollen oder nicht. Die Stimme wird vielleicht anders, die Körperformen ändern sich, das Interesse an Sexualität wird stärker. Das kann als Kontrollverlust erlebt werden, zu Selbstzweifeln und Ängsten führen. Unfälle oder Krankheiten können unsere körperlichen Erlebnis- und Handlungsfähigkeiten zeitweise oder überdauernd einschränken. Auch beim Älterwerden gilt es zu akzeptieren, dass das Körpergewicht sich verändert, die Leistungsfähigkeit sinkt, körperliche Begrenzungen spürbarer werden. Der Körper ist unser Zuhause und gleichzeitig immer in Veränderung und der Vergänglichkeit ausgesetzt. Wie wir diese herausfordernde Beziehung mit unserem Körper gestalten, ist auch für unser Selbstwertgefühl wichtig.

Folgende Fragen geben Impulse, die Beziehung zum eigenen Körper zu reflektieren:

- In welcher aktuellen Lebenssituation befinden Sie sich? Was bedeutet der gegenwärtige Lebensabschnitt für Ihre Körperlichkeit und den Umgang mit dem eigenen Körper?

- Wenn es aktuell Belastungen und Herausforderungen in Ihrem Leben gibt, wie wirken die sich auf Ihren Körper aus?
- Was könnte Ihnen und Ihrem Körper guttun?
- Welche körperlichen Veränderungen im Leben waren besonders herausfordernd?
- Was hat geholfen, mit diesen Herausforderungen umzugehen?
- Wie gehen Sie mit körperlichen Grenzen um?
- Wie möchten Sie die Beziehung zum eigenen Körper weiterhin gestalten?

Info • Verletzende Bemerkungen

Weil der Körper ein sehr persönlicher sensibler Raum für uns ist, ein Teil von uns, können auch Bewertungen und Abwertungen durch andere besonders treffen und schaden. Wenn wichtige Bezugspersonen, Eltern, Geschwister, aber auch Gleichaltrige unseren Körper bewerten, dann begleiten uns diese Botschaften oft ein Leben lang. Meist ist den Mitmenschen gar nicht bewusst, wie sehr sie durch Bemerkungen über den Körper in die persönliche Integrität einer Person eingreifen. Botschaften wie: »Du bist zu dick. Pass mal auf, wie viel du isst«, »Du bist ungeschickt«, »Deine Beine sind ja ganz schön kräftig geworden«, »Für ein Mädchen bist du ja echt groß«, »Du bist aber ein kleiner Junge« treffen besonders Kinder und Heranwachsende sehr. Die Zuschreibungen greifen das Selbstwertgefühl an, verunsichern und können selbstschädigendes Verhalten zur Folge haben.

Der Körper als Quelle des Wohlbefindens

Auch wenn unser Körper verletzlich und vergänglich ist, ist er gleichermaßen eine Ressource für positive Erfahrungen. Er ermöglicht es, angenehme Sinnesreize zu spüren, sich zu entspannen, Körperkontakt zu erleben, die eigene Kraft wahrzunehmen und Freude auszudrücken. Der Körper ist der Ort unserer Lebendigkeit. Eine körperbezogene Psychotherapie trägt dazu bei, den Körper positiv zu spüren und bewusst als Quelle von Resilienz und Lebensfreude zu erleben.

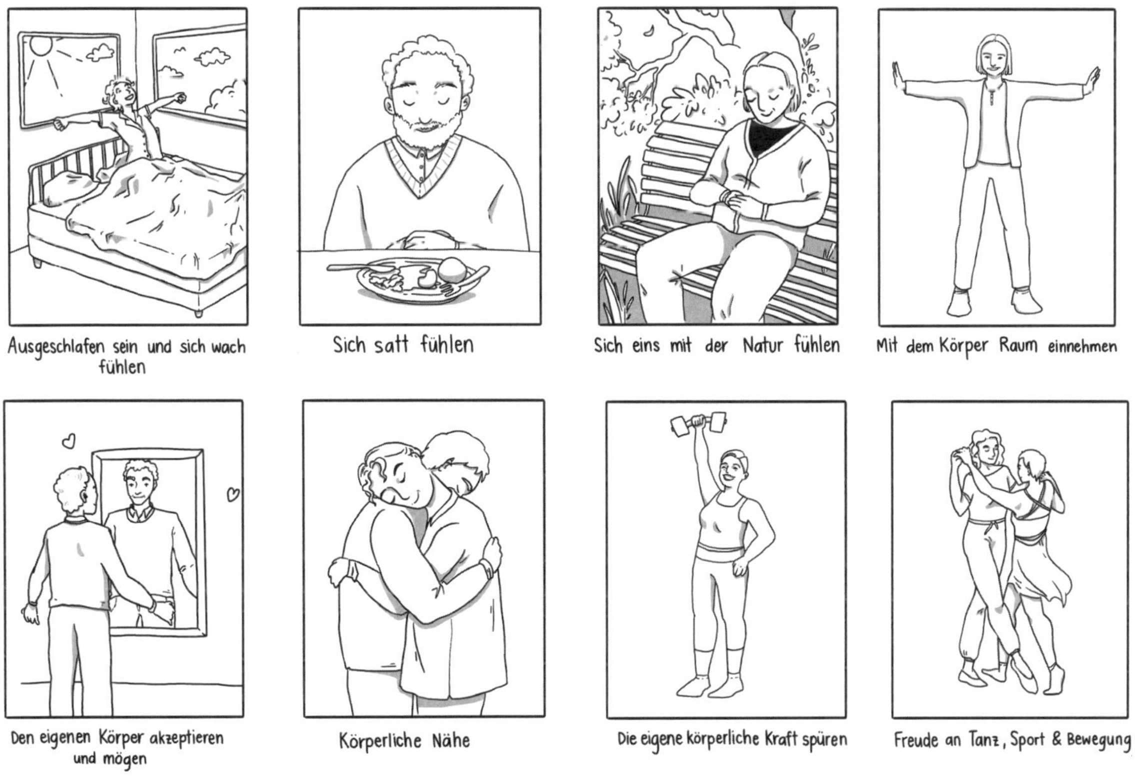
Ausgeschlafen sein und sich wach fühlen
Sich satt fühlen
Sich eins mit der Natur fühlen
Mit dem Körper Raum einnehmen
Den eigenen Körper akzeptieren und mögen
Körperliche Nähe
Die eigene körperliche Kraft spüren
Freude an Tanz, Sport & Bewegung

Abbildung 1.5 Der Körper als Quelle des Wohlbefindens

Veränderungsimpulse und neue Erfahrungen durch körperbezogene Übungen
Wir wissen aus der Psychotherapieforschung, wie wichtig es ist, alte Muster in der Therapie zu aktivieren und neue Erfahrungen möglich zu machen. Körper- und Bewegungsübungen sind dafür gut geeignet. Sie bringen in Kontakt mit dem eigenen Spüren und Erleben. Sich bewegen heißt auch, in Bewegung zu kommen und zu handeln. Über das Spüren der eigenen Körpererfahrung und Bewegungen werden neue Erfahrungen in der Psychotherapie angeregt und vertieft. Sie werden besser erinnert als rein kognitive Erkenntnisse und können direkt in den Lebensalltag integriert werden. Oft sagen Klient:innen: »Ich weiß viel, aber ich spüre es nicht und ich kann mein Wissen nicht umsetzen.« Da kann der Zugang zum Körper wie ein Missing Link für Veränderungen sein.

Fallbeispiele

Körperübungen bei Ängsten
Die 35-jährige Frau M. hat immer wieder mit starken Ängsten zu tun und traut sich wenig zu. Sie möchte besser für sich eintreten und ihre Bedürfnisse stimmiger artikulieren. Seit vielen Jahren tanzt sie Ballett und fühlt sich mit zarten und luftigen Bewegungen vertraut. Die Klientin wünscht sich, den Körper in die Psychotherapie einzubeziehen. Die Therapeutin bietet Körperübungen an, die ihr einen stabilen Stand ermöglichen, mit denen sie die Schwerkraft und die Verbindung zum Boden als Kraftquelle spüren kann. Frau M. stellt sich breitbeinig hin und streckt die Arme weit in den Raum. Sie lacht und meint: »Das ist ein anderes Gefühl als beim Ballett. Ich nehme Raum ein und bin sehr verwurzelt mit dem Boden. Das fühlt sich gut an, kraftvoll.« Diese Körpererfahrung transferiert sie in den Alltag, wenn sie für ihre eigenen Bedürfnisse mehr eintreten möchte und sich und ihren Bedürfnissen Raum geben möchte. Auch im Umgang mit Ängsten hilft es ihr, sich ruhiger und stabiler im Körper zu fühlen.

Körperübungen bei depressivem Erleben
Der 54-jährige Lehrer Herr S. kennt depressive Phasen in seinem Leben. In der sprachlichen Welt fühlt er sich sicher und zu Hause. Wenn es um Emotionen geht, spricht er schnell und viel. Und redet dadurch auch an den Gefühlen vorbei – eine Schutzstrategie. Deshalb ermutigt die Therapeutin, die Augen zu schließen und zu spüren, was er gerade im Körper wahrnimmt. Da laufen sofort die Tränen und der Klient ist im Kontakt mit seinen Gefühlen. Er sagt: »Ja, ich rede über meine Gefühle hinweg. Weil ich Angst vor ihnen habe. Ich will die Kontrolle behalten.« Herr S. lernt in der Psychotherapie, mehr Kontakt zu seinem Körper und zu seinen Gefühlen zu finden. Gleichzeitig darf er immer wählen, welche Methode er erkunden möchte, wann er die Augen öffnet, wann er sprechen will. Er macht die Erfahrung, dass er sich einlassen kann, ohne die Kontrolle zu verlieren.

Körperübungen bei Krebserkrankungen
Die 70-jährige Frau K. hat durch die Behandlung einer Krebserkrankung ihr Zutrauen zu ihrem Körper verloren. In der Psychotherapie ist das Sprechen über Ängste und Ressourcen wichtig. Von Beginn an sind angeleitete, entspannende Körperübungen für Frau K. sehr entlastend und stärkend. Sie übt die Methoden mit Audioaufnahmen zu Hause. Frau K. kann sich durch die Übungen entspannen und sich auch wieder wohler in ihrem Körper fühlen. Die körperbezogenen Ängste nehmen ab. Als es ihr besser geht, werden auch stärkende Bewegungsübungen in die Therapie integriert.

1.5 Körperbezogene Psychotherapie

Die Wurzeln der Körperpsychotherapie sind sowohl in der Psychoanalyse als auch in den Reformbewegungen im Bereich Gymnastik und Tanz zu Beginn des 20. Jahrhunderts zu finden. Aktuell lässt sich von einem Trend sprechen, den Körper, das Erleben und die Emotionen auch in die psychotherapeutischen Richtlinienverfahren verstärkt einzubeziehen. Hierzu einige Beispiele.

Körperorientierte Ansätze in der Verhaltenstherapie. Die Verhaltenstherapie spricht von einer dritten Welle und integriert emotionsbasierte und achtsamkeitsbasierte Ansätze. Maren Langlotz-Weis (2020) beschreibt eine körperorientierte Verhaltenstherapie und stellt verschiedene Übungen zum Atem, zur Förderung von Abgrenzung, zur Verkörperung von Gefühlen und dem Erleben von Halt für das Einzel- und das Gruppensetting vor. Auch in die Schematherapie werden körperorientierte Techniken kreativ und wirkungsvoll integriert (Henn-Mertens & Zimmek, 2021). Die dort beschriebenen Methoden fördern die Körperwahrnehmung, laden dazu ein, Gefühle zu verkörpern, Schemamodi wie das des verletzten Kindes körperlich erfahrbar zu machen und sich über den Körper zu zentrieren und zu regulieren. Atemübungen und Körperübungen helfen dabei, in einen erwachsenen, bewussten Modus zu kommen – das Ziel jeder Psychotherapie.

Körperbezogene Interventionen in der Systemischen Therapie. Wienands (2013) integriert körperbezogene Übungen in die Systemische Psychotherapie. Diese greifen Bewegungen der Klient:innen auf, nutzen den Atem und machen Erfahrungen szenisch und körperlich erfahrbar. Der systemische Therapeut Peter Dold meint sogar: »Es gibt keine psychotherapeutische Begegnung und Beziehung ohne Einbeziehung des Körpers, dies gilt in der Einzel- wie in der Familien- und Gruppentherapie« (Dold, 2021, S. 19). Er beschreibt beispielsweise Übungen zum Wahrnehmen, Bilden von Vertrauen, für Abgrenzung und zeigt körperbezogenes Vorgehen bei Zwängen, Erschöpfung, Abhängigkeiten für Einzelpersonen, Paare und Familiensysteme.

Körperübungen in der Traumatherapie. Bessel van der Kolk (2017, S. 68) meint: »Nach einem traumatischen Ereignis erleben Menschen die Welt mit einem veränderten Nervensystem.« Er plädiert dafür, den gesamten Organismus, auch den Körper, in die psychotherapeutische Arbeit einzubeziehen. Ziel ist dabei, dass die traumatisierten Menschen, wieder in der Gegenwart ankommen, ihre Gefühle regulieren lernen und wieder Sicherheit, Entspannung und positive Resonanz erfahren. Körperübungen leisten dazu einen unschätzbaren Beitrag.

Für die körperorientierte Arbeit mit traumatischen Erfahrungen ist das Modell des Toleranzfensters sowohl für die Therapeut:innen als auch für die Klient:innen hilfreich.

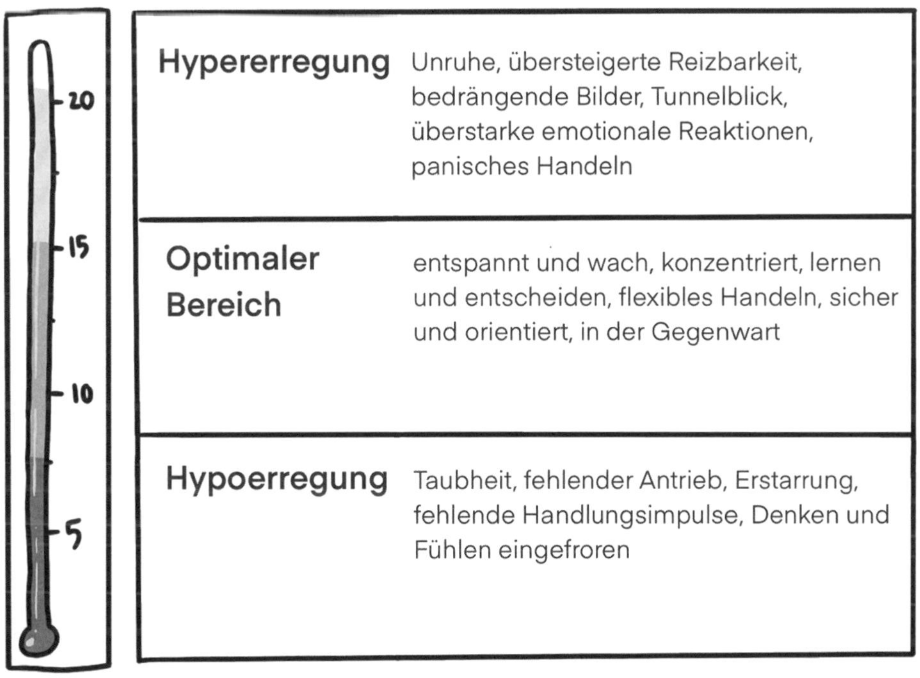

Abbildung 1.6 Toleranzfenster

In der Arbeit mit dem Körper lassen sich Anzeichen von Unter- oder Überregung frühzeitig erkennen. Körperorientierte Techniken helfen dabei, wieder in den optimalen Erlebnisbereich zu kommen. Es gibt nicht die *eine* richtige Übung, sondern es gilt, gemeinsam mit den Klient:innen auszuprobieren, was sich stimmig anfühlt und funktioniert. Einige Interventionen wirken sowohl bei Unter- als auch bei Übererregung, z. B. das Schütteln.

- **Übungen bei Untererregung**: den Körper abklopfen, den Körper schütteln und strecken, schnelleres Gehen, sich selbst umarmen, tief ein- und ausatmen, nach Musik tanzen, einen Stressball kneten, ein starker Duft, scharfes Bonbon
- **Übungen, um den optimalen Bereich zu fördern**: Body Scan, Entspannungsmethoden, Yogaübungen, Sport, Atemübungen, längere Meditationen
- **Übungen bei Hypererregung**: bewusst ausatmen, Anspannung abschütteln, beruhigende Selbstberührung, den Oberkörper dehnen und fallen lassen, Gehen, Laufen, Hüpfen, ein starker Duft, scharfes Bonbon

Psychotherapie und körperbezogene Interventionen ergänzen sich

Wenn Sie selbst nicht körpertherapeutisch arbeiten wollen, kann es dennoch hilfreich sein, die Klient:innen zu ermutigen, parallel zur Therapie Bewegungs- oder Entspannungstechniken zu lernen.

Beispiele

Psychotherapie und Feldenkrais. Frau M. leidet seit ihrem 35. Lebensjahr unter den Folgen eines Schlaganfalls und sucht wegen Depressionen psychotherapeutische Hilfe. Parallel zur Psychotherapie besucht sie Einzelstunden bei einer Feldenkraislehrerin. Dort übt sie eine bewusste Körperwahrnehmung und lernt behutsame Bewegungen speziell auch für ihre gelähmte und vernachlässigte Körperseite. Frau M. profitiert von der Verhaltenstherapie und den Feldenkraisstunden. Beide Ansätze ergänzen sich für diese Klientin sinnvoll.

Psychotherapie und Yoga. Die 54-jährige Frau L. leidet unter Panikattacken und starken Durchfällen, die durch ein Reizdarmsyndrom verursacht werden. Beides wird durch herausfordernde, stressige Situationen mit ausgelöst und verstärkt. In der Psychotherapie steht das Erkunden und Verstehen der Angst im Zentrum. Achtsamkeitsübungen in Bewegung und Ruhe helfen Frau L., sich besser wahrzunehmen und sich in stressigen Momenten zu beruhigen. Sie lernt auch einen bewussteren Umgang mit ihrer Tagesstruktur und plant Pausen und Ruhephasen stimmiger ein. Die psychotherapeutische Arbeit wird ergänzt durch Einzelstunden in Yogatherapie, die von einem erfahrenen Yogalehrer durchgeführt werden.

MBSR, MBCT und Psychotherapie

Achtsamkeitsmethoden sind mittlerweile ein wichtiger Teil psychotherapeutischen Handelns.
MBSR (mindfulness based stress reduction) wurde von Kabat-Zinn (2007) als säkulares Trainingsprogramm entwickelt und verbindet buddhistische Meditationsformen mit achtsamer Bewegung aus dem Hatha Yoga. Oft wird die Methode als »mental« bezeichnet und damit die starke Körperbetonung vernachlässigt. Doch das MBSR-Kursprogramm enthält viele körperbezogene Übungen:

- Spürendes Erkunden einer Rosine
- Body Scan – den Körper im Liegen achtsam wahrnehmen
- Achtsames Hören und achtsames Sehen
- Atemmeditation
- Achtsame Bewegung im Stehen und Liegen
- Gehmeditation

Fallbeispiel

Herr S. wurde durch seine Psychotherapeutin auf MBSR-Kurse aufmerksam gemacht. Er hat sich in seinem Beruf sehr erschöpft und leidet unter Panikattacken. Begleitend zur Psychotherapie nimmt er nun an einem MBSR-Kurs teil. Besonders die Verankerung der Aufmerksamkeit im Körper ist für ihn neu. Yoga hat er immer als »esoterischen Kram« abgelehnt. Doch nun bemerkt er, wie gut ihm die langsamen, bewussten Bewegungen tun. Er lernt, sich zu beruhigen und im Body Scan zu entspannen und zu erholen. Die neue, wahrnehmende, spürende Aufmerksamkeit für den eigenen Körper hilft ihm auch im Umgang mit aufkommender Angst. Psychotherapie und die Teilnahme an einem MBSR-Kurs ergänzen sich sinnvoll.

MBCT (mindfulness based cognitive therapy) verbindet MBSR mit Kognitiver Verhaltenstherapie und nutzt Forschungserkenntnisse zum Rückfallgeschehen bei wiederkehrenden Depressionen (Teasdale, 2015). Die acht 2,5-stündigen Kurstermine vermitteln die Grundlagen der Achtsamkeit und zeigen, wie Meditation im Umgang mit herausfordernden Gedanken und Gefühlen hilft. Das Training dient als Rückfallprophylaxe bei Depressionen, ist aber auch bei Zwängen und Ängsten wirksam (Juchmann, 2020; Külz, 2017).

Fallbeispiel

Eine Psychotherapeutin empfiehlt ihrer 33-jährigen Klientin, die unter Zwangsgedanken leidet, einen MBCT-Kurs. Die Klientin gibt nach Abschluss des Kurses ein Feedback: »MBCT hat mir sehr geholfen. Ich habe durch die Meditationen nun Handwerkszeug zur Verfügung. Ich kann zu Hause üben und auch in schwierigen Situationen weiß ich, welche Methoden mich beruhigen und mich in die Gegenwart bringen. Besonders die achtsamen Bewegungsübungen haben mir geholfen, aus dem Kopf mehr in den Körper zu kommen. Ich wusste vorher gar nicht, wie ich mich im Körper stabil und ruhig fühlen kann. Jetzt kann ich meine Aufmerksamkeit bewusst auf den Körper lenken und bin meinen Zwangsgedanken nicht mehr so ausgeliefert. Spannungszustände und Gefühle kann ich viel besser zulassen, ohne darin unterzugehen. Ich bin freier, handlungsfähiger und auf jeden Fall freundlicher mit mir geworden.«

Im Zentrum von MBCT steht der Umgang mit herausfordernden Erfahrungen, bedrängenden Gedanken, starken Gefühlen und Schmerzen. Damit das akzeptierende Zulassen von unangenehmen Erfahrungen möglich wird, ist die Achtsamkeit für den Körper unerlässlich. Durch das Üben von Body Scan, Atemmeditation, Gehmeditation und achtsamer Bewegung lernen Klient:innen vom Kopf in den Körper zu kommen und sich der Erfahrung so wie sie sich in der Gegenwart zeigt, bewusst und mit Ruhe zuzuwenden. Schwierige Erfahrungen können besser zugelassen und auch körperlich gespürt und reguliert werden, ohne sich in ihnen zu verlieren.

Tipp

MBSR- und MBCT-Kurse ergänzen psychotherapeutische Prozesse. Deshalb informieren Sie Ihre Klient:innen über die Möglichkeit, achtsamkeitsbasierte Kurse zu besuchen. Sie werden merken, dass die Klient:innen dann auch in der Psychotherapie ihren Körper besser wahrnehmen und die Aufmerksamkeit bewusster lenken können. Beides sind wichtige Basiskompetenzen, die ein psychotherapeutisches Vorgehen erleichtern und bereichern.

Sie können natürlich auch einzelne Methoden aus achtsamkeitsbasierten Verfahren direkt in die Psychotherapie integrieren.

Ziele einer körperorientierten Psychotherapie
Es ist deutlich geworden, dass sich körperbezogene Methoden diagnoseübergreifend in unterschiedliche psychotherapeutische Settings integrieren lassen. Sowohl in der Einzel- als auch in der Paar- oder Gruppentherapie helfen Körperübungen, sich besser wahrzunehmen, sich zu regulieren und positive Erfahrungen stärkend zu verankern.

Die Ziele einer körperbezogenen Psychotherapie lassen sich gruppieren und zusammenfassen.

Ziele einer körperorientierten Psychotherapie

Zugang zum eigenen Erleben finden

- dem Körper bewusst Aufmerksamkeit schenken können
- sich besser körperlich wahrnehmen und spüren
- körperliche Rhythmen erkennen
- Emotionen körperlich fühlen
- das Zusammenspiel von Emotion, Kognition, Körper und Verhalten verstehen
- über den Körper Selbstfürsorge und Selbstbewusstsein stärken

Den Körper als Ressource erleben

- sich im eigenen Körper zu Hause fühlen
- positive Zustände im Körper spüren: Kraft, Entspannung, Freude, Genuss
- positive Einstellungen zum Körper stärken (Akzeptanz, Wohlwollen, Vertrauen)
- Bewegung als Ressource erleben
- das Bewegungsrepertoire erweitern
- Selbstwirksamkeit und Handlungsfähigkeit durch den Körper erfahren
- der Körper als Quelle von kreativem Ausdruck erleben (Tanz, Theater)

Über den Körper neue Bewältigungs- und Veränderungsstrategien lernen

- Anzeichen von beginnendem Stress, Angst, Depression frühzeitig erkennen
- fürsorglich im Sinne des Körpers handeln
- körperliche Trigger erkennen und entschärfen
- den Körper als Zugang zu Erinnerungen erfahren
- die Selbstregulationsfähigkeit über den Körper lernen
- den Körper in Not- und Krisensituationen beruhigen und stärken können
- den Körper schützen können
- über den Körper Erlebens- und Verhaltensänderungen anstoßen

Über den Körper kommunizieren und sich verbunden fühlen

- sich über den Körper ausdrücken können
- sich mit anderen Menschen verbunden fühlen, Nähe und Geborgenheit spüren
- sich abgrenzen lernen
- mit anderen Menschen in körperliche Resonanz treten können
- sich als Teil der Natur erleben

2 Die Basis für die Körperarbeit schaffen

In diesem Kapitel geht es darum, die Basis für körperorientierte Interventionen zu legen. Wie lassen sich Voraussetzungen schaffen, um den Körper mehr in die Psychotherapie zu integrieren? Bewusstheit ist dazu ein wichtiger Schlüssel.

- **Therapeutischer Raum:** Zunächst ist es sinnvoll, sich über die Wirkung des therapeutischen Raums Gedanken zu machen. Die Atmosphäre, die Räume vermitteln, sollte so gestaltet sein, dass sich die Klient:innen auch körperlich wohlfühlen. Sie sollen sich eingeladen fühlen, auf ihre körperlichen Bedürfnisse zu achten, dass sie sich ausruhen oder bewegen können. Wie wir sitzen, wie wir uns bewegen können, ob es Blumen oder eine schöne Aussicht gibt, wirkt auf unser Wohlbefinden.
- **Die Selbstfürsorge** für den eigenen Körper ist eine wichtige Grundlage einer körperbewussten Psychotherapie, aber eigentlich grundsätzlich für unsere Gesundheit. Das gilt sowohl für die psychotherapeutisch Tätigen als auch für die Klient:innen. Doch Selbstfürsorge, auch für den Körper, geschieht nicht einfach von selbst. Deshalb lernen Sie in diesem Kapitel einige kurze, leicht zu erlernende Übungen kennen, die entspannen, beruhigen und vitalisieren. Es braucht den Aufbau stärkender Gewohnheiten und eine strukturierte, kontinuierliche Übungspraxis. Nahezu alle körperorientierten Techniken wollen wiederholt und eingeübt werden, damit sie auch im Not- und Bedarfsfall zur Verfügung stehen. Deshalb beschäftigen wir uns in diesem Kapitel damit, wie ein wohltuender Übungsweg aufgebaut werden kann.
- **Anleitung körperorientierter Interventionen:** Leider kommt in vielen psychotherapeutischen Ausbildungen die Anleitung von körperorientierten Übungen zu kurz. Dies ist ein Grund dafür, warum Psychotherapeut:innen den Körper zu wenig oder gar nicht in die Therapie einbeziehen. Sie haben es nicht gelernt, es fehlt einfach die Übung. Hier bekommen Sie viele Impulse, die Ihnen helfen, körperbezogene Übungen stimmig und wirksam auszuwählen und anzuleiten.

Arbeits- und Informationsmaterial

INFO 1 Der Therapieraum

Das Informationsblatt zeigt, warum die Gestaltung des Therapieraums wichtig ist, um den Körper besser einzubeziehen. Dabei wird den Bedürfnissen der Klient:innen, der Selbstfürsorge der Therapeut:innen und dem psychotherapeutischen Ansatz Rechnung getragen.

AB 1 Den Therapieraum gestalten: Selbstreflexion

Das Arbeitsblatt hilft Ihnen dabei, die Gestaltung Ihres Therapieraumes zu reflektieren und auf die Bedürfnisse der Klient:innen abzustimmen. Eine Passung mit Ihrem psychotherapeutischen Ansatz kann so gelingen und Ihre eigene Selbstfürsorge bekommt Raum. Sie können die ersten Handlungsschritte festlegen.

AB 2 Mit der körperbezogenen Psychotherapie anfangen: Selbstreflexion

Die Fragen des Arbeitsblatts erleichtern es, damit anzufangen, den Körper bewusster in die Psychotherapie einzubeziehen. Qualitäten des Anfängergeistes von Offenheit, Neugier und Kreativität werden aktiviert.

AB 3 Ruhige, offene Präsenz verkörpern

Für das psychotherapeutische Arbeiten braucht es eine ruhige, offene Präsenz. Die Übung zeigt, wie Sie diese Qualitäten verkörpern und im Alltag stärken können.

INFO 2 Selbstfürsorge für den Körper im Therapiealltag
Das Informationsblatt zeigt, wie wichtig es für Psychotherapeut:innen ist, auf ihren eigenen Körper im Therapiealltag zu achten. Es braucht geeignete Übungen und auch eine innere Haltung von Geduld, Offenheit und Wohlwollen.

AB 4 Die 5 Schritte der Selbstfürsorge: Körpersignale spüren
Dieses Arbeitsblatt vermittelt Ihnen eine Übung mit fünf Schritten, die dabei hilft, den Körper bewusster zu spüren und die eigenen Bedürfnisse mehr in den Blick zu nehmen.

AB 5 Fragebogen: Meine körperlichen Bedürfnisse im Arbeitsalltag
Durch Reflexionsfragen nehmen Sie Ihre körperlichen Bedürfnisse im psychotherapeutischen Arbeitsalltag in den Blick und stoßen erste Veränderungen an.

AB 6 Bewegung für die Wirbelsäule
Die Bewegungsabfolge für die Wirbelsäule hilft, nach längerem Sitzen Verspannungen zu lösen und wieder beweglicher zu werden. Sie ist leicht in den Arbeitsalltag zu integrieren und braucht wenig Raum und keine Hilfsmittel.

AB 7 Den Körper berühren, abklopfen und massieren
Dieses Arbeitsblatt zeigt Ihnen, wie Sie den Körper durch Berührungen, Abklopfen und Selbstmassage besser wahrnehmen können. Sie fühlen sich vitaler und spüren die eigenen Grenzen besser.

AB 8 Wohltuendes Schütteln
Die Schüttelübung ermöglicht es, Anstrengungen und Belastungen abzuschütteln und vom Kopf in den Körper zu kommen. Sie eignet sich auch zur Reorientierung, Entspannung und führt aus Erstarrung heraus.

AB 9 Hände, Ellenbogen und Schultern locker kreisen
Die hier beschriebene Übung ermöglicht, durch kreisende Bewegungen die Hände, Arme und Schultern zu entspannen und zu lockern. Besonders nach langem Sitzen ist die Übung hilfreich.

INFO 3 Körperübungen passend auswählen
Sie erhalten Impulse, wie Sie Körperübungen passend auswählen können. Dabei lernen Sie, den Kontext und die Bedürfnisse der Klient:innen zu berücksichtigen.

INFO 4 Bewusstes Sprechen beim Anleiten von Körperübungen
Dieses Arbeitsblatt zeigt, worauf es beim Anleiten von Körperübungen ankommt. Sie lernen Formulierungen kennen, die zu Körpererfahrungen anregen, und Erfahrungsräume für die Klient:innen zu öffnen.

INFO 5 Erfahrungsaustausch nach einer Übung
Sie erhalten Anregungen, wie Sie den Erfahrungsaustausch nach Körperübungen anregen und gestalten können. Konkrete Formulierungsvorschläge helfen dabei, die Körpererfahrungen zu beschreiben und bewusst zu reflektieren.

AB 10 Checkliste für das Anleiten von körperbezogenen Übungen
Mit dieser Checkliste können Sie sich auf das Anleiten von Körperübungen gut vorbereiten und haben alles auf einen Blick präsent.

INFO 6 Die Kunst des Übens
Dieses Informationsblatt zeigt, dass körperbezogene Methoden Übung brauchen. Ein Plan hilft dabei, die Übungen in den Alltag zu integrieren und die dabei auftretenden Schwierigkeiten zu meistern.

AB 11 Aufbau einer Übungspraxis: Selbstreflexion

Mit diesem Arbeitsblatt können Sie für sich und Ihre Klient:innen einen bewussten Übungsplan aufstellen. Sie setzen sich dabei klare Ziele, wählen Übungen aus und entscheiden sich für eine kontinuierliche Frequenz und Dauer des Übens. Sie machen sich bewusst, wie Sie mit Herausforderungen umgehen und sich von ihnen nicht am Üben hindern lassen.

AB 12 Individuelle Übungskarten für den Alltag gestalten

Das Gestalten einer individuellen Übungskarte hilft, die Methode in den Alltag zu integrieren. Ein Beispiel zeigt, wie eine Übungskarte ganz konkret aussehen kann. Die Abbildung einer leeren Übungskarte kann kopiert und für sich gestaltet werden.

AB 13 Der Toolkoffer mit körperorientierten Übungen

Legen Sie sich einen Toolkoffer an, in dem Sie wirksame Übungen für spezifische Themen und Situationen sammeln. Die Abbildung eines Koffers lässt sich kopieren und gestalten.

Der Therapieraum

Der therapeutische Raum wirkt auf das Wohlergehen. Der Körper wird in der Architekturpsychologie »als unser kleinster Raum, den wir bewohnen« bezeichnet (Koppen & Vollmer, 2022, S.21). Er kann ein Zuhause sein, ein sicherer Ort, den wir mit uns herumtragen, der Sicherheit und Geborgenheit vermittelt. Demnach sind Häuser und Räume wie ein »zweiter Körper«, der gerade für psychisch und/oder körperlich kranke Menschen zu einem Zufluchts- und Wohlfühlort werden kann. In der Psychotherapie wollen wir einen wertschätzenden und vertrauensvollen Beziehungs- und Entwicklungsraum schaffen, in dem neue, heilende Erfahrungen gemacht werden können. Doch das gelingt nicht nur durch unser Verhalten und die psychotherapeutischen Methoden. Die psychotherapeutischen Räume selbst können heilsam sein und zur Gesundung beitragen.

Tipp

Die Psychologin und Soziologin Christa Kolodey (2022) hat in ihrem Buch »Priming – Stärkende Räume entstehen lassen« Studien zusammengetragen, die zeigen, dass die Beschaffenheit des Raumes Einfluss auf das Erleben und Verhalten von Menschen hat:

- Größere Räume (keine Hallen) führen dazu, dass Menschen sich stärker öffnen.
- Ein Raum mit höheren Decken fördert das Gefühl von Freiheit.
- Warme Farben lassen einen Raum kleiner und kalte Farben größer erscheinen.
- Die Farben Blau und Grün sorgen für eine ruhige und friedliche Stimmung.
- Geschwungene Konturen bei der Inneneinrichtung erzeugen positivere Gefühle als scharfkantige.
- Inspirierende Objekte wie Bilder und Skulpturen fördern die Kreativität von Menschen.
- Blumen haben einen physiologischen und psychischen Entspannungseffekt.

Räume passend gestalten. Die Größe und Einrichtung des Therapieraums, Licht und Materialien der Möbel und die Einrichtung selbst wirken auf unser Befinden und bestimmen mit, ob Menschen sich wohl und sicher fühlen. Die Räume und auch ihre Ausstattung gewähren Möglichkeiten, da zu sein, zu handeln, etwas auszuprobieren. Sie wirken auf unser Fühlen, regen zu bestimmten Themen, Gedanken und Verhalten ein. Natürlich sollten der Raum und seine Einrichtung zur Art der Therapie passen. Die eigenen Bedürfnisse und auch die Anliegen der Klient:innen gilt es bei der Wahl und Einrichtung von Räumen zu berücksichtigen. Eine psychoanalytische Arbeitsweise erfordert etwas anderes als ein achtsamkeitsbasiertes Vorgehen oder eine auf Kinder und Jugendliche ausgerichtete Praxis. Grundlegende Fragen, die sich Psychotherapeut:innen stellen sollten, sind:

- Was will ich mit meinem Räumen vermitteln?
- Welche Botschaften soll mein Raum senden?
- Zu welchen Tätigkeiten will mein Raum einladen?

Die räumliche Umgebung bietet Möglichkeiten, zu sitzen, zu liegen oder sich zu bewegen. Möbel, Deko und Blumen schaffen angenehme Sinneserfahrungen und laden ein, sich zu entspannen und sich wohlzufühlen. Gegenstände und Bilder können die Fantasie und zu Assoziationen anregen. Aber es sollte auch nicht zu viel Material herumstehen, das ablenkt und einen chaotischen Eindruck erzeugt. Ein Raum ruft nicht nur innere Zustände hervor, sondern ermutigt auch zu Aktivitäten und Handlungen. Räume und Gegenstände haben Aufforderungscharakter.

Der Therapieraum

Natur in die Praxis holen. Natur empfinden viele Menschen als wohltuend und es gibt interessante Ansätze, Natur und Psychotherapie zu verbinden (Knümann, 2019). Oft ist es nicht möglich, mit den Klient:innen in die Natur zu gehen. Aber die Natur kann in die Praxis geholt werden. Einrichtungsgegenstände aus Naturmaterialien schaffen eine wohltuende Atmosphäre. Klient:innen können sich so setzen, dass sie einen Blick nach draußen haben. Vielleicht ist es möglich, einen Ausschnitt vom Himmel zu betrachten, Licht oder einen Baum zu sehen. Wenn ein Balkon, ein kleiner Garten oder ein Hof zur Verfügung stehen, lassen sich diese Räume therapeutisch mit einbeziehen. Ein Schritt ins Freie oder das Öffnen eines Fensters ermöglicht einen Perspektivwechsel. Klient:innen melden oft zurück, dass sie gerne die Blumen oder Pflanzen im Therapieraum anschauen. Auch Studien bestätigen, dass das Betrachten von Blumen auf der körperlichen und emotionalen Ebene zur Entspannung beiträgt (Kolodey, 2022).

Die Bedürfnisse der Klient:innen beachten. Um die psychotherapeutischen Räume bewusst und wohltuend zu gestalten, ist es natürlich auch wichtig, die Bedürfnisse der Klient:innen zu berücksichtigen. Es ist sinnvoll, an die Klient:innen zu denken und die eigene Praxis mit ihren Augen zu sehen. Was brauchen sie, um sich sicher und wohl zu fühlen?

Ein Sofa lädt ein zu einem gemütlichen Sitzen oder auch Entspannungsübungen im Liegen. Decken gewähren die Botschaft: Hier können Sie sich zudecken, sich schützen. Es entsteht der Eindruck, dass es auch um Selbstfürsorge geht. Ein Flipchart ermöglicht Visualisierung und erinnert an Arbeit. Meditationskissen eröffnen die Möglichkeit zu meditieren, eine Yogamatte vermittelt die Einladung zu Bewegung. Erfahrungsgemäß ist es auch sehr wichtig, dass Klient:innen aus Materialien und Sitzmöglichkeiten auswählen können. Durch das Auswählen finden sie zur Selbstbestimmung und lernen, ihre Bedürfnisse zu spüren und zu achten: alles Ziele, die in den meisten psychotherapeutischen Prozessen bedeutsam sind.

Beispiel

Patient:innen mit chronischen Erkrankungen, nach Schlaganfällen, mit starker Erschöpfung oder Schmerzen melden immer wieder zurück, wie stärkend sie die Möglichkeit erleben, sich auf ein Sofa setzen oder legen zu können. Sie nehmen sich Kissen, Decken und richten sich so ein, dass es ihnen gut geht und sie angenehm und schmerzfrei an ihren Themen arbeiten können. Sie empfinden es als wertschätzend und entlastend, dass auf die Bedürfnisse ihres Körpers Rücksicht genommen wird. Die Räume laden ein zur Selbstfürsorge.

Der gestaltete Raum als Selbstfürsorge

Auch für uns als Therapeut:innen ist es wichtig, dass wir uns im Therapieraum wohlfühlen. Deshalb gilt es, die eigenen Bedürfnisse besser kennenzulernen und sich zu erlauben, dass der eigene Arbeitsort auch ein Wohlfühlort sein kann.

Es ist daher sinnvoll, die eigenen Praxisräume nochmal ganz neu in den Blick zu nehmen. Egal, ob Sie schon lange in Ihren Räumen sind oder gerade eine Praxis aufbauen: Es lohnt sich, die räumliche Atmosphäre und Ausstattung als therapeutischen Wirkfaktor zu begreifen und zu nutzen.

Den Therapieraum gestalten: Selbstreflexion

In der Therapieausbildung wird oft gar nicht über das Einrichten einer Praxis gesprochen. Dabei ist es sinnvoll, sich damit zu beschäftigen, wie Räume wirken und was es bei der Praxisgestaltung zu bedenken gibt. Die folgenden Reflexionsfragen helfen Ihnen herauszufinden, wie ein für Sie und Ihre Klient:innen passender Therapieraum gestaltet werden kann. Egal, ob Sie schon Räume haben oder eine neue Praxis einrichten möchten: Die Fragen regen an, bewusster hinzuschauen. Erlauben Sie sich, zunächst alle Ihre Ideen aufzuschreiben – unabhängig davon, ob sich alles umsetzen lässt.

Schließen Sie bitte zunächst kurz die Augen und stellen Sie sich einen idealen Therapieraum vor, lassen Sie vor Ihrem inneren Auge Farben, Formen, Gegenstände auftauchen. Lassen Sie sich Zeit. Was sehen, hören, fühlen Sie in einem idealen Therapieraum? Wie riecht der Raum? Aus welchen Materialien sind die Einrichtungsgegenstände? Welche Bilder gibt es? Welche Dekoration? Dann öffnen Sie bitte die Augen und schreiben alles auf, was Ihnen einfällt, egal ob es in Ihrer Vorstellung auftauchte oder nicht.

....

....

....

Dann beantworten Sie die folgenden Fragen schriftlich. Lassen Sie sich immer wieder Zeit, innezuhalten, den Atem zu spüren, sich zu entspannen. Einfälle können sich so besser zeigen.

Wie soll die Praxis auf mich selbst wirken?

....

....

Welche Ihrer beruflichen Tätigkeiten möchten Sie in der Praxis machen? (Beispiele: Einzelgespräche, Familiengespräche, Gruppen, Bewegungsangebot, Entspannung, Berichte schreiben, Fortbildungen vorbereiten, lesen, Yoga machen, Pausen und Essen)

....

....

Was brauchen Sie, damit die Räume diese Tätigkeiten ermöglichen?

....

....

Den Therapieraum gestalten: Selbstreflexion

Wenn Sie selbst Klient:in wären, was würden Sie sich von einem Praxisraum wünschen?

....

....

Wie soll die Praxis auf Ihre Klient:innen wirken?

....

....

Welche Bedürfnisse haben Ihre Klient:innen? (Bitte berücksichtigen Sie die psychischen und körperlichen Bedürfnisse und Ressourcen. Denken Sie dabei an das Ankommen, Warten, die Gespräche, die Verabschiedung.)

....

....

Welche drei Botschaften soll Ihr Therapieraum vermitteln?

(1) ....

(2) ....

(3) ....

Wie sollten die Räume sein, damit Platz und Anregung für die therapeutischen Methoden entsteht?

....

....

Was brauchen Sie in Ihrem Therapieraum, um Körperarbeit anbieten zu können?

....

....

Den Therapieraum gestalten: Selbstreflexion

Zu den folgenden Aspekten können Sie ganz konkret Assoziationen, Wünsche und Ideen aufschreiben:

Anzahl der Räume: ....

Ankommen in der Praxis: ....

Größe: ....

Helligkeit: ....

Wärme: ....

Farbigkeit: ....

Gemütlichkeit: ....

Sitz- und Liegemöglichkeiten: ....

Bewegung: ....

Entspannung: ....

Sicherheit: ....

Ästhetik: ....

Materialien: ....

Geräusche und Ruhe: ....

Gerüche: ....

Blickrichtung / Ausblick: ....

Dekoration, Bilder und Blumen: ....

Pausenraum: ....

Natur: ....

Küche: ....

Bad: ....

Sonstiges: ....

Den Therapieraum gestalten: Selbstreflexion

Die Gestaltung des Therapieraums

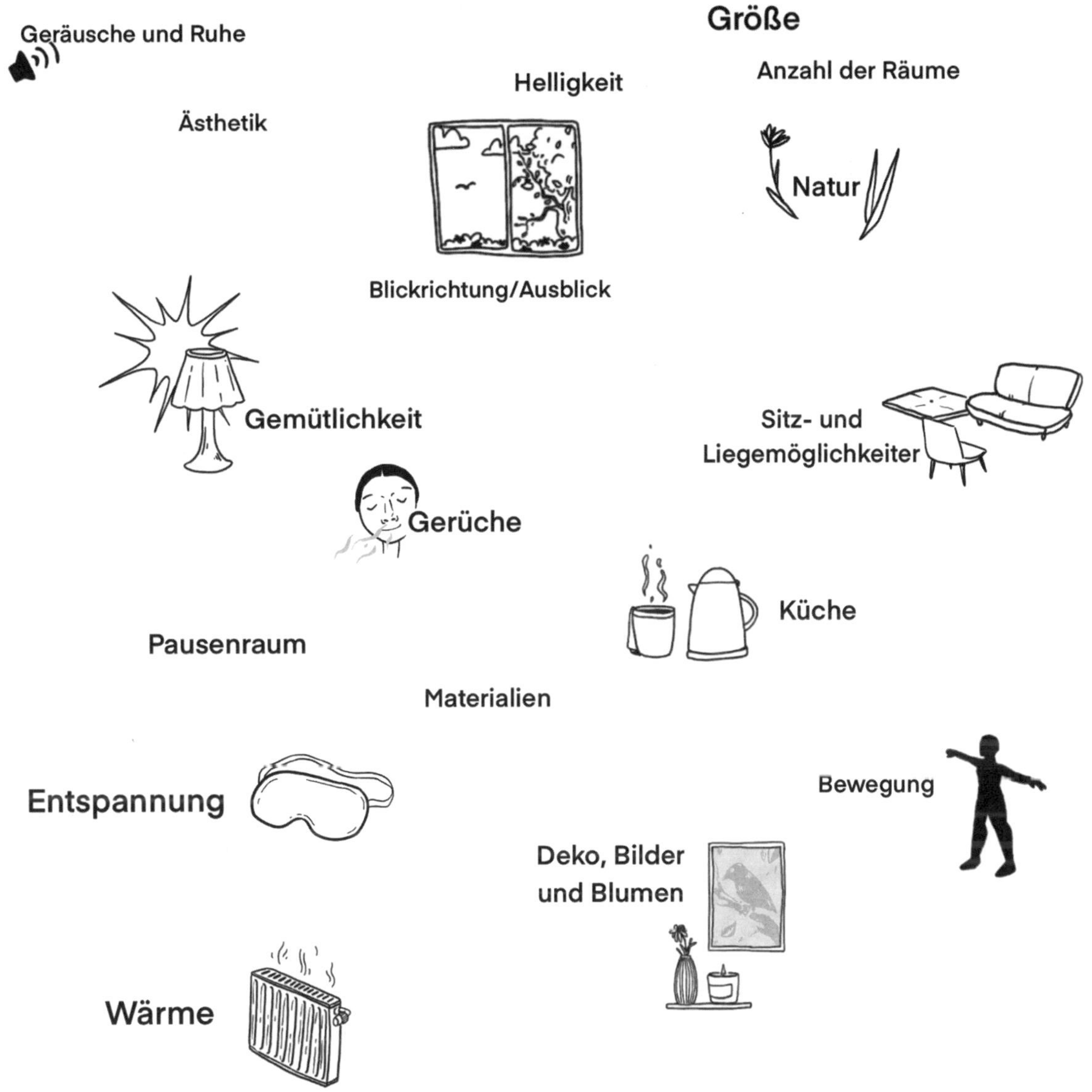

Transfer in die Praxis
Was sind die ersten Schritte, um Ihre Ideen umzusetzen?

(1) ....

(2) ....

(3) ....

Mit der körperbezogenen Psychotherapie anfangen: Selbstreflexion

Die Kraft des Anfangens

Es heißt ja oft, dass aller Anfang schwer sei und gleichzeitig jedem Anfang ein Zauber innewohne. Wenn Sie damit beginnen, den Körper stärker in Ihre psychotherapeutische Arbeit einzubeziehen, dann spielt wohl beides eine Rolle. Auch wenn Sie bereits mit körperbezogenen Übungen vertraut sind, ist es sinnvoll, immer wieder den eigenen Standpunkt und die praktische Arbeit in den Blick zu nehmen. Im Zen-Buddhismus ist vom »Anfängergeist« die Rede (Suzuki, 2000). Damit ist eine geistige Haltung gemeint, die sich immer wieder neugierig der eigenen Erfahrung zuwendet. Etwas mit einem Anfängergeist zu tun bedeutet, eine reine Ergebnisfixierung aufzugeben und sich zu öffnen für den Prozess der Erfahrung. Die eigenen Begrenzungen gilt es zu erweitern und mitfühlend mit sich und dem Gegenüber zu sein. Dadurch entstehen viele Möglichkeiten und neue Entdeckungen. Die Haltung des Anfangens enthält auch eine spielerische, erkundende Komponente, die sich für Kreativität öffnet, ausprobiert und den Überraschungen eine Chance gibt. Für die Entdeckung der eigenen Körperlichkeit ist diese offene, neugierige Haltung unerlässlich. Auch wenn es darum geht, den Körper stärker in die Psychotherapie einzubeziehen, lohnt es sich immer wieder, die Perspektive des Beginnens einzunehmen.

Niemand fängt beim Thema Körperlichkeit bei Null an. Besinnen Sie sich auf Ihre Vorerfahrungen, auf Ihre Ressourcen und erweitern Sie den Blick. Seien Sie neugierig, wie Sie mit dem Einbeziehen des Körpers in die Psychotherapie (neu) beginnen können. Und mit dieser Neugier wenden Sie sich den folgenden Fragen zu.

Welche eigenen Vorerfahrungen haben Sie mit körperbezogenen Methoden? (Entspannung, Bewegung, Sport …)

....

....

Wenn Sie selbst gut mit Ihrem Körper umgehen möchten, Ihrem Körper etwas Gutes tun wollen, wie machen Sie das?

....

....

Beschreiben Sie kurz, wie Sie den Körper bereits in die Psychotherapie einbeziehen (psychoedukativ, mit Entspannung, Wahrnehmung, Übungen …):

....

....

Mit der körperbezogenen Psychotherapie anfangen: Selbstreflexion

Welche der folgenden Ideen möchten Sie gerne ausprobieren?

- ☐ der Körperhaltung der Klient:innen mehr Aufmerksamkeit schenken
- ☐ darauf achten, wie Klient:innen über ihren Körper und ihre Körperlichkeit sprechen
- ☐ die Klient:innen fragen, welchen Sport, welche Körperübungen sie im Alltag nutzen oder früher genutzt haben
- ☐ Körperübungen anleiten

Denken Sie an Ihre aktuellen Klient:innen. Bei wem möchten Sie den Körper mehr einbeziehen? Welche Ideen haben Sie dazu? Denken Sie sowohl an das Einzelsetting als auch an die Gruppenangebote, die Sie geben.

....

....

Schreiben Sie die Satzanfänge für sich weiter.

Wenn ich mich mehr für die körperbezogene Arbeit öffne, dann …

....

Wirklich neugierig bin ich auf …

....

Ich fange mit … an.

....

Anfangen macht mir dann Spaß, wenn …

....

Wenn ich mir erlaube, kreativer den Körper einzubeziehen, dann …

....

Ich habe Lust, Folgendes auszuprobieren …

....

Wenn ich spielerischer mit dem Thema Körper in der Psychotherapie umgehe, dann …

....

Ruhige, offene Präsenz verkörpern

Für die therapeutische Arbeit braucht es eine ruhige, offene, präsente Haltung. Diese innere Haltung lässt sich verkörpern und nach außen vermitteln. Es ist wichtig, selbst einen Zugang zur eigenen Zentriertheit zu finden und zu wissen, wie sie geübt werden kann. Dann kann sie in der therapeutischen Situation bewusst eingenommen werden und steht auch in herausfordernden Momenten zur Verfügung.

Anleitung der Übung

Auf dem Praxisstuhl üben. Am besten üben Sie auf dem Stuhl, auf dem Sie auch bei der therapeutischen Arbeit sitzen. Machen Sie es sich in einer angenehmen, aufrechten Sitzposition bequem. Es geht in dieser Übung darum, eine für Sie stimmige, stabile, ruhige und offene Präsenz zu erkunden und zu verkörpern.

Stabilität. Spüren Sie zunächst die Füße in den Schuhen und nehmen Sie dann den Kontakt zum Boden wahr. Wie fühlt es sich für Sie an, diese Verbindung zu spüren? Dann lenken Sie Ihre Aufmerksamkeit zum Kontakt mit dem Stuhl, der Sitzfläche, der Rückenlehne, den Armlehnen und lassen Sie sich Zeit, die Stabilität des Sitzens zu fühlen. Wo genau spüren Sie die Stabilität und den Halt im Körper? Wie fühlt sich diese Stabilität an?

Atmung. Suchen Sie sich eine Stelle in Ihrem Körper, wo Sie die Atmung gut spüren. Die Atmung darf genauso sein, wie sie ein- und ausströmt. Sie können die ganze Länge des Einatmens und auch die Länge des Ausatmens wahrnehmen. Spüren Sie, wie sich der fließende Atem im Körper anfühlt.

Ruhe und Zentriertheit. Seien Sie neugierig, wo Sie im Körper am meisten Ruhe spüren. Wie fühlt sich die Ruhe an? Verweilen Sie einige Momente bei der Ruhe im Körper und spüren Sie sie. Wo erleben Sie im Moment Ihre Körpermitte, Ihr Zentrum? Nehmen Sie sich etwas Zeit, diese innere Mitte zu finden und sie körperlich zu spüren.

Offenheit und Zugewandtheit. Spüren Sie die Aufrichtung der Wirbelsäule, lassen Sie die Schultern nach hinten und unten sinken. Legen Sie die Hände entspannt ab, vielleicht möchten Sie ausprobieren, die Handflächen nach oben zu öffnen. Seien Sie neugierig, wo sich Ihr Körper entspannen möchte, ohne die Aufrichtung zu verlieren. In welchem Bereich des Körpers spüren Sie Offenheit? Wie fühlt es sich an, sich für Erfahrungen zu öffnen und zugewandt zu sein?

Verbindung der Qualitäten. Nun nehmen Sie sich noch etwas Zeit zu fühlen, dass die stärkenden Qualitäten gleichzeitig da sind. Fühlen Sie, während Sie stabil sitzen, den Strom des Atems und seien Sie neugierig, wo Sie gerade Ihr Körperzentrum fühlen. Nehmen Sie die Ruhe im Körper wahr und spüren Sie Ihr Körperzentrum. Und seien Sie neugierig, wo Sie Offenheit und Zugewandtheit im Körper spüren.

Wiederholen. Machen Sie sich auch in Ihrem therapeutischen Alltag immer wieder mit Ihrer körperlichen Präsenz vertraut. Lassen Sie es sich zur Gewohnheit werden, vor, während und nach einer therapeutischen Sitzung immer wieder Ihre körperliche Präsenz zu fühlen und in der eigenen Mitte anzukommen.

Tipp

Behalten Sie sich und Ihren Körper auch während einer Therapiesitzung im Blick. Kehren Sie immer wieder spürend zu Ihrem Körper zurück und nehmen wahr, was Sie dort spüren. Verbinden Sie sich mit Ruhe und Präsenz im Körper.

Ruhige, offene Präsenz verkörpern

Reflexion
Die nachfolgenden Fragen helfen Ihnen, wieder zu Ihrer körperlichen Präsenz in der therapeutischen Arbeit zurückzukehren.

Woran merken Sie, dass Sie nicht mehr zentriert und ruhig sind? Was sind die ersten körperlichen Signale?

....

....

Woran spüren Sie, dass Sie sich anspannen und verschließen?

....

....

Wie können Sie zurück zur eigenen körperlichen Präsenz finden, wenn Sie in der Therapie zu sehr beim Gegenüber waren und den Kontakt zu sich verloren haben? Was ist ein erster guter Anker (Boden- und Stuhlkontakt, Atem, Aufrichtung der Wirbelsäule, Sinken der Schultern nach hinten ... oder etwas anderes)?

....

....

....

....

INFO 2 • T

Selbstfürsorge für den Körper im Therapiealltag

Im psychotherapeutischen Beruf sitzen wir meistens und haben oft einen recht getakteten Arbeitsalltag. Außerdem sprechen wir viel und müssen reflektieren, das bringt uns in den Kopf und möglicherweise weg vom Körper. Die Themen in der Psychotherapie sind oft belastend und sie hinterlassen Spuren – auch im Körper der Psychotherapeutin. All diese Belastungen können zu Verspannungen, Schmerzen und Müdigkeit führen.

Und weil die Aufmerksamkeit während der therapeutischen Arbeit stark auf unser Gegenüber ausgerichtet ist, passiert es leicht, die eigenen Bedürfnisse zu wenig zu spüren oder sie zu übergehen. Auch der Rhythmus aus 50-minütigen Einheiten zwingt uns in der therapeutischen Praxis vielleicht einen Rhythmus auf, der gar nicht so passend ist. Im Klinikalltag gibt es oft eine sich wiederholende Taktung aus Einzel- und Gruppenterminen und Besprechungen, die ein Innehalten und damit die Selbstwahrnehmung erschwert.

Es braucht also Selbstfürsorge im Umgang mit dem Körper.

Wichtig

Selbstfürsorge für den Körper heißt, ...

- Pausen zu machen und innezuhalten.
- den Körper aufmerksam und freundlich wahrzunehmen.
- den Körper wertzuschätzen.
- die körperlichen Bedürfnisse zum Beispiel nach Entspannung, Bewegung, Essen ernst zu nehmen.
- die Bedürfnisse des Körpers durch Handeln erfüllen.

Selbstfürsorgliches Handeln für den Körper braucht Strukturen, zum Beispiel eine Pausenplanung, eine nicht überfordernde Taktung von Terminen sowie Zeiten für Selbstreflexion. Es erfordert Wissen und Methodik über den einfühlsamen Umgang mit dem eigenen Körper.

Auch Institutionen tragen maßgeblich Verantwortung für die Fürsorge im Umgang mit körperlichen und natürlich auch psychischen Bedürfnissen der Mitarbeiter:innen.

Die 5 Schritte der Selbstfürsorge: Körpersignale spüren

Ziel der Übung

Die Wahrnehmung des eigenen Körpers und seiner Signale ist die Basis für eine gelingende Selbstfürsorge. Erst dann können wir erkennen, was wir brauchen und was uns guttut. Die folgende Übung aus fünf Schritten hilft dabei, den eigenen Körper bewusst wahrzunehmen und die eigenen Bedürfnisse zu spüren. Das Innehalten braucht nur wenige Minuten.

Anleitung

(1) Machen Sie eine kurze Pause und halten Sie bewusst inne. Sie können es sich im Sitzen, Stehen oder Liegen bequem machen, so wie es jetzt für Sie passt.
(2) Richten Sie nun die Aufmerksamkeit nach innen. Und nehmen Sie sich Zeit, Ihren Körper mit einer offenen und freundlichen Haltung wahrzunehmen. Welche Bereiche des Körpers sind besonders deutlich spürbar? Sind Verspannungen oder Schmerzen wahrnehmbar und mit welchen Empfindungen sind sie verbunden? Welche angenehmen Körperempfindungen sind spürbar? Wo spüren Sie Wärme oder Kühle? Fühlen Sie sich wach oder müde? Erlauben Sie es sich, alles so sein zu lassen, wie es ist.
(3) Hören Sie Ihrem Körper zu, lauschen Sie nach innen. Welche Botschaften vermittelt Ihnen Ihr Körper? Auf welche Bedürfnisse macht er Sie aufmerksam?
(4) Erlauben Sie sich, die eigenen Bedürfnisse ernst zu nehmen.
(5) Kümmern Sie sich wenn möglich sofort oder später um Ihre körperlichen Bedürfnisse.

Beispiel

(1) Die Therapeutin macht die Übung »Die 5 Schritte der Selbstfürsorge«, bevor sie einen Abendkurs beginnt. Sie hält inne, nimmt auf einem Meditationskissen Platz und schließt die Augen.
(2) Sie lenkt die Aufmerksamkeit freundlich nach innen und spürt ihren Körper. Sie nimmt wahr, dass ihr Magen knurrt und sich der Körper etwas schwer anfühlt. Sie lässt diese Wahrnehmungen zu.
(3) Der Körper vermittelt die Bedürfnisse nach Nahrung und Entspannung.
(4) Die Therapeutin nimmt ihre Bedürfnisse ernst und erlaubt sich, danach zu handeln.
(5) Sie isst eine Kleinigkeit und trinkt auch etwas und legt sich dann vor dem Kurs nochmal 10 Minuten hin.

Nicht immer ist es möglich, die eigenen Bedürfnisse sofort zu erfüllen. Dennoch ist es sinnvoll, sie wahrzunehmen. Manchmal müssen wir etwas warten, um den eigenen Bedürfnissen nachzugehen. Wichtig ist, dass wir die Bedürfniserfüllung nicht ständig aufschieben. Im Therapiealltag hilft es, immer wieder den eigenen Körper bewusst wahrzunehmen. Das kommt der eigenen Selbstfürsorge und auch der Arbeit mit den Klient:innen zugute.

Die 5 Schritte der Selbstfürsorge: Körpersignale spüren

Die 5 Schritte der Selbstfürsorge

1 Innehalten

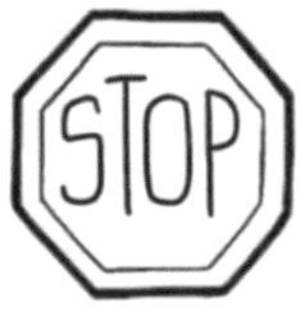

2 Nach innen schauen

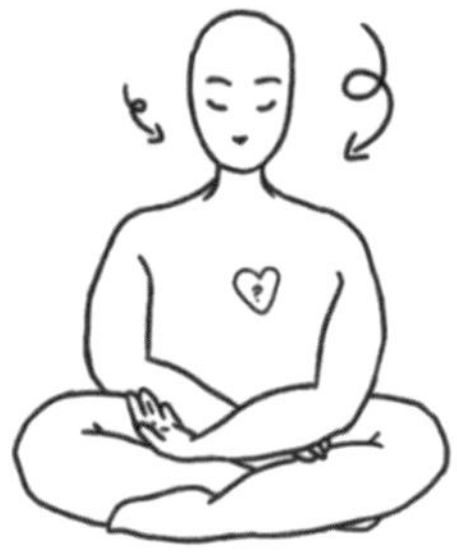

3 Dem Körper zuhören

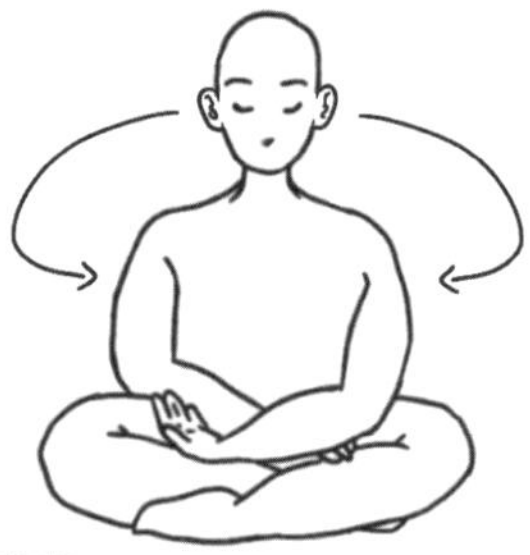

4 Die Bedürfnisse ernst nehmen

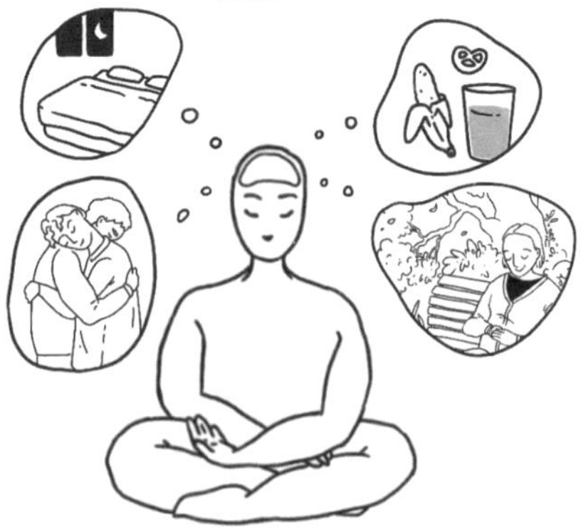

5 Selbstfürsorgliches Handeln

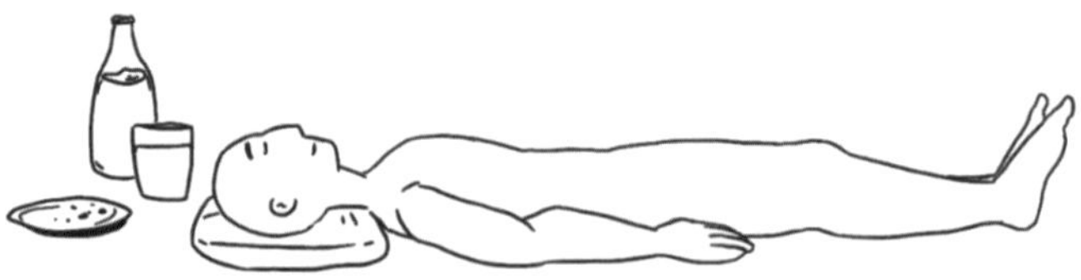

Fragebogen: Meine körperlichen Bedürfnisse im Arbeitsalltag

Ziel: Sie nehmen Ihre körperlichen Bedürfnisse im Arbeitsalltag in den Blick. Das dient der Reflexion und ist eine gute Vorbereitung, um gezielt Verhaltensänderungen daraus abzuleiten.

Bitte wenden Sie sich mit den folgenden Fragen bewusst Ihren körperlichen Bedürfnissen im Arbeitsalltag zu. Beantworten Sie die Aspekte so, wie Sie es zurzeit erleben. Seien Sie ehrlich und wohlwollend mit sich.

	1 = stimmt gar nicht 1	2	3	4	5 = stimmt völlig 5
Ich sitze bequem und angenehm während der Therapie.	☐	☐	☐	☐	☐
Ich trinke während der Arbeit genug.	☐	☐	☐	☐	☐
Ich mache Pausen, die mich regenerieren und mir auch körperlich guttun.	☐	☐	☐	☐	☐
Mein Bedürfnis nach Ästhetik wird erfüllt.	☐	☐	☐	☐	☐
Ich nehme mir genug Zeit zum Essen.	☐	☐	☐	☐	☐
Ich habe genug Zeit, in Ruhe auf die Toilette zu gehen.	☐	☐	☐	☐	☐
Der Rhythmus des Arbeitsalltags entspricht meinen eigenen Bedürfnissen und Rhythmen.	☐	☐	☐	☐	☐
Ich nehme mir zwischen den Therapiesitzungen etwas Zeit, um mich zu spüren.	☐	☐	☐	☐	☐
Ich habe genug Raum in der Praxis für Entspannung.	☐	☐	☐	☐	☐
Ich habe genug Raum in der Praxis für Bewegung.	☐	☐	☐	☐	☐
Ich kenne und nutze kleine Übungen zwischen den Sitzungen, um wieder zu mir zurückzufinden.	☐	☐	☐	☐	☐
Ich habe die Möglichkeit, meine Emotionen zu fühlen und auch auszudrücken.	☐	☐	☐	☐	☐
In der Nähe der Praxis nutze ich Möglichkeiten zur Bewegung, Entspannung, zum Essen.	☐	☐	☐	☐	☐

Wählen Sie aus den obigen Bereichen zwei Aspekte aus, die Sie verändern möchten.

Fragebogen: Meine körperlichen Bedürfnisse im Arbeitsalltag

Aspekt 1
Ich möchte folgenden Aspekt verändern:

....

Was ich mir anders wünsche:

....

Ich werde Folgendes tun, um in diesem Bereich besser für mich zu sorgen:

....

....

Dafür brauche ich … Dafür tue ich …

....

....

Aspekt 2
Ich möchte folgenden Aspekt verändern:

....

Was ich mir anders wünsche:

....

Ich werde Folgendes tun, um in diesem Bereich besser für mich zu sorgen:

....

....

Dafür brauche ich … Dafür tue ich …

....

....

Bewegung für die Wirbelsäule

Wirkung der Übung

Nach längerem Sitzen fühlen wir uns oft verspannt und auch müde, die Konzentrationsfähigkeit lässt nach. Die folgende Bewegungsübung braucht nicht viel Zeit und passt damit auch zwischen Therapiesitzungen. Sie vitalisiert, dehnt und lockert Verspannungen. In der Bewegungsabfolge sind Weite und Streckung genauso erfahrbar wie Loslassen und Entspannen.

Durchführung der Übung

Schauen Sie sich bitte zunächst die Illustrationen auf der nächsten Seite an und lesen Sie dann den Anleitungstext durch. Erst dann probieren Sie die Übung für sich selbst aus. Achten Sie auf das eigene Körperempfinden. Wenn Sie um bestimmte körperliche Einschränkungen und Beschwerden wissen, gehen Sie besonders behutsam mit sich um. Üben Sie zunächst langsam und probieren Sie die Bewegungen aus. Seien Sie neugierig, wie sich die Bewegung anfühlt und welche Körperempfindungen sich zeigen. Üben Sie mit einem fließenden Atem.

Wichtig

Es ist immer möglich, Bewegungen weniger intensiv zu machen oder auch etwas auszulassen, wenn es nicht guttut. Sie können natürlich auch dynamischer üben oder mehrmals die Bewegungsabfolge machen, wenn das Ihren Bedürfnissen entspricht. Es geht also von Beginn an um eine erforschende, freundliche Grundhaltung, das Achten eigener Grenzen und die Sensibilisierung für den eigenen Körper. Maßgeblich sind Wohlgefühl und Bewusstheit.

Die Übung können Sie mit dem Anleitungstext natürlich auch in der Psychotherapie für Klient:innen anleiten. Fragen Sie bitte vorher, ob es Nacken- oder Rückenprobleme gibt, die Vorsicht beim Üben erfordern. Auch im Gruppensetting ist die Methode gut anwendbar, um in eine körperliche Präsenz zu kommen und eine regenerierende Pause zu machen.

Bewegung für die Wirbelsäule

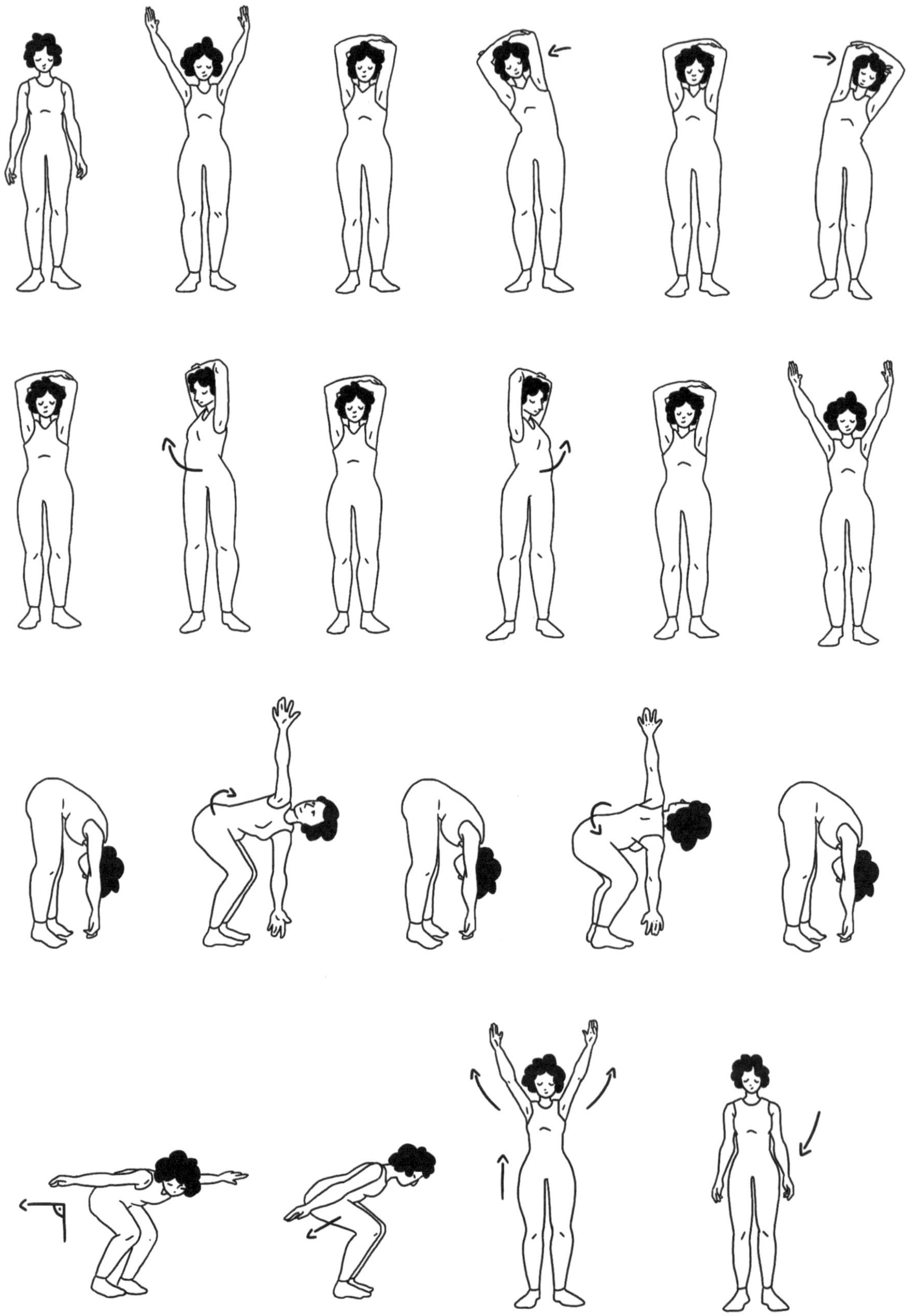

Bewegung für die Wirbelsäule

Anleitung der Übung

Ankommen im Stehen. Stehen Sie bitte auf und lassen Sie sich in einem bequemen und stabilen Stand ankommen. Die Arme hängen neben dem Körper. Seien Sie neugierig, die Verbindung der Füße mit dem Boden zu spüren. Sie geben Gewicht an die Füße ab und richten den Körper entspannt über den Füßen nach oben auf. Erlauben Sie sich, den Raum wahrzunehmen, den der Körper einnimmt. Lenken Sie die Aufmerksamkeit zu Ihrem Atem und spüren das Ein- und das Ausatmen. Die Bewegung entsteht aus dieser Ruhe heraus.

Heben der Arme. Langsam heben Sie die Arme mit einem fließenden Atem seitlich nach oben. Die Arme rahmen den Kopf seitlich wie ein V ein. Sie spüren die ganze Ausdehnung des Körpers von den Fußsohlen bis über die Fingerspitzen hinaus. Dann umfassen die Hände über dem Kopf die Ellenbogen oder Unterarme.

Dehnen zu den Seiten. Nun lassen Sie den Oberkörper sich leicht nach rechts zur Seite dehnen. Dann kommen Sie wieder in die Mitte und dehnen den Oberkörper nun leicht nach links. Sie kommen wieder in der Mitte an, spüren kurz nach und drehen den Oberkörper jetzt leicht nach hinten rechts, der Kopf kommt sanft mit. Sie kehren wieder in die Mitte zurück und drehen dann nach links hinten. Seien Sie neugierig auf Ihre Grenzen, erforschen Sie sie freundlich. Jetzt kommen Sie wieder in die Mitte und öffnen die Arme wieder v-förmig nach oben.

Den Oberkörper hängen lassen. Der Oberkörper sinkt dann entspannt nach unten, die Knie können dabei weich und locker sein. Der Kopf darf hängen. Atmen Sie hier ruhig einige Male aus und ein und lassen Sie sich hängen, entspannen. Nun heben Sie den rechten Arm zur Decke und drehen den Oberkörper mit, der Blick kann zur oberen Hand gehen. Lassen Sie den Atem weiter fließen und spüren Sie die Dehnung. Dann kommen Sie wieder zurück zur Mitte, Oberkörper und Kopf dürfen wieder entspannt hängen. Und nun den linken Arm zur Decke heben, der Oberkörper geht in der Drehung mit und der Blick richtet sich zur oberen Hand. Lassen Sie den Atem weiter fließen und spüren Sie die Dehnung. Dann können Oberkörper und Kopf wieder entspannt hängen. Sie dürfen loslassen.

Aufrichten. Langsam heben Sie den Kopf und Oberkörper, bis sie wie ein Tisch auf einer Ebene sind, die Knie werden mehr gebeugt, das Gesäß geht nach hinten und die Arme werden zur Seite ausgestreckt. Nun nehmen Sie die Arme nach hinten und richten mit Schwung den Körper nach oben auf. Dann lassen Sie die Arme langsam neben den Körper sinken. Erlauben Sie sich, im Stehen nachzuspüren.

Wiederholungen. Diese Abfolge können Sie einige Male wiederholen. Dabei üben Sie, langsamer oder etwas dynamischer, so wie es gerade im Moment am besten passt. Das dynamischere Üben lädt oft Vitalisierung und Wachheit ein, das ruhigere Üben führt zu mehr Gelassenheit.

Den Körper berühren, abklopfen und massieren

Wirkung der Übung

Diese Übung macht wacher, vitalisiert und lässt einen die eigenen Körpergrenzen wieder besser spüren. Das Abklopfen bringt nach belastenden Themen und Emotionen die Aufmerksamkeit wieder in die Gegenwart zurück. Sanfte Berührungen oder massierende Bewegungen laden eine spürende und freundliche Hinwendung zum Körper ein. Besonders das Abstreifen hilft dabei, den Arbeitsalltag hinter sich zu lassen.

> **Wichtig**
>
> Finden Sie für sich heraus, wie Sie Ihren Körper abklopfen möchten. Im Gesicht, am Nacken, am Bauch und an den Nieren braucht es eine besondere Behutsamkeit. Achten Sie auf die Signale Ihres Körpers. Manchmal sind Berührungen oder kleine massierende Bewegungen passender. Erlauben Sie sich, zu variieren und auf die Bedürfnisse Ihres Körpers einzugehen. Dosieren Sie die Stärke Ihrer Berührungen.

Anleitung der Übung

Diese Übung ist am besten im Stehen umsetzbar, aber wenn es angenehmer ist zu sitzen, ist das auch möglich. Beginnen Sie zunächst, die Augen zu schließen und den Körper zu spüren. Nehmen Sie wahr, wie der Atem ein- und ausströmt. Lenken Sie die Aufmerksamkeit zu den Händen und Fingern und beginnen Sie, die Finger zu lockern und die Handgelenke zu kreisen. Dann legen Sie die Hände behutsam auf Ihr Gesicht, vielleicht ist es auch angenehm, die Augen ganz vorsichtig mit den Händen zu bedecken, ohne Druck auszuüben.

Nun klopfen Sie langsam und sanft mit lockeren Fingern das Gesicht ab. Es kann an den Schläfen und der Stirn angenehm sein, mit den Fingern kleine kreisende, massierende Bewegungen zu machen. Probieren Sie aus, ob die klopfenden oder massierenden Berührungen wohltuender sind.

Dann berühren Sie auch Hals, Nacken und die Schultern. Vielleicht ist eine sanfte oder eine kräftigere Berührung angenehm, ein leichtes Massieren oder ein behutsames Klopfen. Erlauben Sie sich, immer wieder bewusst innezuhalten und eine für Sie passende Wahl zu treffen.

Klopfen Sie den gesamten Körper ab. Dosieren Sie die Stärke des Klopfens. Und lassen Sie zwischendurch die Hände auf Körperbereichen, z. B. auf dem Bauchbereich oder auf den Schultern, für einige Momente ruhen. Der Atem darf frei fließen. Klopfen Sie Ihren Körper nicht mechanisch ab, sondern nehmen Sie wahr, was Sie genau in diesem Moment im Körper spüren und was passend für Sie ist. Klopfen Sie die Körpervorderseite bis zu den Füßen ab, auch die Körperseiten und die Körperrückseite an den Stellen, an die Sie entspannt mit den Händen hinkommen. Die Nierenregion ist sehr empfindlich, deshalb sparen Sie diesen Bereich aus oder berühren ihn nur sanft. Zum Schluss streifen Sie den gesamten Körper von oben nach unten aus. Dann verweilen Sie noch einige Momente in Ruhe und spüren, wie sich der Körper jetzt anfühlt.

Den Körper berühren, abklopfen und massieren

Abklopfen

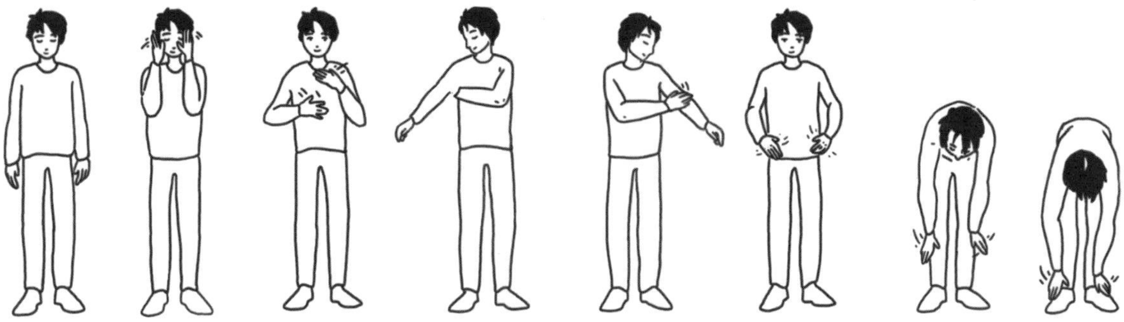

Abstreifen

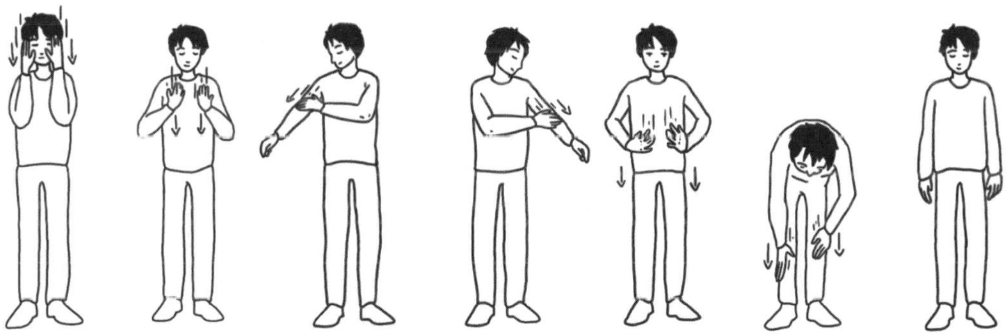

Berühren

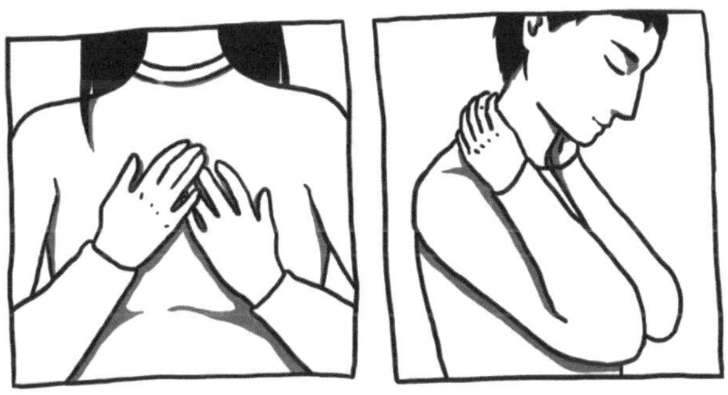

Wohltuendes Schütteln

Wirkung der Übung

Schüttelbewegungen lockern den Körper, lösen Verspannungen und entlasten auch mental und emotional. Die Übung bringt in die Gegenwart und führt zu einer wachen Präsenz. Sie ist nach längerem Sitzen gut, kann in der Psychotherapie zur Entlastung und Reorientierung genutzt werden. Das Schütteln ist auch sinnvoll, wenn viel gesprochen und zugehört wurde. Die Bewegung kann Grübeln stoppen und hilft Klient:innen bei Dissoziationen, wieder in die Gegenwart zu kommen. Sie bringt die Aufmerksamkeit vom Kopf in den Körper und führt meist schnell zu einer Stimmungsaufhellung.

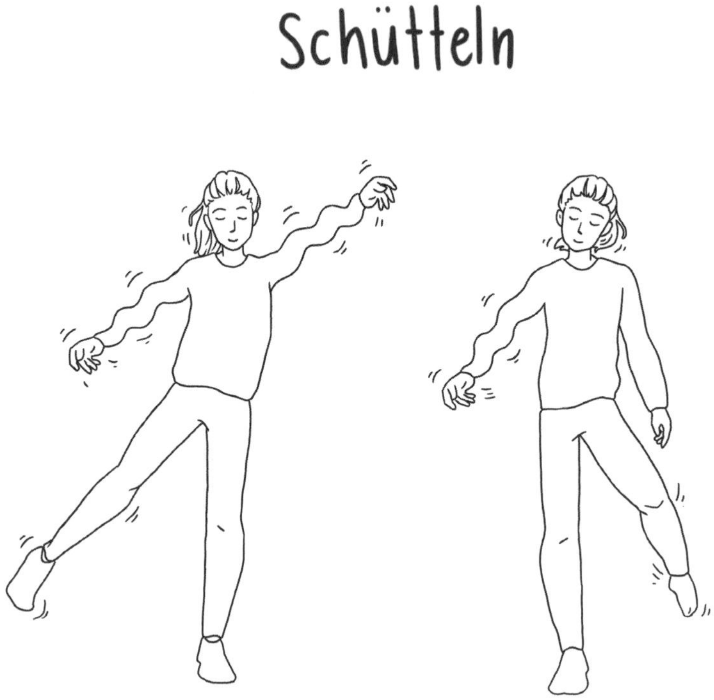

Anleitung der Übung

Ausgangsposition. Stellen Sie sich bitte ganz bequem hin und erlauben Sie sich, die Augen zu schließen, wenn das für Sie angenehm ist. Spüren Sie den Atem im Körper und lassen Sie ihn einfach ein- und ausströmen. Der Körper darf zur Ruhe kommen. Dann sinkt die Aufmerksamkeit vom Kopf zu den Füßen und Sie nehmen den Kontakt der Füße mit dem Boden wahr.

Schütteln. Nun wandert die Aufmerksamkeit zu den Händen und Sie beginnen, die Finger und Hände leicht zu schütteln. Seien Sie neugierig, wie sich die Schüttelbewegung in den Händen anfühlt. Dann breitet sich die Schüttelbewegung auch in den Armen bis zu den Schultern aus. Experimentieren Sie. Die Arme können nach unten, nach vorne, zu den Seiten, nach oben und in den Raum hinein schütteln.

Abschütteln. Stellen Sie sich vor, Sie schütteln Sand oder Wasser von den Händen, Armen und Schultern ab. Der Atem darf frei fließen. Üben Sie mit Freundlichkeit und Wohlwollen für sich und Ihren Körper. Und nun erfasst das Schütteln den gesamten Körper. Die Wirbelsäule kann mitschütteln, sanft auch der Kopf, der Oberkörper, das Becken, das Gesäß und die Beine.

Affirmation. Sagen Sie zu sich: »Ich lasse los«, »Ich schüttle ab«.

Wohltuendes Schütteln

Experimentieren. Seien Sie neugierig, wie der Körper sich schüttelt und was guttut. Sie können behutsam schütteln oder kraftvoller, so wie es jetzt passend für Sie ist. Wenn Sie mögen, hüpfen Sie in die Höhe, und wenn Sie landen, schüttelt der Körper von selbst weiter. Probieren Sie aus, den Körper selbst schütteln zu lassen. Schütteln entsteht und Sie müssen gar nicht so viel tun.
Ausklang und Nachspüren. Dann lassen Sie das Schütteln langsam ausklingen. Nehmen Sie sich die Zeit, die Sie brauchen, um die Bewegungen ausschwingen zu lassen. Sie kommen nun wieder im ruhigen Stehen an. Sie dürfen gerne die Augen schließen und den Atem spüren, wie er ein- und ausströmt. Wie fühlt sich Ihr Körper jetzt an? Wie geht es Ihnen gefühlsmäßig und wie nehmen Sie Ihre Gedanken wahr? Dann öffnen Sie die Augen.

Wichtig

Viele Bewegungstraditionen kennen die heilsame Wirkung des Schüttelns. Das Schütteln ermöglicht, belastende Empfindungen und Bilder loszulassen, den Körper zu lockern und wieder in die Gegenwart zu kommen. Deshalb ist diese Übung auch sehr hilfreich bei Menschen, die unter Traumafolgestörungen leiden. Das Schütteln lässt sich gut selbst dosieren. Es kann sanft oder heftiger geschüttelt werden, man kann etwas abschütteln. Diese Wahloptionen stärken die Selbstbestimmung.

Hände, Ellenbogen und Schultern locker kreisen

Wirkung der Übung

Die Übung kann gut im Sitzen oder auch im Stehen durchgeführt werden. Sie ermöglicht es, aus Gedanken und herausfordernden Emotionen auszusteigen und wieder in den eigenen Körper und in die Gegenwart zu kommen. Die Bewegung löst Verspannungen in den Schultern, im Nacken und den Armen. Flexibilität und Beweglichkeit, sowohl körperlich als auch mental, werden angeregt. Gerade wenn wir emotional oder gedanklich feststecken, helfen die kreisenden Bewegungen dabei, in einen Erfahrungsfluss zu kommen. Die Übung kann gleichermaßen vitalisieren wie beruhigen. Die kreisförmigen Bewegungen fühlen sich möglicherweise harmonisierend an.

Anleitung der Übung

Wählen Sie zunächst, ob Sie diese Übung lieber im Sitzen oder im Stehen machen möchten. Spüren Sie nun den Kontakt mit dem Boden oder der Sitzfläche. Fühlen Sie Ihren Atem, wie er ein- und ausströmt. Der Atem darf genauso sein, wie er sich zeigt.

Nun lenken Sie Ihre Aufmerksamkeit auf die Hände und verschränken die Finger miteinander. Lassen Sie spielerisch und mit Neugier kreisförmige Bewegungen in den Handgelenken entstehen. Probieren Sie aus, ändern Sie gerne die Richtung der Bewegungen.

Nehmen Sie dann auch die Ellenbogen dazu. Experimentieren Sie, in welche Richtungen sich Handgelenke und Ellenbogen kreisend bewegen können. Manchmal zusammen in die gleiche Richtung, manchmal entgegengesetzt. Vielleicht entsteht auch eine schlängelnde Bewegung von Händen und Ellenbogen. Die Bewegungen können näher am Körper sein oder weiter weg. Die Arme lassen sich nach vorne, nach oben oder zur Seite bewegen.

Und nun beziehen Sie auch gerne die Schultern kreisend mit ein. Spüren Sie das Zusammenspiel der Hände, Ellenbogen und Schultern. Lassen Sie fließende, kreisende, kurvige Bewegungen entstehen. Sie können Kreise, liegende oder stehende Achten in die Luft malen. Wechseln Sie immer wieder die Bewegungsrichtung. Die Bewegung und der Atem fließen frei.

Dann kommen die Hände und Arme zur Ruhe. Erlauben Sie sich nachzuspüren.

Hände, Ellenbogen und Schultern locker kreisen

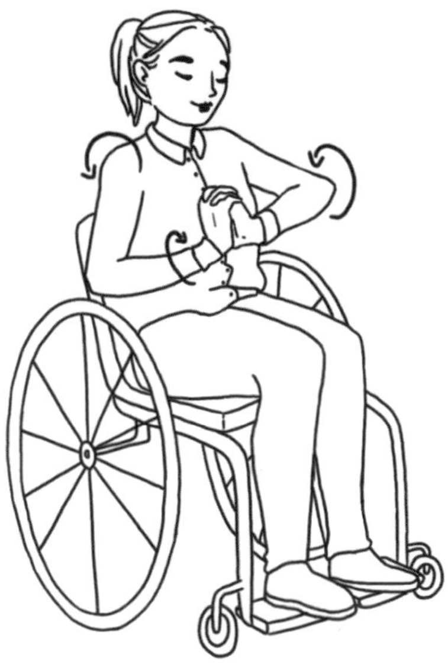

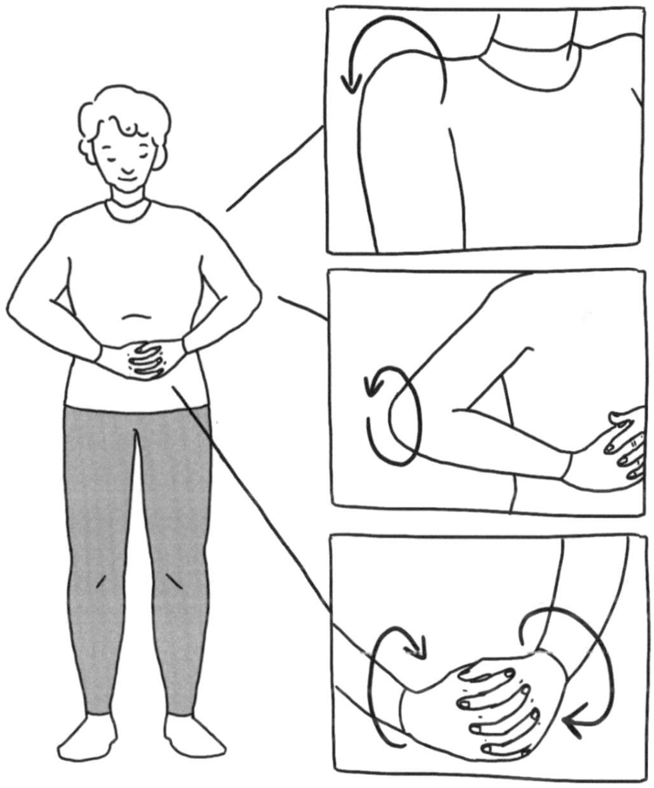

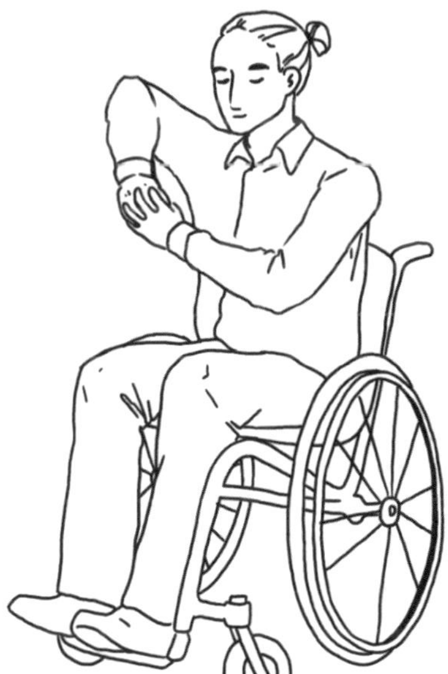

Körperübungen passend auswählen

Kontext

Die psychotherapeutische Arbeit findet immer in einem Kontext statt. So bestimmen die Institution, das Setting, der Raum und die zeitlichen und kulturellen Gegebenheiten mit, wie der Körper sinnvoll in die Psychotherapie integriert werden kann. Deshalb gilt es, diesen Rahmen immer wieder bewusst zu reflektieren und zu gestalten. Wenn wir beispielsweise Körperübungen in einer Gruppe anleiten, ist es besonders wichtig, auf unsere Unterschiedlichkeit hinzuweisen. Ermutigen Sie die Teilnehmenden dazu, auszuprobieren und herauszufinden, was es braucht, um sich mit der Übung wohlzufühlen. Schaffen Sie eine Atmosphäre, in der es in Ordnung ist, etwas nicht zu tun oder anders umzusetzen. Vermitteln Sie, dass die eigenen Grenzen gespürt und respektiert werden wollen.

Sprache und Bilder der Klient:innen aufgreifen

Für das Anleiten von Übungen geben unsere Klient:innen selbst viele Hinweise. Sie verwenden beispielsweise Schlüsselbegriffe, die wir bei der Auswahl der Übungen und für die Anleitung nutzen können. Wenn eine Klientin vom Wunsch spricht, loslassen zu wollen, dann können wir Methoden auswählen, die Erfahrungen des Festhaltens und Loslassens ermöglichen. Wir können dann auch nach bildlichen Vorstellungen fragen. Vielleicht entsteht bei der Klientin das Bild von einem Heißluftballon, der Sandsäcke loslässt und abwirft, um leichter zu werden und aufsteigen zu können. In einer Bewegungs- oder Imaginationsübung ist es dann möglich, mit diesen Vorstellungen zu arbeiten.

Methoden bewusst aussuchen und erklären

Klient:innen sind motiviert, eine Übung durchzuführen, wenn sie verstehen, warum sie eine Methode erproben sollen. Die Übungen werden deshalb zunächst erklärt und in Bezug zu den Therapiezielen gesetzt.

Beispiel

Eine 70-jährige Klientin kommt während einer belastenden Phase ihrer Krebsbehandlung in die Praxis. Sie möchte einige Übungen kennenlernen, die ihr helfen, sich zu entspannen und besser mit Schmerzen und Unwohlsein umzugehen.

Die Therapeutin wählt eine Atemübung aus dem *Breath-Works-Programm* von Vidyamala Burch (2009) aus, das speziell für Menschen mit Schmerzen und chronischen Krankheiten entwickelt wurde. Den Atem im Liegen in verschiedenen Körperbereichen zu spüren, entspannt und bringt in einen wohltuenden Kontakt mit dem eigenen Körper. Die Therapeutin erklärt, woher die Methode stammt und dass sie Körperwahrnehmung und Entspannung anregt. Sie bietet der Klientin an, diese Methode für zehn Minuten auszuprobieren und ihre eigenen Erfahrungen damit zu machen. Die Klientin hat die Entscheidungshoheit. Bei der Anleitung bleibt die Therapeutin im Kontakt mit der Klientin und fragt zwischendurch, wie es ihr geht. Zum Schluss der Übung reflektieren Therapeutin und Klientin die Erfahrung und die Klientin bekommt, wenn sie das möchte, eine Audioaufnahme zum Üben für zu Hause mit.

Körperübungen passend auswählen

Bedürfnis- und Zielorientierung

Wie das Beispiel zeigt, sollte die ausgewählte Methode zu den Zielen und Bedürfnissen der Klientin passen. Menschen mit Depressionen brauchen andere Übungen als Klient:innen mit chronischen Schmerzen. Besonders traumatisierte Menschen benötigen Körperübungen, die sich sicher anfühlen und ein Gefühl von Einflussnahme und Wahlfreiheit vermitteln. Klient:innen, die unter Essstörungen leiden und ihren Körper ablehnen, profitieren von Übungen, die dabei helfen, den Körper freundlich wahrzunehmen und zu akzeptieren. Immer ist eine psychoedukative Einbettung der Übung sinnvoll. Klient:innen fühlen sich gesehen und respektiert, wenn ihnen die Übungen erklärt werden und in einen Zusammenhang mit den Symptomen und Therapiezielen gestellt werden.

Wahlfreiheit und Selbstbestimmung

Den Klient:innen tut es gut, Methoden selbstbestimmt auswählen zu können. Sie entscheiden letztlich, ob und was sie ausprobieren möchten. Jederzeit haben sie auch die Möglichkeit, während der Übung mit der Therapeutin zu sprechen und / oder eine Übung auch sofort abzubrechen, wenn sie möchten. Dieses Vorgehen erhöht die Motivation und die Selbstwirksamkeit der Übenden. Sie sind dadurch eher bereit, etwas zu erproben, und sind auch offener für die Erfahrungen, die sie machen.

Bewusstes Sprechen beim Anleiten von Körperübungen

Der bewusste Umgang mit Sprache ist beim Anleiten von Körperübungen wichtig. Probieren Sie Formulierungen aus, leiten Sie körperbezogene Übungen im Einzel- und Gruppensetting an und lernen Sie aus den Erfahrungen.

Tipp

Lesen Sie verschiedene Anleitungstexte, um Formulierungen kennenzulernen. Auch das Anhören und eigene Üben mit Audiodateien macht mit vielfältigen Formen der Anleitung vertraut. Sie können eigene Übungstexte schreiben, damit Sie eine passende Wortwahl finden und auch hinter den Formulierungen stehen. Es braucht also vielleicht erstmal eine Textvorlage, von der Sie sich allmählich befreien. Mit der Zeit wird es möglich, situativ stimmig anzuleiten und auch auf Unvorhergesehenes flexibel eingehen zu können.

Wählen Sie Formulierungen, die Neugier und Offenheit fördern. Greifen Sie auch respektvoll Beobachtungen auf und spiegeln Sie verbal körperliche Veränderungen (Henn-Mertens & Zimmek, 2021). Laden Sie zum Experimentieren ein und gewähren Sie Wahlmöglichkeiten. Ermutigen Sie zu einem freundlichen und respektvollen Umgang mit dem Körper. Alle unangenehmen Zustände, die auftauchen, dürfen gespürt und erkundet werden. Sie sind Teil der Erfahrung und meistens werden sie geringer, wenn wir uns diesen Schwierigkeiten zuwenden. Aber sie sollten nicht überwältigen. Man kann sich auch dosiert an die Herausforderungen herantasten. In der Therapie geht es nicht nur um das Wohlfühlen, sondern auch darum, über den eigenen Schatten zu springen und die eigenen Möglichkeiten zu erweitern. Das Motto lautet: Respektvoll raus aus der Vermeidung.

Zum Ausprobieren ermutigen

- Möchten Sie gemeinsam mit mir die Übung ausprobieren?
- Lassen Sie uns die Methode mal machen und seien Sie neugierig, was Sie dabei über Anspannung und Entspannung erfahren.
- Wählen Sie sich gerne aus diesen Übungen eine aus, mit der Sie starten möchten.
- Ich würde mit Ihnen gerne einige Bewegungsübungen ausprobieren, die beruhigend wirken.
- Sie haben gesagt, dass Sie lernen möchten, Grenzen zu ziehen. Dazu gibt es eine Übung, die ich oft mit Klient:innen mache.
- Was halten Sie davon, wenn wir das mal ganz praktisch ausprobieren?

Beobachtungen aufgreifen

- Ich nehme eine starke Anspannung bei Ihnen wahr, wenn wir über die Belastungen sprechen. Ist es okay, wenn wir gemeinsam eine entspannende Bewegungsübung machen?
- Ich bemerke gerade, dass Sie die Arme verschränken.
- Haben Sie auch wahrgenommen, dass Ihre Stimme leiser wird?
- Während der Übung scheint sich Ihre Anspannung zu lösen. Nehmen Sie das auch wahr?

Bewusstes Sprechen beim Anleiten von Körperübungen

Erfahrungsräume öffnen

- Es geht nicht um Richtig oder Falsch, sondern um die eigene Erfahrung.
- Lassen Sie sich Zeit zu spüren.
- Es darf genauso sein, wie Sie es erleben …
- Seien Sie neugierig, wie sich die Bewegung für Sie anfühlt.
- Und wenn Sie sich der Erfahrung zuwenden, was geschieht?

Wahlmöglichkeiten geben

- Sie können selbst herausfinden, wie sich das für Sie anfühlt.
- Können Sie diese Bewegung übertreiben oder kleiner werden lassen?
- Finden Sie heraus, wie Sie die Bewegung machen möchten.
- Sie können die Bewegung sanfter oder kraftvoller durchführen. Was ist im Moment stimmiger?
- Entscheiden Sie selbst, ob Sie stärker oder sanfter schütteln.
- Erlauben Sie sich herauszufinden, wie Sie bequem liegen.
- Ist es für Sie beruhigend, die Hände auf den Herzbereich zu legen? Oder wo ist es für Sie angenehmer?

Zu Grenzsetzungen ermutigen

- Es kann sein, dass Ihnen diese Übung zunächst unvertraut vorkommt.
- Wie können Sie mir signalisieren, dass Sie sich unwohl fühlen?
- Es ist völlig okay, eine Übung nicht zu mögen. Sie dürfen jederzeit stoppen.
- Achten Sie darauf, wenn der Körper Ihnen eine Grenze signalisiert.

Zu Akzeptanz, Freundlichkeit und Geduld einladen

- Lassen Sie sich Zeit und erlauben Sie sich, wahrzunehmen, was Sie spüren.
- Was geschieht, wenn Sie akzeptieren, was Sie fühlen?
- Was geschieht, wenn Sie dem Schmerz im Rücken mit Freundlichkeit begegnen?
- Manchmal braucht es mehrere Wiederholungen, um zu spüren, wie die Übung wirkt.

Nachspüren und vertiefen

- Wie fühlt sich der Körper jetzt an, wenn die Bewegung ausklingt?
- Wenn Sie dem Gefühl von Ruhe weiter Raum geben, was geschieht?
- Mögen Sie die Augen schließen und spüren, was Sie gerade im Körper wahrnehmen?
- Wenn dieser Teil des Körpers sprechen könnte, was würde er mitteilen?

Bewusstes Sprechen beim Anleiten von Körperübungen

Verbindungen herstellen

- Wenn Sie daran denken, was geschieht dann in Ihrem Körper?
- Welche Gedanken gehen Ihnen bei der Bewegung durch den Kopf?
- Wenn Sie sich daran erinnern, was nehmen Sie dann in Ihrem Körper wahr?
- Wo spüren Sie das Gefühl von Wut in Ihrem Körper? Wie fühlt es sich genau an?
- Während Sie darüber sprechen, was geschieht in Ihrem Körper?

Metaphern und Sprachbilder nutzen

- Die Feuerwehr übt auch nicht dann, wenn es brennt.
- Der Atem ist wie eine Welle.
- Die Füße verwurzeln sich im Boden.
- Wenn Sie Ihre Erfahrung in einem Bild ausdrücken, wie würde das aussehen?
- Der Druck auf den Schultern fühlt sich an wie …

Wichtig • Feedback einholen

Fragen Sie Ihre Klient:innen und holen Sie sich ein Feedback ein. Fragen Sie, ob das Tempo stimmig ist und Sie laut genug sprechen. Einige Klient:innen mögen es, wenn die Meditationen mit einer Klangschale beginnen und enden. Andere möchten das nicht. Besonders bei sehr angepassten Personen braucht es eine explizite Ermutigung, Rückmeldungen zu geben. Durch das Feedback werden die Übung und die Anleitung stimmig. Es entsteht eine kooperative Zusammenarbeit.

Erfahrungsaustausch nach einer Übung

Der Erfahrungsaustausch nach einer Übung gehört zur körperbezogenen Arbeit dazu. Oft wird durch die Reflexion und das Verbalisieren die Erfahrung bewusster. Aha-Erlebnisse und Erkenntnisse werden erst durch das Aussprechen und Mitteilen deutlich. Manchmal zeigen sich auch Gefühle erst, wenn über die Erfahrung gesprochen wird. So dient der Austausch dazu, die Erfahrung zu verstehen, in ihrer Wirkung deutlich zu machen und zu integrieren. Auch ein Transfer in den Alltag wird dadurch möglich.

Hilfreiche Fragen für den Erfahrungsaustausch

- Was möchten Sie mir / uns über Ihre Erfahrungen mitteilen?
- Was haben Sie erlebt?
- Was ist Ihnen aufgefallen, während Sie die Übung gemacht haben?
- Was haben Sie gefühlt?
- Was haben Sie gedacht?
- Wie hat sich Ihr Körper angefühlt während des Übens?
- Wie haben Sie die Übung erfahren?
- Was genau haben Sie bei der Bewegung gespürt?
- Ging es anderen auch so oder ganz anders?
- Wenn Sie die Erfahrung in einem Wort, in einem Satz zusammenfassen, wie lautet es / er?
- Wovon sind Sie besonders überrascht?
- Möchten Sie darüber noch etwas mehr erzählen?
- Was fühlte sich vertraut an?
- Was fühlte sich neu und unbekannt an?
- Gab es Entdeckungen? Wenn ja, welche?
- Gibt es eine Erkenntnis, eine Botschaft, die Sie mit in den Alltag nehmen möchten?
- Wie können Sie diese Erfahrung ganz konkret nutzen, wenn Sie Schmerzen haben, im Stress sind, sich depressiv fühlen …?

Manchmal lässt sich eine Take-away-Message für den Alltag formulieren. Klient:innen sollten zum Sprechen eingeladen und ermutigt werden. Es gibt aber, besonders auch in einer Gruppe, keine Verpflichtung zu sprechen. Auch hier gilt das Prinzip der Wahlfreiheit. Der Austausch kann sich auf alle Ebenen der Erfahrung beziehen: auf die mentale, körperliche, gefühlsmäßige und Verhaltensebene. Das konkrete gegenwärtige Erleben ist zentral. Sonst driften die Klient:innen wieder in alte, vertraute, oft negative Geschichten ab.

Erfahrungsaustausch nach einer Übung

Fallbeispiel

Die 50-jährige Frau S. leidet unter chronischen Schmerzen und Erschöpfung. Sie nimmt an einer achtsamkeitsbasierten Therapiegruppe teil, in der Meditation, Bewegung und Psychoedukation zum Thema Stress und Achtsamkeit vermittelt werden. Diesmal sind die langsamen Yogaübungen an der Reihe. Immer wieder wird bei der Anleitung ermutigt, auf sich und die eigenen Grenzen zu achten und liebevoll mit sich zu üben. Nach der Bewegungsphase machen es sich alle im Sitzen bequem und der Erfahrungsaustausch wird eröffnet.

T: Wer möchte etwas von den Erfahrungen mit den langsamen Yogaübungen mitteilen?

P: Ich habe zuerst gedacht, oh nein, jetzt kriege ich wieder Schmerzen, das will ich nicht. Ich bin echt davon überrascht, dass ich keine Schmerzen hatte. Ich habe mich verbunden gefühlt mit meinem Körper. Und habe so viele unterschiedliche Empfindungen im Körper gefühlt.

T: Wissen Sie, was genau Ihnen gutgetan hat?

P: Ich glaube, die Langsamkeit war wichtig. So konnte ich genauer spüren. Und dass Sie gesagt haben, ich darf liebevoll mit mir umgehen.

T: War eine der Übungen besonders angenehm und hilfreich?

P: Besonders gut fand ich das langsame, ruhige Heben der Arme. Sie haben »Energiekugel« gesagt und ich konnte mir das sofort vorstellen. Ich habe Wärme, Ruhe und Energie bei dieser Übung gespürt. Die möchte ich jetzt öfter für mich machen.

T: Was nehmen Sie aus der Erfahrung für Ihren Alltag mit?

P: Ich will die Übung zu Hause machen. Aber mich auch an die Langsamkeit und das Liebevolle erinnern. Beides wird mir guttun. Tempo rausnehmen und freundlicher mit mir sein, nicht so fordernd.

Checkliste für das Anleiten von körperbezogenen Übungen

Diese Checkliste hilft Ihnen bei der Planung und Durchführung von Körperübungen.

Wie sieht der Kontext aus und was gilt es dabei zu beachten?

....

....

Für welchen Klienten / welche Klientin / welche Gruppe möchten Sie eine Übung anleiten?

....

....

Welche Ziele haben die Klient:innen und wie passt die Übung dazu?

....

....

Wie führen Sie die Übung kurz ein, was wollen Sie vorher erklären?

....

....

Welchen Anleitungstext nutzen Sie?

....

....

Welche Schlüsselwörter oder Vorstellungsbilder der Klient:innen möchten Sie bei der Anleitung aufgreifen?

....

....

Welche Metaphern, Bilder und Sprüche nutzen Sie in der Anleitung?

....

....

Checkliste für das Anleiten von körperbezogenen Übungen

Welche inneren Haltungen fördern Sie beim Üben (Freundlichkeit, Neugier, Geduld …)?

....

....

Mit welchen Herausforderungen ist zu rechnen? Was tun Sie dann?

....

....

Wie bringen Sie sich selbst in eine körperliche Präsenz für die Anleitung?

....

....

Mit welchen Fragen regen Sie den Erfahrungsaustausch nach der Übung an?

....

....

Sonstiges:

....

....

....

Die Kunst des Übens

Warum Wiederholung und Übung wichtig sind

Körperbezogene Ideen und Übungen können in den Alltag integriert werden, damit sie zur Verfügung stehen, wenn sie gebraucht werden. Zunächst geht es darum, eine Übung auszuwählen und sie auszuprobieren. Dann machen wir uns diese durch Wiederholung zu eigen, werden vertrauter mit ihr. Wir »können« die Übung, sie wird selbstverständlicher und leichter auszuführen. Die geübten Abläufe werden besser erinnert, sind Teil unseres Verhaltensrepertoires und stehen dann auch in Not- und Krisensituationen zur Verfügung. Das gibt Sicherheit und schafft Vertrauen in die eigene Handlungskompetenz.

Schwierigkeiten gehören dazu

Wir wissen alle, dass beim Lernen Hürden auftreten. Vielleicht fehlt uns zum Üben die Motivation, wir sehen keine sofortige Wirkung, keine Fortschritte. Deshalb ist es so wichtig zu wissen, was es braucht, um sich mit körperbezogenen Übungen vertraut zu machen und sie kontinuierlich zu wiederholen. Die meisten neuen Techniken sind zunächst herausfordernd und schwierig, bevor wir sie mit Leichtigkeit anwenden können. Viele körperbezogene Interventionen entfalten auch erst durch das wiederholte Üben ihre Wirkung. Es ist sinnvoll, mit den Herausforderungen zu rechnen, sie gar zu erwarten und einen Plan zu haben, was Sie ganz konkret tun, damit die Schwierigkeiten Sie nicht vom Tun abhalten.

Fallbeispiel

Frau S. ist wegen psychosomatischer Beschwerden in der Einzeltherapie. Yoga macht ihr viel Freude, aber sie neigt auch dazu, alles verbissen und perfektionistisch zu machen. Deshalb wählt sie sich jetzt Yogaübungen aus, die eher ihr Wohlergehen fördern und nicht ihre Leistungsseite ansprechen. Sie möchte dreimal in der Woche für 30 Minuten Yoga machen. Zu Hause hat sie eine Matte und auch einen schönen Raum, wo sie üben möchte. In der Psychotherapie wird deutlich, dass die Art des Übens wichtig ist. Die innere Haltung beim Üben soll aus der Leistungsorientierung herausführen. Frau S. möchte beim Yoga etwas Neues ausprobieren, das sich dann auch in anderen Lebenssituationen aktualisieren lässt. Sie will mit einer inneren Haltung von Leichtigkeit und Spaß, mit Lachen und Schwung üben. Dazu hat sie sich eine Karte gemalt, auf der steht: YOGA MIT QUATSCH! Sie muss schon bei der Idee lachen und denkt auch vor und beim Üben immer wieder an diese innere Haltung. Natürlich melden sich auch immer wieder kritische, antreibende Stimmen. Doch Frau S. hat gelernt, sie zu erkennen und ihnen bewusst zu begegnen. Manchmal, wenn sie das Bedürfnis hat, gönnt sie sich auch eine sportliche, dynamische Yogaeinheit. Sie lernt zu unterscheiden, wann ihr eine herausfordernde Yogapraxis guttut und wann sie sanfter üben möchte. Sie wird flexibler. Es gelingt ihr, regelmäßig zu üben, ohne dogmatisch zu werden. Die eigene Yogazeit und die Erfahrungen, die sie dabei macht, werden zu einer Ressource, die auch in den Alltag hineinwirkt. Sie erinnert sich in anderen Lebenssituationen und -bereichen an die Möglichkeit, sich entscheiden zu können, wie sie an eine Sache herangehen möchte.

Die Kunst des Übens

Hilfreiche Metaphern und Sätze

- Die Feuerwehr übt auch nicht dann, wenn es brennt.
- »Der wirksamste Weg zu praktizieren ist, es einfach zu tun« (Lehrhaupt, 2007).
- Jeder Weg beginnt mit dem ersten Schritt.
- Es ist wichtig, *wie* du etwas tust.
- Aus den Steinen, die im Weg liegen, lässt sich eine Menge bauen (Goethe zugeschrieben).
- Wege entstehen beim Gehen (Kafka zugeschrieben).

Es braucht einen bewussten Übungsplan, weil es nicht ganz so einfach ist, neue, wohltuende Gewohnheiten aufzubauen und kontinuierlich dabei zu bleiben. Üben ist ein Weg, ein Prozess, der ganz bewusst gestaltet werden kann. Machen Sie sich bewusst, warum Sie üben, was Sie erreichen möchten. Planen Sie genau, welche Methoden Sie üben möchten und wann. Vielleicht schreiben Sie sich auch die Übungszeiten in Ihren Kalender. Entscheiden Sie sich für einen Ort und bereiten Sie ihn vor. Legen Sie gegebenenfalls Material bereit. Erinnern Sie sich beim Üben, mit welcher inneren Haltung Sie üben möchten (z. B. Freundlichkeit, Geduld). Rechnen Sie mit Herausforderungen und planen Sie, wie Sie mit ihnen umgehen. Bleiben Sie dran und notieren Sie Veränderungen. Lassen Sie sich durch Anleitungen, Unterricht und Bücher für das Üben inspirieren.

Die Kunst des Übens

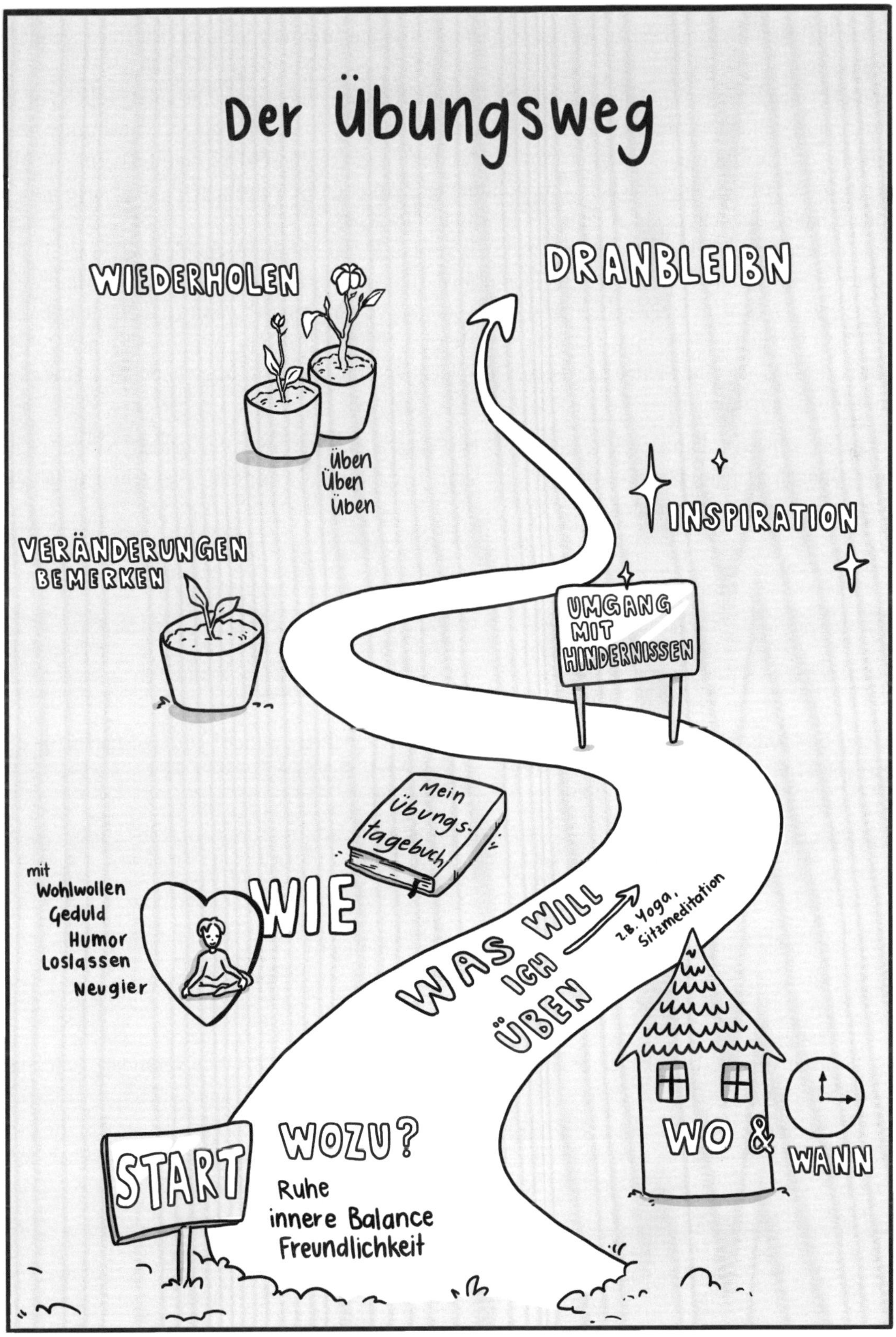

Aufbau einer Übungspraxis: Selbstreflexion

Ziel dieser Übung
Das Arbeitsblatt hilft Ihnen dabei, körperbezogene Methoden auszuwählen und sich eine regelmäßige Übungspraxis aufzubauen.
Es braucht einen Übungsplan. Die meisten Fähigkeiten, die wir heute ganz selbstverständlich zur Verfügung haben, mussten mit viel Geduld gelernt werden, z. B. sprechen, laufen, schwimmen. Auch körperorientierte Übungen wollen ausprobiert und oft wiederholt werden, damit sie uns im Alltag unterstützend zur Verfügung stehen. Um wohltuende, stärkende Gewohnheiten aufzubauen und aufrechtzuerhalten, braucht es einen Plan, ein bewusstes Vorgehen.
Herausforderungen gehören dazu. Setzen Sie sich konkrete Ziele und entscheiden Sie, was Sie üben möchten. Kein Lernprozess erfolgt ohne Herausforderungen. Wenn Sie darauf eingestellt sind, welche Schwierigkeiten es beim Üben geben kann, dann sind Sie vorbereitet und nehmen diese nicht persönlich. Sehen Sie die Hürden einfach als das, was sie sind: Steine auf Ihrem Weg, die dazugehören und letztlich zum Lernen eine Menge beitragen. Die folgenden Fragen helfen Ihnen dabei, sich eine eigene Übungspraxis aufzubauen.

Denken Sie zunächst daran, welche körperlichen Fähigkeiten oder Sport Sie gelernt haben (Gehen, Joggen, Tanzen, Schwimmen, Entspannen …). Schreiben Sie auf, was Ihnen dabei geholfen hat, diese Fähigkeiten zu üben und regelmäßig zu tun.

....

....

....

Welche Hindernisse kennen Sie bereits, die Sie vom Üben abhalten können? Und wie haben Sie diese bisher gemeistert?

....

....

Was möchten Sie ganz konkret üben? Benennen Sie die Übungen.

....

Was erwarten Sie vom Üben? Was ist Ihr Ziel? Was wird sich durch das Üben verändern? Bitte ganz konkret aufschreiben.

....

....

....

....

Aufbau einer Übungspraxis: Selbstreflexion

Wann und wie oft werden Sie üben?

Wo üben Sie? Welches Material oder welchen Platz brauchen Sie?

Mit welcher inneren Haltung möchten Sie üben? (Geduld, Freundlichkeit, Neugier, Vertrauen …)

Was könnte Sie vom Üben abhalten? Und was hilft Ihnen ganz konkret, diese Herausforderungen zu meistern?

Wie motivieren Sie sich zum Üben? Wer und was kann Sie zum Üben motivieren?

Wie reflektieren Sie zwischendurch Ihre Lernfortschritte? Woran merken Sie, dass Sie sich entwickeln und dazulernen?

Individuelle Übungskarten für den Alltag gestalten

Ziel dieser Übung
Auf den Übungskarten können die wichtigsten Methoden kurz zusammengefasst und individuell notiert werden. Dann sind sie eine gute Erinnerung und ein Mutmacher für den Alltag.

Anleitung
Formulieren Sie den Namen der Übung gerne persönlich, z. B. »Die Powerpose« oder »Schüttelmedizin«. Dann folgt eine Kurzbeschreibung der Übung in Stichworten. Schreiben Sie bitte auf, mit welcher inneren Haltung Sie üben möchten. Und legen Sie fest, in welchen konkreten Situationen Sie die Übung anwenden wollen. Notieren Sie, was Sie mit der Übung bewirken möchten, z. B. vor dem Schlafengehen, um zu entspannen, oder in sehr emotional fordernden Momenten, um wieder in die Gegenwart zu kommen. Auch kleine Skizzen helfen, die Übung zu erinnern und sich zu eigen zu machen. Passende ermutigende Sätze motivieren. Die persönliche Gestaltung der Karte macht Spaß und erhöht die Motivation.

Beispiel: Meine persönliche Übungskarte

Name der Übung: Schüttelmedizin

Was ich ganz konkret tue: Ich beginne meine Hände und Arme zu schütteln, dann schüttele ich meinen ganzen Körper, dann schüttele ich auch etwas ab, in den Raum hinein, richtig weit weg

Worauf ich achte: Ich fange sanft an, ich achte darauf, was mir gut tut

Ich nutze die Übung wenn: ich gestresst bin und mich belastet fühle

Mein Ziel dabei ist: mehr in meinen Körper zu kommen, mich zu lockern und anstrengendes abzuschütteln

Ich motiviere mich durch: Ich stehe auf und fange einfach an, ich denke daran, wie gut mir diese Übung immer tut

Platz für einen Kommentar oder ein Bild: Mir hilft das Bild, Sand vom Körper abzuschütteln

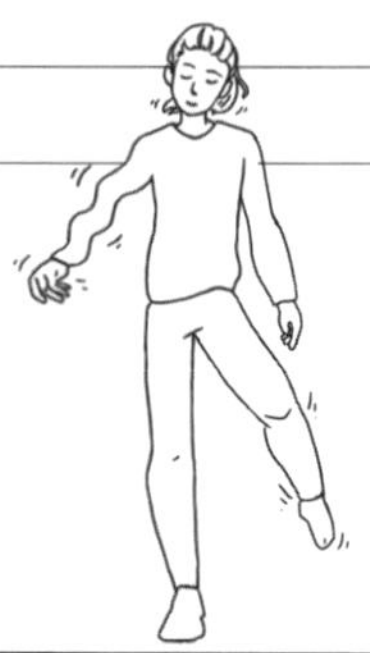

Individuelle Übungskarten für den Alltag gestalten

Meine persönliche Übungskarte

Name der Übung: ______________________________

____

Was ich ganz konkret tue: ______________________________

____

Worauf ich achte: ______________________________

____

Ich nutze die Übung, wenn: ______________________________

____

Mein Ziel dabei ist: ______________________________

____

Ich motiviere mich durch: ______________________________

____

Platz für einen Kommentar oder ein Bild: ______________________________

____

____

Der Toolkoffer mit körperorientierten Übungen

Ziel dieser Übung
Sie stellen sich einen eigenen Methodenkoffer mit Übungen zusammen. Sie erhalten und behalten so einen Überblick über die für Sie wichtigsten und wirksamsten Methoden. Besonders in herausfordernden Situationen brauchen Sie dann nur in den Koffer zu greifen und die Übung durchzuführen.

Anleitung der Übung
Sie stellen sich einen Toolkoffer mit körperbezogenen Übungen zusammen. Darin sammeln Sie unterschiedliche körperbezogene Übungen, die bei Symptomen, in spezifischen Situationen und für das Erreichen bestimmter Ziele nützlich sind.

Sie dürfen gerne kreativ werden und sich das Kofferbild kopieren und ausschneiden, selbst einen zeichnen und ausmalen. Natürlich können Sie sich auch einen realen Methodenkoffer packen, in den Sie Igelbälle, Düfte, haptisches Material und Übungskarten legen.

Die Zusammenstellung des Werkzeugkoffers entwickelt sich über die Zeit. Sie werden immer vertrauter mit den Übungen, wissen, in welchen Situationen sie passen. Und Sie erweitern Schritt für Schritt Ihr Repertoire. Dadurch werden Sie flexibel im Umgang mit Ihrem Körper. Aus dieser Werkzeugkiste wählen Sie dann Methoden aus, die zum jeweiligen Anliegen passen. In der Therapie wird immer wieder gemeinsam geschaut, welche Übungen zurzeit besonders wichtig sind und ob es neue und ergänzende Methoden braucht.

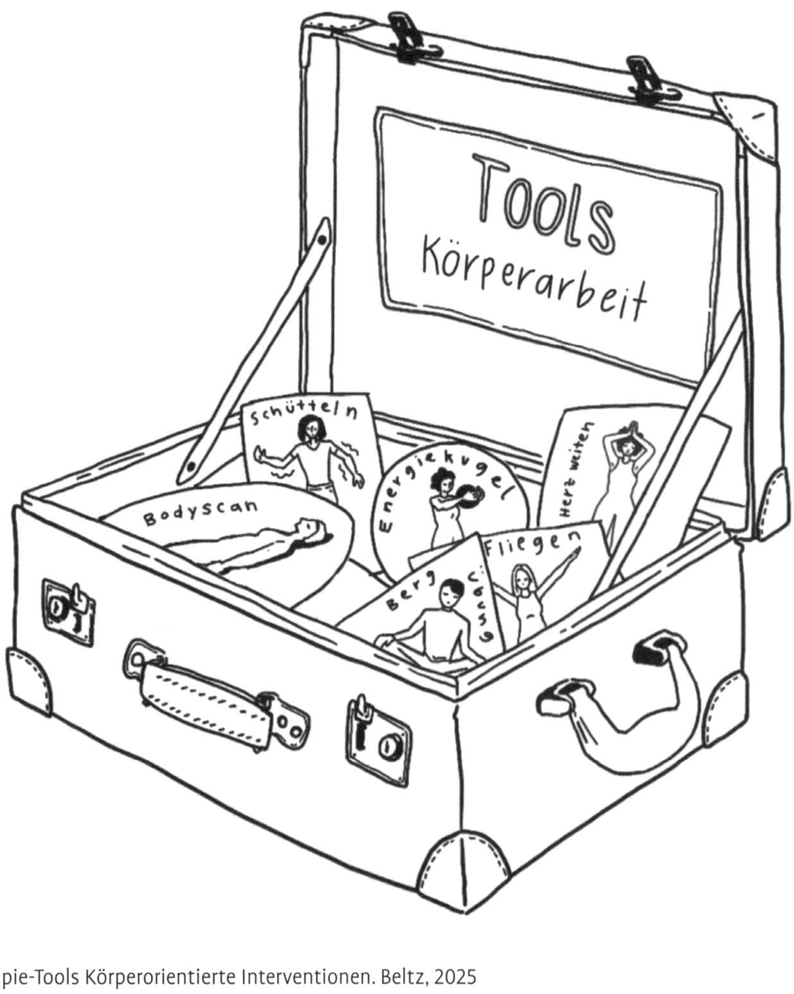

Der Toolkoffer mit körperorientierten Übungen

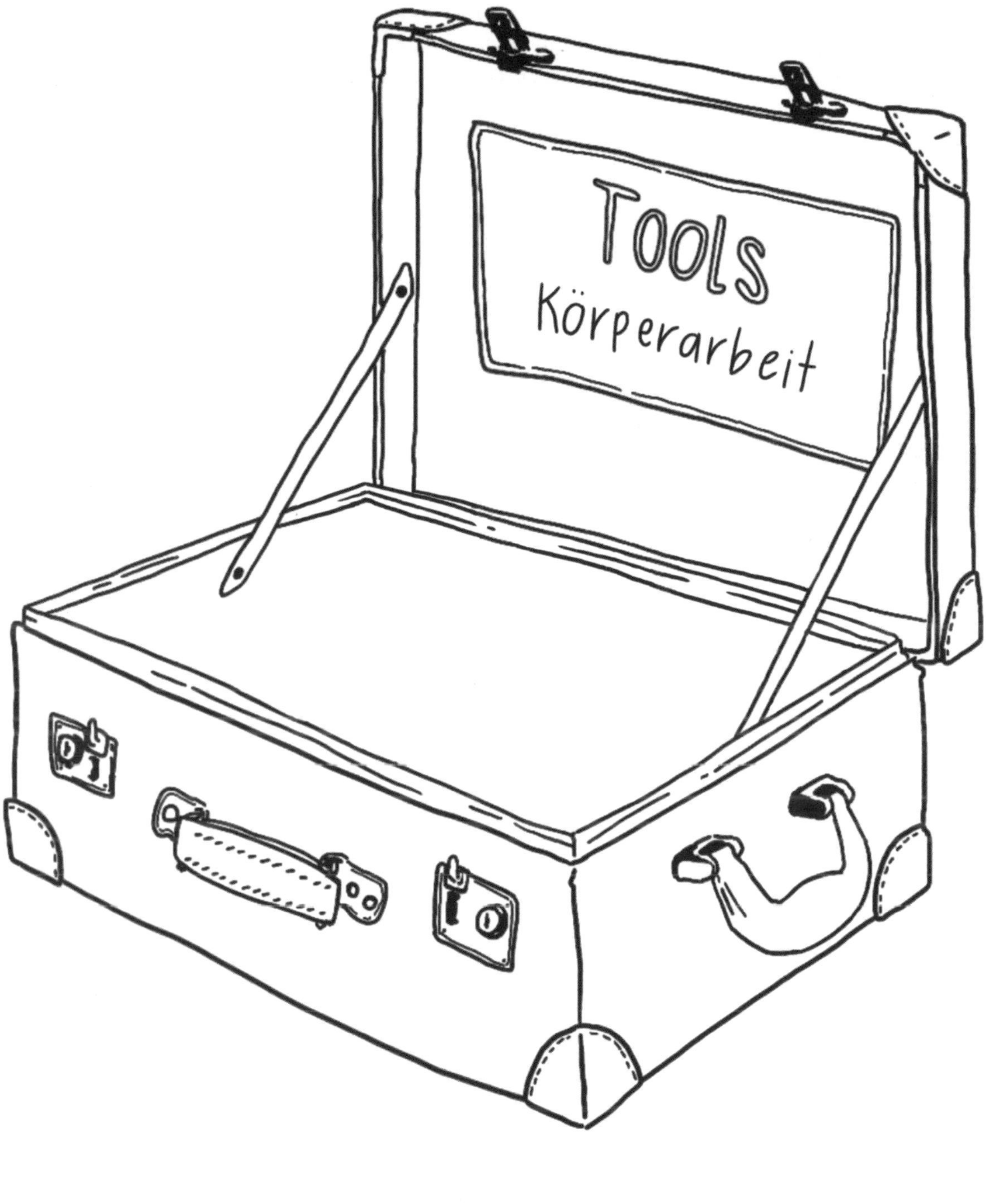

3 Achtsamkeit, Körperwahrnehmung und Meditation

Achtsamkeit und Meditation in der Psychotherapie

Achtsamkeitsbasierte Ansätze sind mittlerweile fester Bestandteil im Gesundheitssystem und auch aus dem psychotherapeutischen Handeln nicht mehr wegzudenken. Als Präventionsmaßname oder spezifisches psychotherapeutisches Angebot werden sie in Kliniken und ambulant vorwiegend im Gruppensetting angeboten. Doch achtsamkeitsbasierte Methoden lassen sich auch sehr passend in einem Einzelsetting vermitteln und in die Einzeltherapie integrieren.

Definition

Achtsamkeit heißt, innezuhalten und die Aufmerksamkeit bewusst in der Gegenwart, zum Beispiel beim Atem, im Körper oder beim Hören, zu verankern. Die bewusste Sammlung der Aufmerksamkeit beruhigt den Geist und schafft die Voraussetzung, sich der gegenwärtigen Erfahrung mit Offenheit und Akzeptanz zuwenden zu können. So entsteht ein Raum zwischen Reiz und Reaktion. Und dieser Zwischenraum erlaubt es, eine wohltuende Verhaltensantwort bewusst zu wählen, anstatt automatisch zu reagieren.

Raus aus dem Hamsterrad

Wenn wir im Hamsterrad stecken, sind wir unbewusst in einem angetriebenen Tun-Modus gefangen. Die Dynamik und das Zusammenspiel von Wahrnehmungen, Gedanken, Gefühlen, Körperempfindungen und Verhalten lässt sich in diesem Zustand nicht gut erkennen und differenzieren.

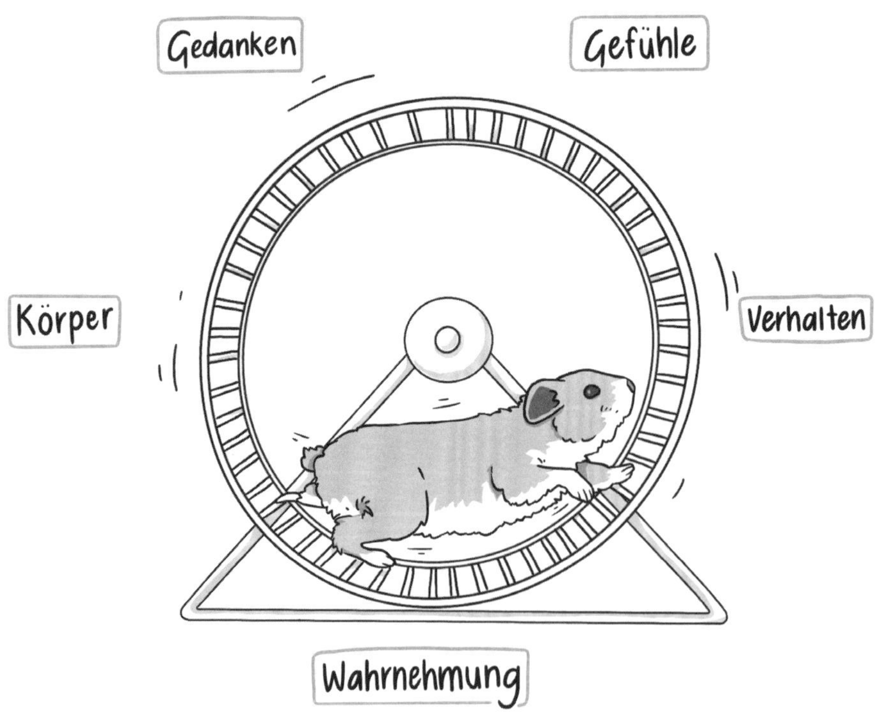

Abbildung 3.1 Das Hamsterrad des Tun-Modus

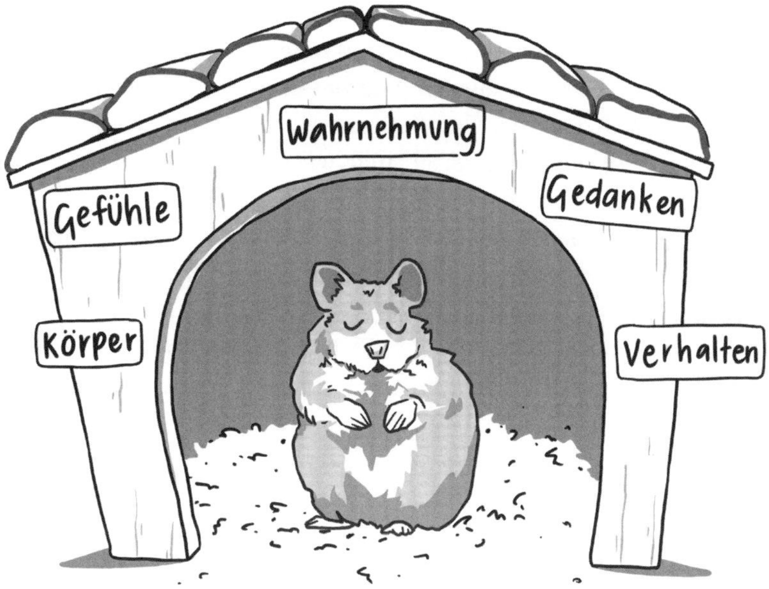

Abbildung 3.2 Im Sein-Modus ankommen

Achtsamkeitsübungen bewirken ein Innehalten und helfen dabei, aus dem angetriebenen Tun-Modus auszusteigen. Es wird dadurch möglich, den Körper mehr zu spüren und zu beruhigen. Dann lässt sich auch differenzierter erkennen: »Ach das sind meine Gedanken, die gehen sorgenvoll in die Zukunft« oder »Mein Rücken tut mir an dieser Stelle weh«, »Meine Füße fühlen sich angenehm warm an«. Wichtig ist dabei, dass wir uns nicht von unserer Erfahrung abspalten. Wir nehmen einen guten Abstand ein, der es ermöglicht, sowohl zu spüren als auch zu beobachten, was geschieht, während es geschieht.

Achtsamkeit in der Psychotherapie

Achtsamkeit ist eine Basiskompetenz, die sich erlernen lässt. Das feinfühlige, erspürende Miteinander in der Psychotherapie braucht diese Präsenz. Es geht darum, Bewusstheit in automatisierte Denk-, Verhaltens- oder Beziehungsmuster zu bringen. Sich besser wahrnehmen, verstehen und ausbalancieren zu können, ist zum Beispiel im Umgang mit Ängsten, Depressionen, Zwängen, bei Essstörungen, Impulsdurchbrüchen und Posttraumatischen Belastungen wichtig. Durch Achtsamkeitsübungen gelingt es Klient:innen und Psychotherapeut:innen, bewusster mit ihrer Aufmerksamkeit umzugehen. Sie erkennen, ob sie sich sorgenvoll mit der Zukunft beschäftigten oder bedauernd in Erinnerungen gefangen sind. Sie lernen, mit der Aufmerksamkeit im Körper zu sein und von dieser stabilen Basis aus auf die Gedanken und Gefühle zu schauen.

Bodyful, nicht nur mindful. Der Körper spielt eine entscheidende Rolle beim Erlernen von Achtsamkeit. Nahezu jedes Meditations- und Achtsamkeitstraining startet mit der bewussten, wohlwollenden Aufmerksamkeit für den Körper. Ob beim Wandern durch den Körper (Body Scan) oder bei der Atemmeditation, der achtsamen Bewegung, der Gehmeditation und dem bewussten Sehen und Hören – der Körper ist ein guter, gegenwärtiger Anker für die Aufmerksamkeit. Wer im Körper gut verwurzelt ist, kann aus einer Ruhe heraus Gedanken und Gefühle besser wahrnehmen und beobachten. Ein Achtsamkeitstraining ist also nicht primär als mentales Training zu verstehen, sondern als ein Übungsgeschehen, das alle Bereiche der Erfahrung mit einbezieht und auch die Wahrnehmung des Körpers schult. Achtsamkeit bedeutet demnach, im Körper bewusst anwesend zu sein und die Körperempfindungen, Gedanken und Gefühle sowohl spüren als auch beobachten zu lernen.

Meditation braucht Verkörperung. Ray (2010, S. 45) sieht die buddhistische Lehre und die buddhistische Meditationspraxis als »zutiefst somatisch – sie ist ganz und gar in den Empfindungen, in der Sinneswahrnehmung, den Gefühlen (…) verwurzelt«. Meditation ist seiner Meinung nach eine Möglichkeit, mehr ins Sein zu kommen. Es geht für ihn darum, den Körper zu entspannen, ihn wahrzunehmen, in ihm zu wohnen und »verkörpert« zu sein. Dies sind alles wichtige Fähigkeiten für Psychotherapeut:innen und auch für Klient:innen im Umgang mit ihren Symptomen und Problemen.

Achtsamkeit und Entspannung: Gemeinsamkeiten und Unterschiede. Das Kultivieren von Achtsamkeit ist nicht mit Entspannung gleichzusetzen. Das Ziel von Achtsamkeit ist die bewusste, wache Anwesenheit in der Gegenwart, die Zuwendung zur Erfahrung, wie sie ist. Dafür ist zwar ein gewisses Maß an Entspannung hilfreich, aber zu viel Entspannung führt möglicherweise zum Wegträumen und Einschlafen. In der Schulung von Achtsamkeit wird eine Balance von Wachheit und Entspannung eingeübt. Diese ruhige Präsenz hilft auch dabei, sich den unangenehmen Erfahrungen von Anspannung und Unruhe neugierig und bewusst zuzuwenden und sie körperlich zu spüren. Oft schwächen sich dadurch die herausfordernden Erfahrungen ab oder es ist leichter, mit ihnen umzugehen.

Bei Entspannungsübungen ist das explizite Ziel die Entspannung von Körper und Geist. Wie bei Achtsamkeitsübungen wird dabei auch die Wahrnehmung des Atems und der Körperempfindungen geschult. Aber das explizite Ziel ist, sich bewusst körperlich und damit auch mental zu entspannen.

Für Klient:innen ist beides wichtig:

- die Fähigkeit, sich entspannen zu können und
- die Kompetenz, sich selbst in einem wachen Zustand wahrnehmen, spüren und beobachten zu können.

Oft ist es sinnvoll, mit Entspannung zu beginnen. Das ist eine gute Voraussetzung, um sich besser selbst wahrzunehmen. Ob eine Achtsamkeitsübung eher entspannend oder achtsamkeitsfördernd wirkt, hängt von der Anleitung und vom Wording ab. Ein und dieselbe Übung lässt sich oft so anleiten, dass sie mehr in Richtung Präsenz oder stärker entspannend wirkt. Maßgeblich für die Wahl der geeigneten Anleitung sind die Bedürfnisse der Klient:innen und die Ziele der Psychotherapie.

Fallbeispiel

Entspannen. Die sehr erschöpfte und angespannte Frau S. kommt wegen wiederkehrender Depressionen in die Psychotherapie. Sie möchte lernen, sich mehr zu entspannen. Dafür legt sie sich auf das Sofa im Therapieraum. Die Therapeutin leitet eine Reise durch den Körper mit dem Fokus Entspannung an: »Machen Sie es sich bequem im Liegen, spüren Sie den Kontakt zum Sofa und erlauben Sie es sich, das Gewicht des Körpers abzugeben und tragen zu lassen. Sie dürfen loslassen und alle Viere von sich strecken. Das Gesicht darf sich entspannen, die Schultern sinken und der gesamte Körper darf beginnen, sich zu entspannen. Und der Körper entspannt sich weiter, während die Atmung ein- und ausströmt. Vielleicht hilft besonders das Ausatmen dabei, sich zu entspannen und loszulassen.«

Achtsamer werden. Herr M. möchte achtsamkeitsbasierte Übungen kennenlernen, um frühzeitiger wahrzunehmen, wenn er in Grübelspiralen gerät. Die Psychotherapeutin leitet einen Body Scan im Liegen an: »Erlauben Sie sich, im Liegen anzukommen und bewusst den Kontakt zum Sofa zu spüren. Wie fühlt sich die Berührung mit der Liegefläche an? Und nun lenken Sie Ihre Aufmerksamkeit zum Atmen. Wählen Sie sich eine Stelle im Körper, an der Sie den Atem gut spüren können. Der Atem ist während des gesamten Body Scans ein Anker, zu dem Sie zurückkehren können. Wenn die Aufmerksamkeit sich in Gedanken, Erinnerungen oder Planungen verliert, können Sie es bemerken und bewusst zum Wahrnehmen des Atems zurückkehren. Spüren Sie die gesamte Länge des Einatmens und die Länge des Ausatmens. Und nun lassen Sie die Aufmerksamkeit zu den Füßen wandern und spüren die Temperatur der Füße, wie die Füße Kontakt mit den Socken haben. Vielleicht ist es möglich, die Zehen einzeln wahrzunehmen? Und immer, wenn die Aufmerksamkeit den Gedanken folgt, können Sie das freundlich registrieren, das ist kein Fehler, sondern Teil des Übens. Sie können es bemerken und wieder zur Wahrnehmung Ihres Körpers zurückkehren.«

Was Achtsamkeit für den Körper bedeutet

- Aufmerksamkeit bewusst zum Körper zu bringen
- körperliche Anker wie den Atem zur Beruhigung des Geistes zu nutzen
- den Körper entspannen zu können
- den Körper ganz konkret wahrzunehmen (Wärme, Berührung, Bewegung, Spannung, Enge, Weite, Pulsieren, Schmerz als Ziehen oder Pochen)
- (Ideal-)Vorstellungen des Körpers loszulassen und im Körper zu sein
- mit der Aufmerksamkeit im Körper zu verweilen und sich verkörpert zu fühlen
- Signale und Informationen des Körpers zu bemerken
- durch achtsame Bewegung den Geist zu beruhigen und den Körper zu spüren
- freundlich mit dem Körper, seinen Bedürfnissen und Grenzen umzugehen
- Resonanz von Gedanken und Gefühlen im Körper zu spüren
- heilsame Qualitäten wie Freundlichkeit, Geduld, Gelassenheit verkörpern zu können
- den Körper auch als Ressource im Umgang mit Schmerzen und Traumata zu erleben

Arbeits- und Informationsmaterial

INFO 7 Prinzipien traumasensitiver Achtsamkeit

Das Informationsblatt fasst die Prinzipien traumasensitiver Achtsamkeit zusammen. Körperbezogene Übungen vermitteln traumatisierten Menschen Sicherheit und ermöglichen eine Reorientierung in der Gegenwart. Das Vorgehen muss transparent sein und jederzeit Wahlmöglichkeiten bieten.

AB 14 Im Fluss sein, Turbulenzen und Erstarrung erkennen

Die Reflexionsübung dient dazu, Merkmale eines fließenden, ruhigen Zustandes bewusst zu machen (Siegel, 2012). Sie lässt erste Merkmale von emotionalen, überfordernden Strudeln und einer beginnenden Erstarrung bemerken und zeigt, was es braucht, um wieder in einen wachen und entspannten Zustand zu kommen.

AB 15 Die Hände bewerten, spüren und freundlich wertschätzen

Die Hände werden in dieser Übung bewertend, spürend und freundlich wertschätzend wahrgenommen. Dadurch wird ganz konkret erfahrbar, wie sich diese unterschiedlichen inneren Haltungen auf die Körperwahrnehmung und das Erleben auswirken.

AB 16 Das Vokabular für die Körperwahrnehmung erweitern

Dieses Übungsblatt stellt ein Vokabular zur Beschreibung von Körperwahrnehmungen zur Verfügung. Es lädt dazu ein, Empfindungen in verschiedenen Körperbereichen zu beschreiben, und erweitert damit die Fähigkeit, Körperempfindungen zu verbalisieren.

AB 17 Reflexionsbogen: Die Beziehung zu meinem Körper erkunden

Eine Tabelle mit Adjektiven listet Wörter auf, die die Beziehung zum eigenen Körper beschreiben können. Anregende Fragen ermöglichen es zu reflektieren, wie die Beziehung zum Körper in Kindheit, Pubertät und Erwachsenenalter erlebt wurde.

AB 18 Dem eigenen Körper zuhören

Diese Übung ermöglicht es, dem eigenen Körper zuzuhören. Die Wahrnehmung wandert durch den Körper und die Botschaften und Wünsche der verschiedenen Körperregionen können in einer Abbildung notiert werden.

INFO 8 Hinweise für eine achtsame Haltung im Liegen

Das Informationsblatt stellt Anleitungen zu einem bewussten, achtsamen Liegen bereit. Abbildungen helfen dabei, ein Gespür dafür zu bekommen, wie eine schmerzfreie und bewusste Liegeposition aussehen kann.

AB 19 Die 7-Punkte-Meditation im Liegen

Die 7-Punkte-Meditation im Liegen bietet eine kürzere Version des Body Scans an und ermöglicht eine bewusste Körperwahrnehmung. Die Aufmerksamkeit wird dabei von den Füßen bis zum Kopf gelenkt.

AB 20 Der 5-Elemente-Body-Scan

Durch diesen tibetischen Body Scan werden die fünf Elemente Erde, Wasser, Feuer, Luft und Raum im Körper spürbar und gestärkt. Körperwahrnehmung und Vorstellungsbilder helfen dabei, die fünf Elemente als Ressourcen zu fühlen und in eine Balance zu bringen.

AB 21 Sinnliche Wahrnehmung von Kräutern

Die Natur wird durch Kräutertöpfe in den Praxisraum geholt. Diese Kräuter machen das Sehen, Tasten, Riechen und Schmecken ganz konkret erfahrbar. Dadurch werden die achtsame Sinneswahrnehmung und Genussfähigkeit gestärkt. Diese Übung ist besonders für das Gruppensetting geeignet. Der Impuls für die Übung stammt von Julia Amann.

AB 22 Genuss und Sinnlichkeit

Mit diesem Übungsblatt bekommen Sie Hinweise für einen Weg zum individuellen Genusserleben. Sie erkunden durch selbstreflexive Fragen die eigenen Genusserfahrungen und werden angeregt, Sinnlichkeit und Genuss wieder mehr in Ihr Leben zu integrieren.

AB 23 Achtsame Haltungen verkörpern

Dieses Übungsblatt macht deutlich, dass sich die inneren Haltungen von Stabilität, Entspanntheit, Wachheit, Ruhe, Offenheit und Loslassen körperlich spüren und stärken lassen. Meditatives Spüren und Reflexion ergänzen sich dabei.

AB 24 Körperachtsamkeit im Alltag: Selbstbeobachtung

Durch drei tägliche vorausschauende Fragen am Morgen und drei rückblickende Reflexionsfragen am Abend wird die körperbezogene, achtsame Selbstbeobachtung im Alltag etabliert.

INFO 9 Das achtsame Sitzen

Dieses Informationsblatt gibt Hinweise, wie eine achtsame Sitzposition gelingt, die Stabilität, Aufrichtung und Entspanntheit verkörpern lässt. Abbildungen helfen dabei, eine passende Sitzposition zu finden.

AB 25 Die 7-Punkte-Meditation im Sitzen

Die 7-Punkte-Meditation im Sitzen bietet eine gute Grundlage für jede Sitzmeditation. Sie hilft, den Körper entspannt aufzurichten, und fördert die bewusste Körperwahrnehmung. Sie lässt sich in wenigen Minuten oder mit mehr Zeit anleiten und ist damit flexibel für unterschiedliche therapeutische Settings nutzbar.

INFO 10 Metaphern: Anker für einen unruhigen Geist

Anhand von einprägsamen Illustrationen und Metaphern wird vermittelt, warum ein unruhiger Geist Ankerpunkte braucht, um sich zu fokussieren und zu beruhigen. Das psychoedukative Informationsblatt eignet sich für die Arbeit mit fokussierenden Achtsamkeitsübungen.

AB 26 Äußere Anker zur Beruhigung des Geistes

Diese Übung eignet sich besonders für Menschen mit starken emotionalen Turbulenzen und bei Traumaerfahrungen. Sie hilft dabei, sich durch visuelle, taktile und auditive äußere Anker in der Gegenwart zu verankern und sich zu stabilisieren und zu beruhigen.

AB 27 Körperliche Anker zur Beruhigung des Geistes
Diese Meditation ermöglicht es, körperliche Anker zu finden, um sich in der Gegenwart zu verorten und den Geist zu beruhigen.

INFO 11 Hinweise zum achtsamen Umgang mit dem Atem
Dieses Informationsblatt gibt Hinweise, warum der Atem sich als Fokus für unsere Aufmerksamkeit eignet. Über die Atmung lassen sich Körper, Geist und Emotion regulieren. Prinzipien für einen achtsamen Umgang mit dem Atem werden formuliert.

AB 28 Den Atem wahrnehmen und beobachten lernen
Diese Basisübung ermöglicht eine erste erkundende Annäherung an den Atem. Sie stellt eine wohlwollende, spürende Verbindung zum Atem her.

AB 29 Den Atem als Bindeglied zwischen Körper und Psyche spüren
Durch kurze Wahrnehmungsexperimente wird erfahrbar, wie sich Anspannung, Bewegung und Vorstellungsbilder auf den Atem auswirken. Dabei wird der Atem als ein wichtiges Bindeglied zwischen körperlicher, emotionaler und mentaler Erfahrung spürbar.

AB 30 Den Atem im ganzen Körper spüren
Abbildungen zeigen, wie der gesamte Körper in die Atembewegung involviert ist. Diese Veranschaulichung erleichtert es bei der Übung aus dem *Breath Works Programm* der Schmerzexpertin Vidyamala Burch (2009), den Atem an verschiedenen Stellen im Körper zu erkunden. Die Meditation hilft im Umgang mit Schmerzen und fördert eine achtsame, entspannte Haltung zum eigenen Körper.

AB 31 Sich über den Atem stabilisieren
Die kurzen Übungen zeigen Möglichkeiten, wie wir uns mitten im Alltag über den Atem stabilisieren und beruhigen können. Dafür werden Atemzüge gezählt, Vorstellungsbilder genutzt und der Atem wird an unterschiedlichen Körperstellen gespürt.

AB 32 Bergqualitäten verkörpern
Jon Kabat-Zinn (1998) hat die Bergmediation für seine achtsamkeitsbasierte Stressbewältigung (MBSR) entwickelt. Diese meditative Übung zeigt, wie die Bergqualitäten von Stabilität, Würde, Raum, Kraft, Ruhe und Zentriertheit verkörpert werden können. Sie ist eine stärkende, zentrierende Übung, die Klient:innen wie Therapeut:innen gleichermaßen hilft.

AB 33 Freundliche Zugänge zum eigenen Körper finden
Durch reflektierende Fragen lässt sich erkunden, wie ein freundlicher Zugang zum eigenen Körper aussehen kann. Es werden ganz konkret Möglichkeiten aufgezeigt, die dabei helfen, sich dem Körper wohlwollend zuzuwenden. Eine Illustration zum Ausfüllen macht die Zugänge noch anschaulicher.

AB 34 Dem Körper Wohlwollen schenken
Diese Meditation ermöglicht es, dem Körper Wohlwollen zu schenken. Das hilft auch, sich dem Körper im Alltag freundlicher zuwenden zu können.

AB 35 Selbstberührung: kurze Übungen zur Selbsthilfe
Selbstberührung stabilisiert, stärkt und beruhigt (Grunwald, 2017). Dieses Übungsblatt zeigt verschiedene, kurze Methoden, die Selbstberührung als Selbsthilfetools vorstellen: Hand aufs Herz legen, Abklopfen, Gesicht berühren, Selbstermutigung durch Klopfen des Brustbereiches und Selbstumarmung.

AB 36 Somatische Marker erforschen
Diese Übung hilft dabei, positive und negative somatische Marker (Damasio, 1994) im Körper zu erkunden. Das Beachten von somatischen Hinweisen im Alltag wird gestärkt.

AB 37 Sich dem Schwierigen zuwenden und es körperlich erforschen

Diese Übung bietet eine Alternative zu Vermeidung, Ankämpfen und Grübeln und ermutigt, sich einer herausfordernden Erfahrung bewusst zuzuwenden und sie auf der körperlichen Ebene zu erforschen (Juchmann, 2020; Segal et al., 2015). Die Methode stammt aus dem MBCT-Programm und ist besonders für Menschen mit Depressionen, Ängsten und Zwängen hilfreich.

AB 38 Pendeln zwischen Ressource und Herausforderung

Das Pendeln aus dem *Somatic Experience* (Levine, 2009) ermöglicht es, zwischen einer verkörperten Ressource und einer verkörperten Herausforderung bewusst hin- und herzupendeln und damit flexibler und selbstwirksamer zu werden.

INFO 7 • T P

Prinzipien traumasensitiver Achtsamkeit

Traumatische Erfahrungen übersteigen unsere Verarbeitungsfähigkeiten und erzeugen Gefühle von Ohnmacht, Todesangst und Hilflosigkeit (Reddemann & Dehner-Rau, 2004). Menschen, die unter posttraumatischem Stress und den Symptomen einer Posttraumatischen Belastungsstörung leiden, fühlen sich oft von ihrem Körper abgetrennt oder empfinden den Körper als einen unischeren Ort. Von Trauma Betroffene können von Körper- und Achtsamkeitsübungen profitieren, sie brauchen jedoch ein traumasensitives Vorgehen. Andernfalls laufen sie Gefahr, durch Übungen in dissoziative Zustände zu geraten und erneut von Flashbacks überflutet zu werden. Sie denken dann möglicherweise zusätzlich, sie hätten etwas falsch gemacht, und verlieren gar die Hoffnung, dass körperbezogene Methoden und achtsamkeitsbasierte Verfahren wirksam sein können.

Bei der traumasensitiven Arbeit mit körperbezogenen Übungen geht es, darum ein richtiges Maß zu finden, die Anzahl und Intensität der Übungen zu dosieren und auch den Klient:innen immer die Möglichkeit zu geben, selbst eine stimmige Balance zu finden.

Wichtig

Achtsamkeitsbasierte und körperorientierte Übungen können von Trauma betroffenen Menschen helfen, die eigene Aufmerksamkeit bewusst selbst zu regulieren, den Körper wieder zu spüren und als sicheren Ort zu fühlen und die eigenen Emotionen auszubalancieren. Doch das Vorgehen muss sensibel auf die Erfahrungen und Bedürfnisse traumatisierter Menschen eingehen.

Die Prinzipien einer traumasensitiven Achtsamkeit

- eine Beziehung aufbauen, die sich sicher und stabil anfühlt
- das Vorgehen transparent erklären
- Wahlmöglichkeiten schaffen und respektieren, deshalb immer bei der Anleitung verschiedene Optionen anbieten
- Anzeichen von Dissoziation erkennen und damit in der Therapie direkt arbeiten
- zunächst Reorientierungsfähigkeiten vermitteln durch die Sinne (Hören, Tasten, Sehen, Riechen, Schmecken)
- mit offenen Augen üben
- äußeren Fokus wählen, etwa akustische oder visuelle Reize
- sichere Körperwahrnehmung ermöglichen. Wieder Sicherheit und Ruhe im Körper fühlen lernen
- lernen, frühzeitig die Bremse zu ziehen, um in der Gegenwart bleiben zu können (Augen öffnen, Selbstberührung, Körper abklopfen, sich schütteln, kürzere Übungszeiten)
- ein duales Gewahrsein etablieren: inneren Fokus und äußeren Fokus wechseln lernen. Sich fokussieren lernen und den Fokus erweitern können
- ein schrittweises Rantasten an Konfrontation und (Aus-)Halten der Erfahrungen
- Modifikationen von Übungen, z. B. sich beim Body Scan bewegen dürfen
- Gehmeditation und Bewegungsmeditationen spielen eine wichtige Rolle und geben das Gefühl von Selbstbestimmung und Kontrolle.
  (nach Treleaven, 2019)

Im Fluss sein, Turbulenzen und Erstarrung erkennen

Siegel (2012) vergleicht den optimalen Erfahrungszustand mit einem fließenden Gewässer, das zwischen zwei haltgebenden Ufern fließt. Wenn Menschen sich sicher und wohl fühlen, dann empfinden sie ihr Erleben wie ein ruhiges Fließen. In diesem stabilen und gleichzeitig anpassungsfähigen Zustand kann Erfahrung bewusst verarbeitet und Neues gelernt werden. Auch Herausforderungen werden in diesem Zustand flexibel gemeistert und integriert.

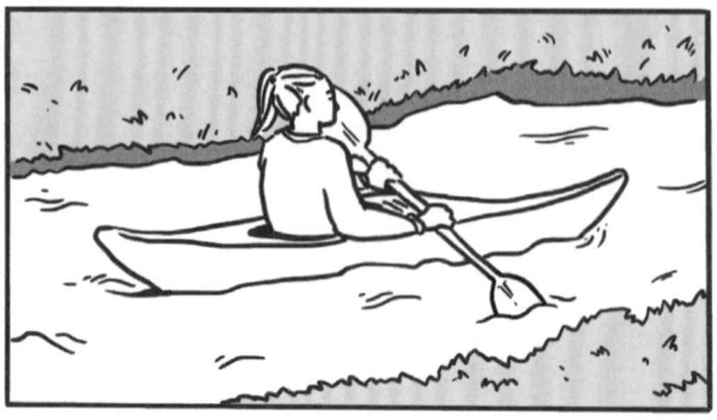

Wenn Erfahrungen überfordern, kann es zu einer emotionalen Überwältigung kommen, die sich wie ein turbulenter Strudel anfühlt, der unter Wasser zieht und in dem man die Kontrolle verliert.

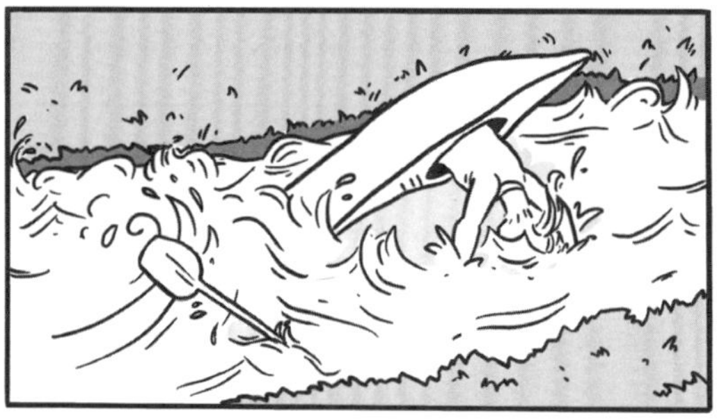

Überforderungserleben kann aber auch zu einem Zustand von Erstarrung und Lähmung führen. Das eigene Erleben friert ein, wird unbeweglich, emotions- und freudlos. Das Leben stagniert.

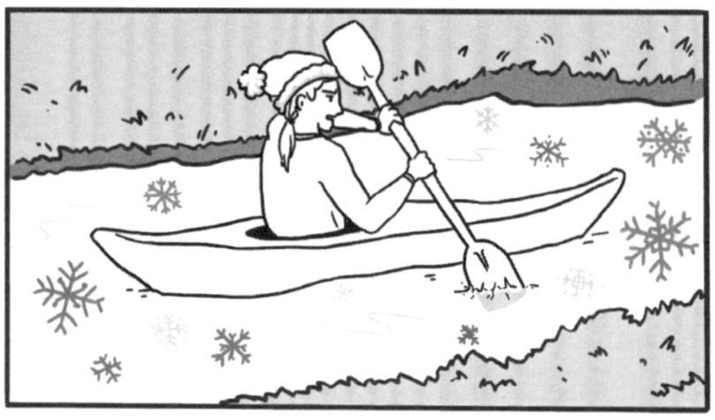

Im Fluss sein, Turbulenzen und Erstarrung erkennen

Anleitung der Übung
Es ist hilfreich, die verschiedenen Zustände erkennen zu können und frühzeitig zu bemerken, wenn Sie den Bereich des lebendigen, ruhigen Fließens verlassen. Deshalb können Sie hier aufschreiben, woran Sie ganz konkret einen ruhigen, balancierten Zustand erkennen, wie Sie bemerken, dass es turbulent wird und wann Sie erstarren.

Wie fühlt sich ein ruhiger, fließender Zustand in Ihrem Körper an?

....

....

Was können Sie an Aktivitäten und Übungen tun, um diesen ruhigen, fließenden Zustand zu stärken (z. B. ausschlafen, spazieren gehen, Sport ...)?

....

....

Was sind die ersten Anzeichen für innere Strudel und emotionale Turbulenzen? Wie spüren Sie diese frühzeitigen Hinweise im Körper?

....

....

Wenn Sie in einen unruhigen Zustand geraten, was können Sie tun, um wieder in ein ruhiges fließendes Erleben zurückzukehren? Was ist ein erster Schritt?

....

....

Was sind die ersten Anzeichen für Erstarrung? Wie fühlen sich die frühzeitigen Hinweise von Betäubung, Blockierung und Erstarrung im Körper an? Woran merken Sie, dass Sie beginnen zu erstarren?

....

....

Wenn Sie in einen erstarrten Zustand kommen, was können Sie tun, um wieder in einen ruhigen, fließenden Zustand zu kommen? Welche Bewegungen können Ihnen helfen, wieder einen Atem- und Erlebensfluss zu spüren?

....

AB 15 • T P

Die Hände bewerten, spüren und freundlich wertschätzen

Wirkung der Übung

In dieser Übung können Sie erfahren, wie es sich anfühlt, wenn Sie Ihre Hände bewertend oder spürend wahrnehmen. Und Sie erleben, was sich verändert, wenn Ihre innere Haltung beim Spüren der Hände noch freundlicher und wohlwollender wird. Diese Unterscheidungsfähigkeit hilft Ihnen, auch im Alltag wahrzunehmen, wie Sie sich Ihrem Körper zuwenden.

Anleitung der Übung

Bewertendes Schauen und Nachdenken über die Hände. Legen Sie beide Hände für Sie gut sichtbar auf den Tisch oder halten Sie die Hände einfach in Ihrem Blickfeld. Sehen Sie sich Ihre Hände mit einem bewertenden und kritischen Blick an. Fragen Sie sich: Was ist an Ihren Händen nicht ganz perfekt? Wo finden Sie Risse, Unebenheiten, Stellen, die Sie nicht mögen? Wenn Sie Ihre Hände mit Modelhänden vergleichen, was fällt Ihnen auf? Was gefällt Ihnen an Ihren Händen? Wie ist es, Ihre Hände so wertend zu betrachten? Dann schütteln Sie Ihre Hände aus.

Die Hände erspürend fühlen. Nun legen Sie Ihre Hände so hin, dass Sie sie gut spüren können. Vielleicht in den Schoß oder auf die Oberschenkel. Wenn Sie mögen, schließen Sie gerne die Augen. Nehmen Sie einen spürenden Kontakt zu Ihren Händen auf. Wie fühlen sich die Hände im Moment an? Nehmen Sie die Temperatur der Hände wahr, spüren Sie, wie sich die Haut anfühlt und was die Hände berühren. Sie können auch beide Hände miteinander in Kontakt bringen und spüren, wie sich die Berührung der Hände anfühlt. Alles darf genauso sein, wie Sie es spüren. Wie ist es für Sie, sich beiden Händen auf diese spürende Art zuzuwenden?

Wertschätzung und Dankbarkeit für die Hände. Und während Sie Ihre Hände fühlen und spüren, lassen Sie beiden Händen Freundlichkeit zukommen. Sie können auch die Hände sanft in Berührung miteinander spüren. Eine Hand kann die andere wohlwollend halten oder berühren. Wenden Sie sich Ihren Händen dankbar zu. Die Hände tun so viel für Sie, sie sind so aktiv und geschickt. Seien Sie Ihren Händen einfach dankbar und schenken Sie ihnen eine wertschätzende Aufmerksamkeit. Was verändert sich dadurch? Spüren Sie Ihre Hände dadurch anders? Bewegen Sie nun Ihre Hände langsam und öffnen Sie die Augen.

Fragen zur Nachreflexion

- Haben sich die drei Arten, sich Ihren Händen zuzuwenden, unterschiedlich angefühlt? Wenn ja, wie?
- Was hat sich am vertrautesten angefühlt?
- Welche Beziehungsaufnahme mit dem Körper würde Ihnen auch im Alltag guttun?

Das Vokabular für die Körperwahrnehmung erweitern

Wir sind nicht so geschult darin, unsere Körperwahrnehmung in Worte zu fassen. Oft zeigen Sprichwörter und Redewendungen einen Zusammenhang von körperlichem und emotionalem Erleben, z. B. »Das ist mir auf den Magen geschlagen« oder »Mein Herz hüpft vor Freude«. Begriffe für Körperempfindungen zu kennen, ermöglicht es, den Körper genauer und differenzierter wahrzunehmen. Wenn wir ein breiteres Vokabular für das Sprechen über unsere Körperempfindungen haben, hilft das auch dabei, in der Psychotherapie besser über das Erleben des Körpers sprechen zu können. Es entsteht eine stärkende Wechselwirkung zwischen der Körperwahrnehmung und dem verbalen Ausdruck der Erfahrung.

Anleitung der Übung

Schauen Sie sich die Tabelle mit den Wörtern an. Markieren Sie die Begriffe, die gerade Ihrem aktuellen, körperlich-emotionalem Erleben entsprechen. Sie können immer wieder die Augen schließen und mit der Aufmerksamkeit durch den Körper wandern, um die Körperempfindungen besser spüren zu können. Dann markieren Sie die Begriffe, die Ihre gegenwärtige Erfahrung passend beschreiben. Fügen Sie auch gerne eigene Wörter dazu (inspiriert durch Mischke-Reeds, 2023).

kalt	warm	pulsierend	fließend
starr	angespannt	blockiert	weich
durchlässig	stabil	wackelig	pochend
stechend	juckt	kribbelt	kratzt
energiegeladen	explosiv	unruhig	aufgewühlt
ruhig	sicher	eng	bedrückend
gehalten	durchströmt	stockend	bedrängt
brennend	entspannt	locker	müde
schlaff	erregt	taub	gelähmt
klar	nebelig	bebend	verbunden
friedlich	berührt	bewegt	weit
geräumig	klein	groß	schwer
zittrig	leicht	schwebend	elektrisiert
aufgerichtet	gekrümmt	kreisend	schwankend
haltlos	geerdet	prickelnd	zusammengezogen
verkrampft	kraftvoll	zentriert	eingeengt
frei	schmerzend	wach	energiegeladen
lustvoll			

Das Vokabular für die Körperwahrnehmung erweitern

Spüren Sie jetzt die jeweiligen Körperbereiche und beschreiben Sie die Empfindungen dort so konkret wie möglich.

Meine Füße nehme ich so wahr …

....

....

Meine Hände fühlen sich im Moment so an …

....

....

In meinem Gesicht spüre ich gerade …

....

....

Mein Rücken fühlt sich so an …

....

....

Meinen Atem nehme ich im Moment als … wahr.

....

....

Reflexionsbogen: Die Beziehung zu meinem Körper erkunden

Auch wenn der Körper untrennbar mit uns verbunden ist, so lässt er sich auch wie ein Gegenüber erleben. Der Körper ist wie ein Gesprächspartner, mit dem wir einen Dialog beginnen können. Oft machen wir uns aber gar nicht bewusst, wie wir mit unserem Körper umgehen. Dieses Arbeitsblatt ermöglicht es, die Beziehung zum eigenen Körper bewusst zu reflektieren.

Anleitung der Übung

Es ist oft gar nicht so einfach, die Beziehung zum eigenen Körper zu beschreiben. Deshalb finden Sie als Anregung in der Tabelle Wörter für die Beziehung zum eigenen Körper. Wie wenden Sie sich Ihrem Körper zu? Wie gehen Sie mit Ihrem Körper um?

freundlich	neutral	ablehnend	unbewusst
bewusst	streng	fordernd	wohlwollend
lustvoll	distanziert	nah	geborgen
fremd	zerstörerisch	verletzend	liebevoll
spielerisch	freudvoll	leidvoll	schwer
schmerzhaft	kraftvoll	kreativ	freundschaftlich
feindlich	verlässlich	gleichberechtigt	nah
kämpferisch	ehrgeizig	unsicher	dankbar
lebendig	belastet	zärtlich	ignorant
ängstlich	wütend	abgeschnitten	einfuhlsam
ambivalent	vermeidend	freundschaftlich	vertrauensvoll
unbeschwert	frei	angepasst	selbstbewusst
selbstbestimmt	verklemmt	offen	zugewandt

Machen Sie es sich bequem und nehmen Sie sich Zeit, die folgenden Fragen zu beantworten. Die Fragen ermöglichen es, Ihre Beziehung zu Ihrem Körper zu erkunden. Es gibt dabei kein Richtig oder Falsch. Vielmehr entsteht eine Momentaufnahme der Beziehung zu Ihrem Körper. Notieren Sie alles einfach so, wie es Ihnen in den Sinn kommt. Vielleicht sind es einzelne Wörter oder ganze Sätze, die Ihnen einfallen, alles ist willkommen. Sie können die Begriffe aus der obigen Tabelle nutzen oder auch ganz eigene Beschreibungen finden.

Reflexionsbogen: Die Beziehung zu meinem Körper erkunden

Denken Sie an Ihre Kindheit zurück. Wie war die Beziehung zu Ihrem Körper in der Kindheit (unbeschwert, belastet, frei, lustvoll ...)? Notieren Sie alles, was Ihnen einfällt.

....

....

....

Hat sich in der Pubertät etwas im Umgang mit Ihrem Körper verändert? Wenn ja, was? Wie würden Sie die Beziehung zu Ihrem Körper in der Pubertät beschreiben?

....

....

....

Was hat die Beziehung mit Ihrem Körper maßgeblich mitbestimmt? (Familie, Kommentare anderer, Medien, Krankheiten, Sport, Herausforderungen, Partner:innen, Freund:innen ...)

....

....

....

Wie gehen Sie als erwachsene Person mit Ihrem Körper um? Schauen Sie auch gerne erneut in die Tabelle und lassen Sie sich durch die Adjektive anregen. Schreiben Sie einfach drauflos, die Worte entstehen beim Schreiben.

....

....

....

Wenn Sie sich mehr mit Ihrem Körper anfreunden würden, wie würde das ganz konkret aussehen? Was würden Sie verändern und tun, um Ihrem Körper wohlwollend und liebevoll zu begegnen?

....

....

....

Dem eigenen Körper zuhören

Der Körper sendet uns Signale. Er teilt mit, wann er hungrig ist oder müde. Er drückt Wohlbefinden und Schmerzen aus und meldet Bedürfnisse an. Doch die Kommunikation mit dem Körper ist keine Einbahnstraße. Wir müssen auch lernen, dem Körper zuzuhören. In dieser Übung wird es möglich, dem eigenen Körper bewusst zu lauschen und zu registrieren, was die verschiedenen Körperbereiche brauchen. Sie können die aktuellen Wünsche des Körpers in den Abbildungen notieren. So entsteht eine Momentaufnahme der Bedürfnisse Ihres Körpers.

Anleitung der Übung

Ihr Körper macht so viel für Sie, jetzt ist er an der Reihe und darf sprechen und zwar direkt und unverblümt. Sie können einfach mal zuhören. Einige Wünsche werden vielleicht ganz klar formuliert, einige Körperbereiche haben vielleicht nichts Spezielles mitzuteilen. Es geht einfach darum, sich Zeit zu nehmen für die Botschaften des Körpers. Manchmal sind die Wünsche so klar, dass Sie sie aufschreiben können. Manchmal nehmen Sie einfach Körperbereiche wahr und hören keinen bestimmten Wunsch heraus. Das ist alles völlig okay. Seien Sie neugierig und offen für das, was der Körper Ihnen mitteilt.

Schauen Sie sich nun die Körperumrisse auf der nächsten Seite an.

Nehmen Sie sich jetzt Zeit, Ihrem Körper zuzuhören. Sie lenken die Aufmerksamkeit von den Füßen bis zum Kopf und notieren die Wünsche und Bedürfnisse der Körperteile. Vielleicht mögen Sie zunächst die Augen schließen und die Füße wahrnehmen. Wenn die Füße beginnen, mit Ihnen zu sprechen, was sagen sie? Was brauchen die Füße, was wünschen sie sich von Ihnen? Sie können die Bedürfnisse und Wünsche der Füße in die Sprechblase eintragen. Wünsche können zum Beispiel sein: »Ich brauche mehr Wärme«, »Eine Fußmassage oder ein Fußbad wären schön«. Der Bauch könnte sagen: »Akzeptanz und mehr Zeit zum ruhigen Essen« oder »Ich will, dass du mir bei Entscheidungen mehr zuhörst«.

Wandern Sie so den ganzen Körper entlang und hören Sie Ihren Körperbereichen zu. Machen Sie sich gerne in der Abbildung Notizen. Manchmal sind unangenehme Körpersignale wie Schmerzen und Druck lauter und damit stärker spürbar. Lauschen Sie aber auch auf die ruhigeren Körpersignale und hören Sie den Körperbereichen zu, die sich wohlfühlen, die entspannt und schmerzfrei sind. Und vernehmen Sie auch die Wünsche der Körperstellen, die sich eher neutral anfühlen. Ihrem Körper wird es guttun, wenn Sie ihm einfach zuhören. Wenn Sie alles notiert haben, können Sie entscheiden, welche Wünsche sofort umsetzbar sind und was Sie später, in den nächsten Tagen oder Wochen für Ihren Körper tun können.

Dem eigenen Körper zuhören

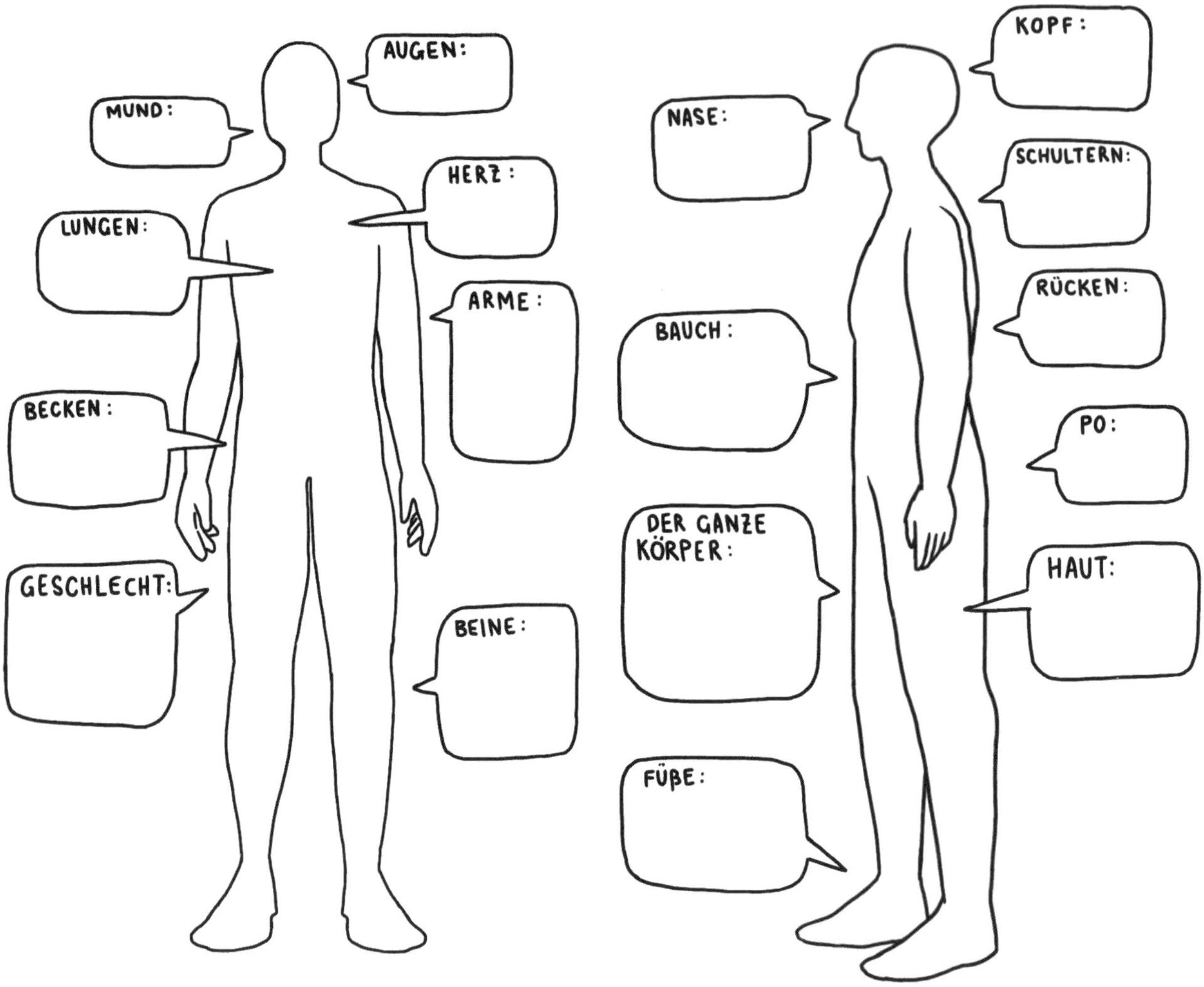

Hinweise für eine achtsame Haltung im Liegen

Die liegende Haltung als Ressource

In einer psychotherapeutischen Praxis sollte es auch die Möglichkeit geben, sich hinzulegen. Viele Menschen, die eine Psychotherapie in Anspruch nehmen, sind erschöpft, benötigen Entspannung und kämpfen mit körperlichen Symptomen. Oft fällt es Klient:innen auch schwer, den eigenen Körper überhaupt wahrzunehmen. Ein Sofa im Praxisraum lädt dazu ein, sich bequem hinzusetzen oder auch hinzulegen. Damit wird deutlich: Nicht nur Reden und Nachdenken sind Teil einer Psychotherapie, sondern auch Entspannung und Fühlen. Es könnte allerdings die Assoziation geweckt werden, es gehe um ein psychoanalytisches Vorgehen, bei dem im Liegen frei assoziiert wird. Erklären Sie Ihren Klient:innen also gerne, warum Sie eine Couch im Gesprächsraum haben.

Tipp • Wahlfreiheit

Die Klient:innen haben die freie Wahl, ob überhaupt und wann Sie sich hinlegen möchten. Dies ist grundsätzlich, aber besonders auch bei Traumaerfahrungen wichtig. Das Aussuchen von Kissen, Decken und Augenkissen stärkt die Selbstfürsorge. Das Wählen von Position und Material macht Selbstbestimmung ganz konkret erfahrbar und damit auch besser im Alltag abrufbar.

Eine achtsame Liegeposition einnehmen

Der achtsame, freundliche Umgang mit dem eigenen Körper beginnt bereits beim Einnehmen der meditativen Haltung. Es gilt, eine Position für den Körper zu finden, die angenehm und möglichst schmerzfrei ist. Die Haltung schafft die Voraussetzung, sich zu entspannen und den Körper wahrnehmen zu können. Am besten üben Sie zu Hause nicht im Bett, weil dieser Platz mit Schlaf assoziiert ist und Sie deshalb vielleicht automatisch einschlafen. Aber fühlen Sie sich frei auszuprobieren, welcher Ort für Sie am passendsten ist. Es kann ein Sofa sein, eine Yogamatte auf einem Teppich oder mit einem dickeren Meditationsfuton als Unterlage.

Eine Decke oder ein festes Kissen für den Kopf sind vielleicht angenehm. Experimentieren Sie mit der Höhe der Unterlage für den Kopf.

Überstreckung des Nackens

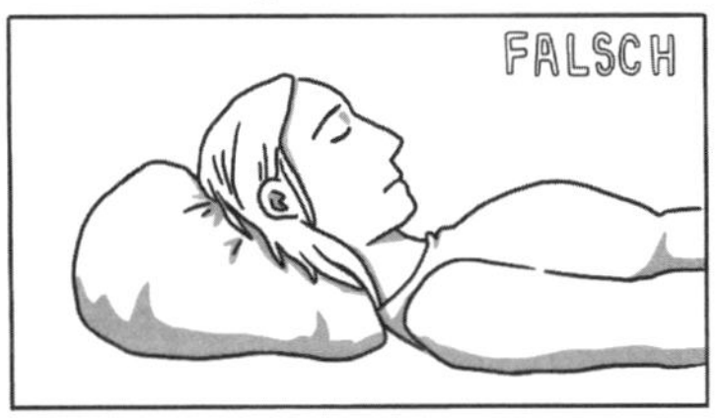

Das Kissen sollte nicht zu hoch sein, dann kann der Nacken überstreckt werden.

Überdehnung des Halses

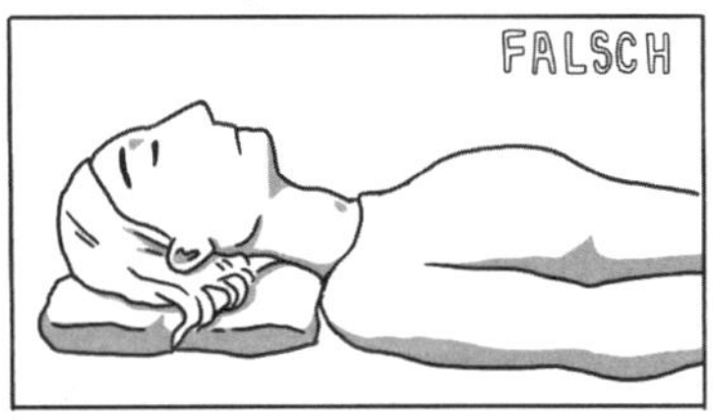

Aber das Kissen oder die gefaltete Decke sollte auch nicht zu niedrig sein, damit die Vorderseite des Halses nicht überdehnt wird (Penman & Burch, 2023).

Optimale Position für den Kopf

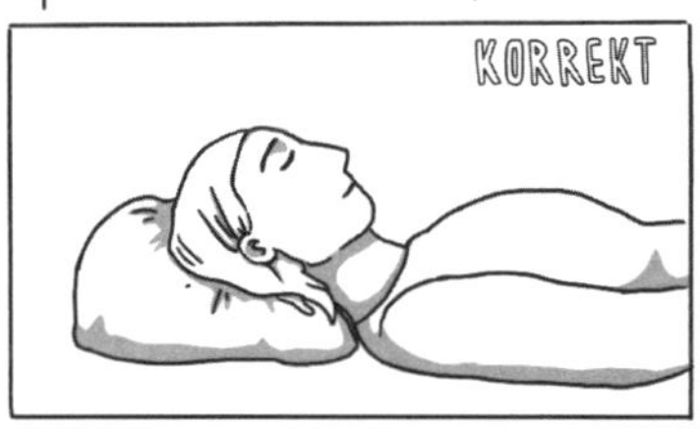

Finden Sie eine optimale Position für Ihren Kopf, die Stirn ist dabei etwas höher als das Kinn und der Nacken fühlt sich entlastet an.

Hinweise für eine achtsame Haltung im Liegen

Sie können gerne die Beine aufstellen oder auch eine Rolle oder gerollte Decke unter die Knie legen.

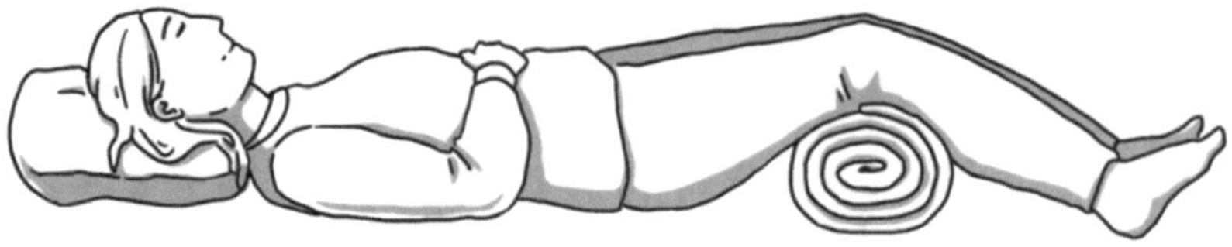

Wenn es für Sie angenehm ist, können Sie auch mit ausgestreckten Beinen liegen.

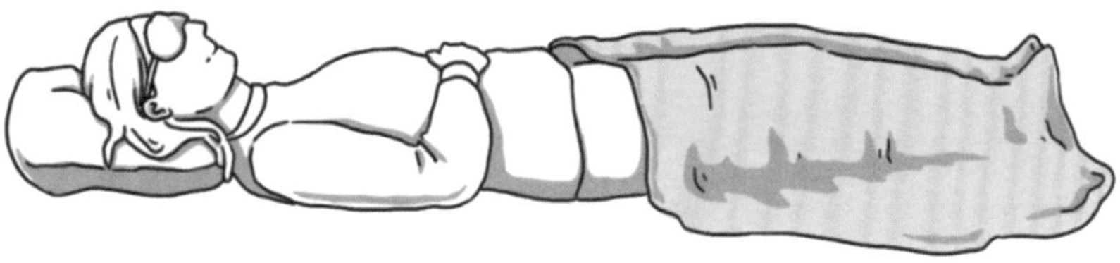

Decken Sie sich gerne mit einer Decke zu und legen Sie ein Augenkissen auf die Augen oder die Stirn. Die Augenkissen sind auch oft mit Lavendel oder einem anderen wohlriechenden Kräuter- / Blumenduft gefüllt, der beruhigt und harmonisiert. Dies kann das Erleben von Wohlbefinden und Entspannung fördern.

Wenn die Rückenlage für Sie nicht angenehm ist, dann nehmen Sie eine andere Liegeposition ein. Achten Sie darauf, dass Sie angenehm und schmerzfrei liegen. Sie dürfen natürlich auch während einer Übung die Position verändern.

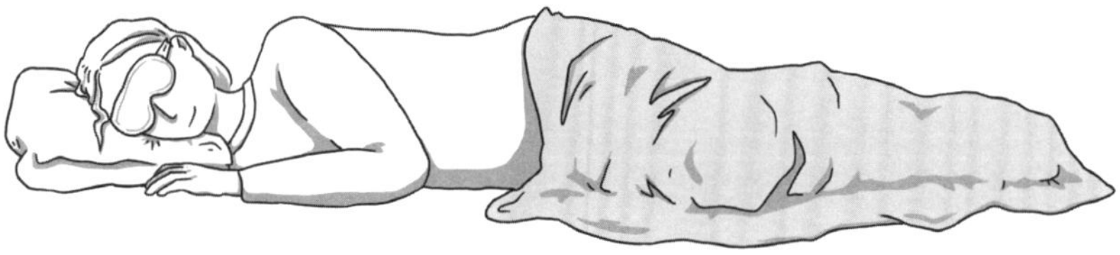

Tipp

Die liegende Position erleichtert es, sich zu entspannen und den Körper tragen zu lassen. Im Liegen gibt es viele Berührungspunkte mit dem Boden oder der Fläche, auf der wir liegen. Dadurch wird ein Experimentieren mit Loslassen und mit dem Abgeben des eigenen Gewichts möglich. Sich in einem therapeutischen Setting hinzulegen, braucht Vertrauen. Die Klient:innen dürfen immer wählen, ob und wie sie sich hinlegen möchten. Therapeut:innen können Hinweise geben und Materialien bereithalten, die das Liegen angenehmer machen. Das ist besonders bei Menschen mit körperlichen Einschränkungen und Schmerzen sehr wichtig. Ein Sofa im Therapieraum ermöglicht es, entspannt zu liegen, ohne vom Boden wieder aufstehen zu müssen.

Die 7-Punkte-Meditation im Liegen

Die 7-Punkte-Meditation im Liegen ähnelt einem kurzen Body Scan. Die Aufmerksamkeit wird nacheinander von den Füßen bis zum Kopf bewusst zu sieben Körperbereichen gelenkt. Die Übung kann in ca. 10 bis 15 Minuten durchgeführt werden und eignet sich damit auch für ein therapeutisches Setting. Wenn mehr Zeit zur Verfügung steht, kann länger geübt werden. Damit wird die 7-Punkte-Meditation zu einem Tool, das sich gut an die jeweiligen Rahmenbedingungen anpassen lässt.

Wirkung der Übung

Die Übung schult die bewusste Ausrichtung der Aufmerksamkeit zum Körper. Durch die absichtsvolle Wahrnehmung der Körperempfindungen kommt der Geist mehr in die Gegenwart und zur Ruhe. Immer wieder wird ein Körperbereich bewusst angesteuert und dann auch wieder losgelassen. Der Umgang mit der eigenen Aufmerksamkeit wird dadurch absichtsvoller und flexibler. Das wiederholte Üben der 7-Punkte-Meditation im Liegen verbessert die Wahrnehmung des Körpers und die Einfühlung in sich selbst wird gestärkt.

Tipp • Körperwahrnehmung ganz konkret

Den Körper achtsam wahrzunehmen heißt, ganz konkreten Empfindungen Aufmerksamkeit zu schenken. Entspannung oder Anspannung lassen sich spüren, Prickeln, Strömen oder Jucken können gespürt werden. Wärmeempfindungen und der Kontakt mit der Kleidung oder der Liegefläche sind wahrnehmbar.

Es geht also nicht darum, über den Körper nachzudenken oder bestimmte, ideale Empfindungen zu suchen oder zu erzeugen. Alle Körperwahrnehmungen geben uns Hinweise über unser Befinden und sind Teil der eigenen Lebendigkeit. Das Wahrnehmen unangenehmer Empfindungen ist dabei genauso wertvoll wie das Spüren angenehmer Empfindungen.

Üben Sie nach dem Motto: Es darf einfach und ganz konkret sein!

Anleitung der Übung

Machen Sie es sich im Liegen bequem. Lassen Sie sich zunächst etwas Zeit, den Kontakt mit der Fläche zu spüren, auf der Sie liegen. Und nun nehmen Sie einige Atemzüge bewusst wahr.

(1) **Füße:** Dann lenken Sie Ihre Aufmerksamkeit zu den Füßen und wenden sich den Empfindungen dort zu. Nehmen Sie wahr, was Sie spüren. Zum Beispiel den Kontakt mit den Socken oder die Temperatur der Füße.

(2) **Becken und Gesäß:** Nun lösen Sie die Aufmerksamkeit wieder von den Füßen und lassen Sie sie zum Becken und zum Gesäß wandern. Spüren Sie den Kontakt mit der Liegefläche.

(3) **Hände:** Jetzt können Sie die Aufmerksamkeit zu den Händen wandern lassen. Wo liegen die Hände? Seien Sie neugierig, wie sich die Hände anfühlen. Sind Sie etwas feucht, trocken oder kühl? Erlauben Sie sich einfach, die Hände wahrzunehmen. Was berühren die Hände? Spüren Sie die einzelnen Finger und die Räume zwischen den Fingern. Nehmen Sie wahr, wie sich die Handinnenflächen und die Handrücken anfühlen.

Die 7-Punkte-Meditation im Liegen

(4) Schultern: Dann lösen Sie die Aufmerksamkeit von den Händen und bringen sie bewusst zu den Schultern. Was nehmen Sie in der Schulterregion wahr? Falls dort Anspannung spürbar ist, darf auch die gefühlt werden und da sein.

(5) Obere Wirbelsäule und Hinterkopf: Und jetzt können Sie neugierig sein, wie sich die obere Wirbelsäule und der Übergang zum Kopf anfühlen. Schenken Sie der Verbindung von Wirbelsäule und Kopf Aufmerksamkeit. Spüren Sie, wie der Hinterkopf auf der Unterlage aufliegt.

(6) Kiefer: Die Aufmerksamkeit wandert nun zum Kiefer und den Kiefergelenken. Vielleicht ist dort Anspannung wahrnehmbar, vielleicht aber auch Lockerheit. Es darf genauso sein, wie Sie es empfinden.

(7) Augen: Und nun bekommen Ihre Augen Aufmerksamkeit. Lassen Sie sich Zeit, die Empfindungen in der Augenregion wahrzunehmen. Fällt Licht durch die geschlossenen Augen?

Zum Schluss können Sie die Aufmerksamkeit auf den gesamten Körper ausweiten. Erlauben Sie sich, noch etwas nachzuspüren. Wenn Sie Zeit haben, üben Sie noch einen Durchgang.

Dann schließen Sie die Übung ab, lassen ein Räkeln und Strecken entstehen. Atmen Sie tiefer ein und aus und öffnen Sie die Augen. Wie fühlt sich Ihr Körper jetzt an?

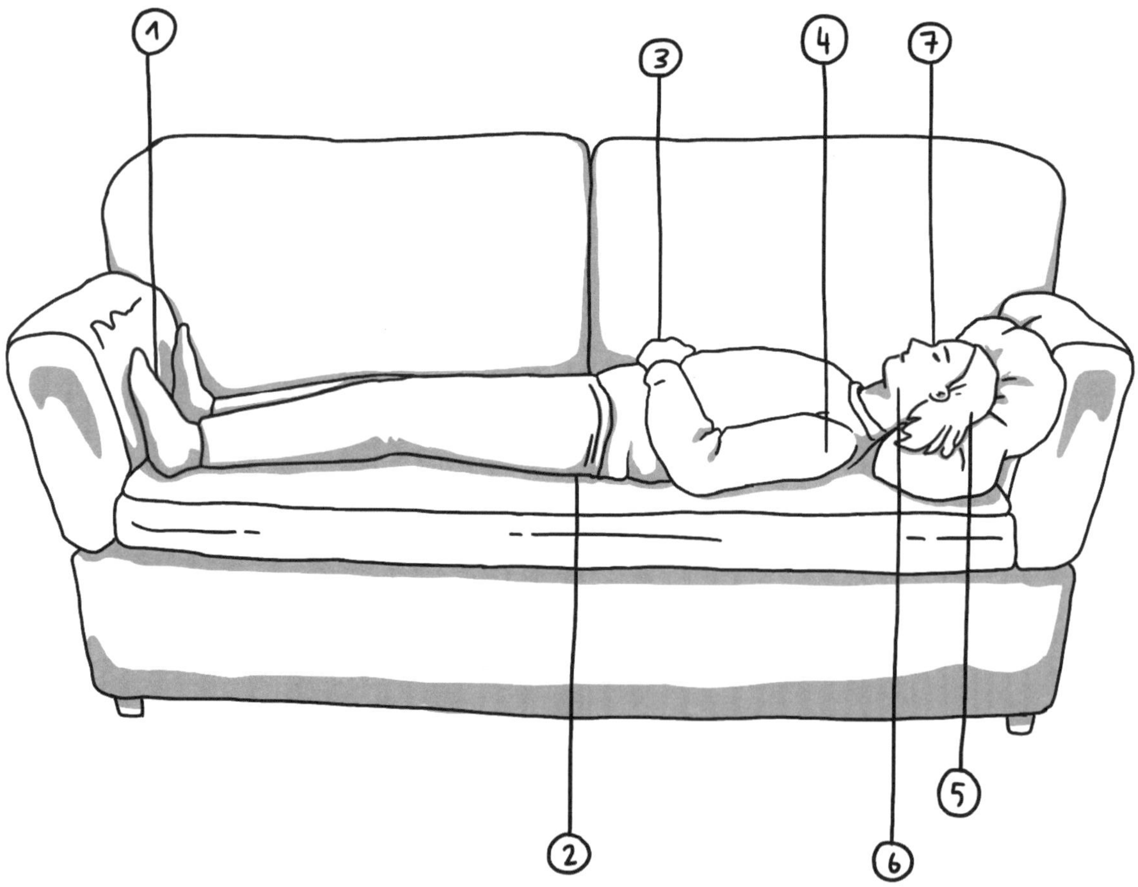

Der 5-Elemente-Body-Scan

Meditationen über die fünf Elemente – Erde, Wasser, Feuer, Luft und Raum – sind Teil eines Selbsterfahrungstrainings, das der tibetische Lama Akong Rinpoche gemeinsam mit westlichen Schüler:innen entwickelt hat (Rinpoche, 1993; Wetzel, 2000). Dabei wird davon ausgegangen, dass sowohl in der Natur als auch in unserem Körper diese fünf Kräfte wirken und bewusst gestärkt und ausbalanciert werden können. In einem 5-Elemente-Body-Scan lassen sich diese Ressourcen auf der körperlichen Ebene unmittelbar erfahren. Vorstellungsbilder und Körperwahrnehmungen wirken hierbei stärkend zusammen.

Wirkung der Übung

Die fünf Elemente stellen Ressourcen zur Verfügung, die auch für Menschen mit psychischen Problemen hilfreich sind.

(1) Erdende Übungen gewähren Halt bei Erfahrungen von Unsicherheit und Kontrollverlust.
(2) Die Qualität von fließendem Wasser hilft bei Erstarrung und eine ruhige Wasseroberfläche vermittelt Gelassenheit.
(3) Das Element Feuer stellt Empfindungen von Wärme, Energie und Geborgenheit bereit.
(4) Durch luftige Qualitäten werden Beweglichkeit und Leichtigkeit gefördert.
(5) Der Raum gewährt Platz und Weite bei Gefühlen von Bedrängnis und Enge.

Die Ressourcen stärken die direkte körperliche Erfahrung und auch unser mentales und emotionales Wohlbefinden.

Tipp • Die Kraft der Vorstellung

Vorstellungsbilder helfen dabei, die Qualitäten der Elemente zu imaginieren, dies hat oft eine direkte Wirkung darauf, was wir im Körper spüren. Wenn Sie sich beispielsweise eine ruhige Wasseroberfläche vorstellen, fördert das auch körperliche und psychische Ruhe. Wenn Sie einen Strand mit weitem Horizont imaginieren, erzeugt es Gefühle von Weite im Körper. Das Vorstellungsbild, in der Sonne zu sitzen, lädt Körperempfindungen von Entspannung und Wärme ein. Natürlich sind Vorstellungsbilder individuell und sollten sich stimmig anfühlen.

Der 5-Elemente-Body-Scan

Anleitung

Machen Sie es sich nun im Liegen bequem. Sie können in der folgenden Übung die stärkenden Elemente Erde, Wasser, Feuer, Luft und Raum mit und in Ihrem Körper spüren. Nutzen Sie auch angenehme Bilder und Vorstellungen, die sich dabei zeigen.

- **Erdelement:** Wir beginnen mit dem Erdelement. Um diese Kraft zu erfahren, spüren Sie den Kontakt mit der Fläche, auf der Sie liegen. Nehmen Sie den Halt, die Stabilität und die Festigkeit der Liegefläche wahr. Wenn Sie auf dem Boden liegen, berühren Sie mit den Händen den Boden und fühlen Sie seine Tragfähigkeit. Sie dürfen das Gewicht Ihres Körpers noch mehr an den Boden abgeben und sich tragen lassen. Das Erdelement ist auch im Körper spürbar. Die Wirbelsäule, die Knochen, die Muskulatur, die Haut geben Halt und Stabilität. Nehmen Sie wahr, wie sich diese stabilen Bereiche im Körper anfühlen.
- **Wasserelement:** Sie wechseln jetzt zum Element Wasser. Vielleicht mögen Sie zunächst ein Bild von fließendem Wasser entstehen lassen. Das Wasser kann ungehindert fließen wie in einem Bach. Es ist klar und beweglich. Auch in Ihrem Körper befindet sich das Element Wasser. Stellen Sie sich vor, wie es durch den Körper fließt und den Körper versorgt. Und nun lassen Sie die Vorstellung einer ruhigen Wasseroberfläche entstehen. Verbinden Sie sich mit dieser beruhigenden Qualität des Wassers. Wie fühlt sich das im Körper an?
- **Feuerelement:** Und nun stellen Sie Verbindung zum wärmenden Feuerelement her. Das Element des Feuers bringt eine angenehme Wärme und Geborgenheit mit. Fühlen Sie die Temperatur im Raum. Stellen Sie sich vor, die Sonne wärmt Sie ganz angenehm wohltuend oder Sie wärmen sich an einem Feuer die Hände. Spüren Sie im Körper die Bereiche, die sich warm anfühlen. Vielleicht ist es auch angenehm, den Kontakt zur wärmenden Kleidung oder Decke zu fühlen.
- **Luftelement:** Das Element der Luft bringt die Erfahrung von Leichtigkeit und Beweglichkeit mit. Seien Sie neugierig, wie sich die umgebende Luft auf der Haut anfühlt. Gibt es eine spürbare Luftbewegung? Sie können sich auch Schilf vorstellen, das vom Wind sanft bewegt wird. Und dann beginnen Sie, den Atem im Körper zu fühlen. Wie die Luft ein- und ausströmt. Der Rhythmus des Atems darf genauso sein, wie er sich zeigt. Spüren Sie die Bewegung des Atems im Körper. Nehmen Sie wahr, wie sich die Atembewegung im Körper anfühlt. Spüren Sie die Empfindungen des Einatmens und die Wahrnehmungen des Ausatmens.
- **Raumelement:** Und nun öffnen Sie die Augen und machen Sie sich mit dem umgebenden Raum vertraut. Nehmen Sie den Raum wahr. Sie können dann auch wieder die Augen schließen und spüren, wie sich der Raum um Sie herum anfühlt. Sie können die Weite und Geräumigkeit, den Platz um sich herum spüren. Probieren Sie auch aus, sich den weiten Raum am Meer vorzustellen, einen weiten Horizont, einen offenen blauen Himmel. Wie fühlt sich das im Körper an, wenn Sie sich mit dieser Weite verbinden? Fühlen Sie auch den Raum den der Körper einnimmt. Und spüren Sie die Räume im Körper, zum Beispiel die Atemräume. Lassen Sie das Gefühl von Platz und einer angenehmen Geräumigkeit entstehen.
- **Ausklang und Balance:** Geben Sie sich noch etwas Zeit, die Übung in Ruhe ausklingen zu lassen. Alle Elemente verbinden sich auf eine stärkende Weise miteinander. Es entsteht eine wohltuende Balance von Stabilität, Fließen und angenehmer Ruhe. Alle Qualitäten, auch Wärme, Beweglichkeit und Raum ergänzen sich stimmig. Fühlen Sie sich von den fünf Elementen gestärkt und erlauben Sie Ihrem Körper, einfach da zu sein und zu ruhen.

Der 5-Elemente-Body-Scan

Nachreflexion

Wenn Sie möchten, nehmen Sie nach der Übung noch Stift und Papier zur Hand. Folgende Fragen sind für den Transfer der Übung in den Alltag anregend.

Welches Element ist bei Ihnen oft sehr stark ausgeprägt? Und welche Auswirkungen hat das?

....

....

Welches Element fehlt öfter? Und wie wirkt sich das aus?

....

....

Wenn Sie an eine herausfordernde Situation im Alltag denken, welches Element kann Ihnen da helfen? Und wie können Sie sich auch auf der körperlichen Ebene mit diesem Element verbinden?

....

....

Welches Vorstellungsbild war für Sie besonders wohltuend? Wie hat sich diese Vorstellung auf der körperlichen Ebene angefühlt?

....

....

Die fünf Elemente lassen sich besonders gut in der Natur fühlen. An welche Orte gehen Sie besonders gerne? Gibt es Plätze, Landschaften, die ein bestimmtes Element besonders zur Verfügung stellen (z. B. Meer bietet Weite)? Wie fühlt es sich körperlich an, an diesen Plätzen zu sein?

....

....

Sinnliche Wahrnehmung von Kräutern

Achtsamkeit lässt sich über unsere Sinneswahrnehmung schulen. Die Sinne Tasten, Sehen, Schmecken, Hören und Riechen regen ganz konkrete Körperwahrnehmungen an und bringen in die Gegenwart. Kräuter sind mit allen Sinnen erfahrbar und eignen sich deshalb gut für diese Achtsamkeitsübung. Außerdem wirkt es sich positiv aus, Natur in die Praxisräume zu holen. Die Methode passt besonders gut für Gruppen, kann aber auch im Einzelsetting durchgeführt werden.

Wirkung der Übung

Die Übung bringt in Kontakt mit den einzelnen Sinneskanälen. Sie fördert die sinnliche Wahrnehmung und Genussfähigkeit. Das spürende Erkunden der Kräuter öffnet für die Sinne und auch für das, was im Alltag oft übersehen wird. Die Übung macht erfahrbar, dass Achtsamkeitsübungen und Meditation kein Abschotten von der Außerwelt bedeuten, sondern ein bewusstes Spüren und einen wahrnehmenden Kontakt mit der Umwelt fördern.

Tipp

Das Einbeziehen von Naturerfahrungen in die achtsamkeitsbasierte Psychotherapie ist besonders für Menschen, die starke emotionale Turbulenzen kennen, an Traumafolgen leiden oder durch psychotisches Erleben destabilisiert wurden, sehr hilfreich. Mit geöffneten Augen zu üben, vermittelt ein Gefühl von Sicherheit und Kontrolle. Natur tröstet, beruhigt und stärkt.

Vorbereitung

Kaufen Sie frische Bio-Kräuter, am besten in Töpfen. Sie brauchen mindestens so viele Töpfe, wie Sie Personen in der Gruppe haben. Wählen Sie verschiedene Kräuter (auch unbekanntere Kräuter) aus. Achten Sie darauf, welche Kräuter sich für die Übung eignen, also riechen und auch essbar sind (z. B. Minze, Zitronenverbene, Zitronenmelisse, Basilikum, Petersilie). Oft stecken bereits kleine Schilder mit den Namen und Hinweisen zur Verwendung der Kräuter im Topf, sonst können Sie selbst die Töpfe mit den Namen der Kräuter beschriften. Stellen Sie die Kräutertöpfe in die Mitte des Übungs- bzw. Praxisraumes auf den Boden oder auch schön angeordnet auf einen Tisch, sodass sie für die Teilnehmenden gut erreichbar sind. Legen Sie Servietten bereit.

Durchführung

Einführung: Oft denken wir, Achtsamkeitsübungen erfordern geschlossene Augen und eine Art Rückzug. Das ist aber ein Missverständnis. Achtsamkeit bedeutet, in Kontakt zu sein mit der Umgebung und mit sich. Und dieser Kontakt schafft eine wahrnehmende, spürende Verbindung. Unsere Sinne Sehen, Hören, Riechen, Tasten und Schmecken helfen dabei, in der Gegenwart anzukommen. Und genau das werden wir in dieser Übung ausprobieren. Neugier und Offenheit sind dabei hilfreich. Sie können jederzeit selbst bestimmen, ob und wie Sie diese Übung machen.

Sinnliche Wahrnehmung von Kräutern

In der Mitte sehen Sie verschiedene Kräutertöpfe stehen. Kommen Sie gerne erstmal näher und schauen Sie sich die unterschiedlichen Kräuter an. Vielleicht erkennen Sie dabei bekannte Kräuter, vielleicht sind aber auch Ihnen unbekannte Kräuter dabei. Wir werden diese Kräuter mit den Sinnen wahrnehmen und erforschen.

Wählen Sie sich bitte einen Topf aus, den Sie mit zu Ihrem Platz nehmen. Nehmen Sie auch eine Serviette mit.

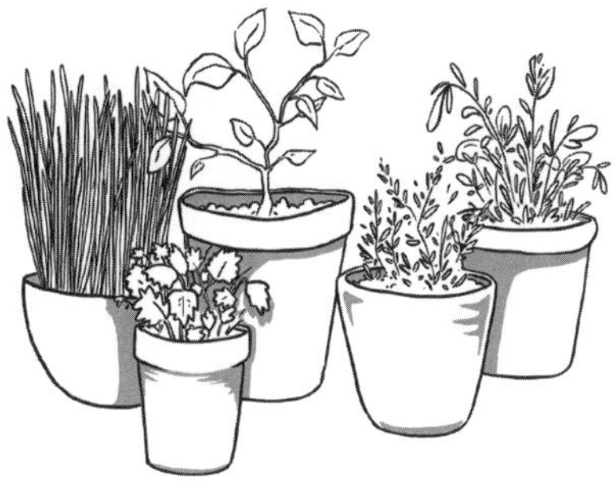

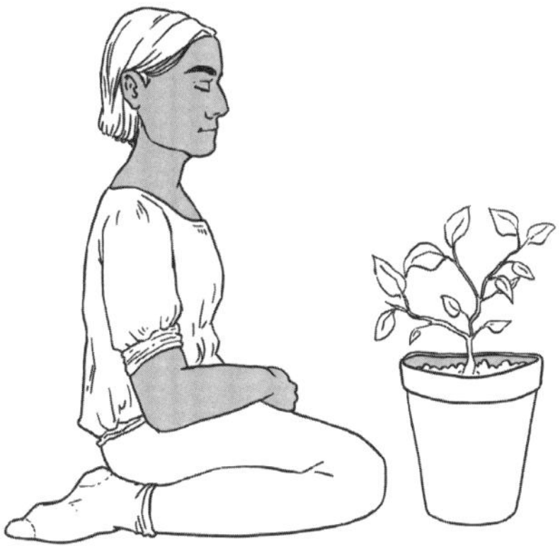

Kontakt aufnehmen und anschauen: Machen Sie es sich bitte im Sitzen bequem. Schauen Sie sich die Kräuter, die vor Ihnen stehen, erstmal neugierig und bewusst an. Vielleicht mögen Sie zunächst den Kräutertopf als Ganzes anschauen. Was nehmen Sie wahr? Lassen Sie sich Zeit, die Farben wahrzunehmen. Seien Sie neugierig, ob Licht und Schatten zu sehen sind. Welche Formen lassen sich erkennen? Dann wählen Sie sich ein kleineres Detail aus, ein Blatt oder einen kleinen Zweig, und schauen Sie es genauer an.

Forschend erkunden: Sie dürfen jetzt ein Blatt oder einen kleinen Zweig des Kräutertopfes ablösen, damit Sie es genauer erkunden können.

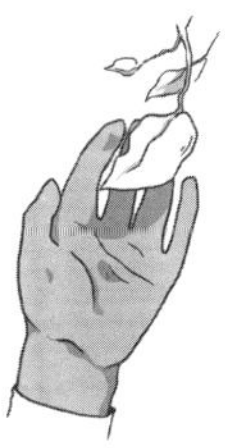

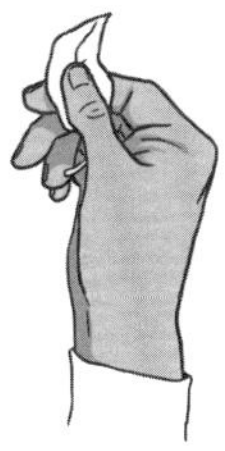

Ertasten: Berühren Sie das Blatt, den Zweig mit den Fingern. Wie fühlt es sich an? Streichen Sie über das Blatt. Wie fühlt sich das an? Spüren Sie die Oberfläche, die Formen und Strukturen. Macht das ein Geräusch? Bleiben Sie so gut es geht beim Wahrnehmen. Wenn Sie an etwas anderes denken, gehört das einfach dazu, Sie können es bemerken und dann wieder zum Spüren zurückkehren.

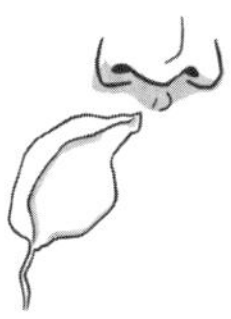

Riechen: Und jetzt können Sie an dem Blatt und dem Zweig riechen. Halten Sie das Kraut näher an die Nase und mal weiter weg. Seien Sie neugierig, ob es so riecht, wie Sie es erwartet haben – oder anders? Lassen Sie sich Zeit zu riechen.

Schmecken: Wenn Sie mögen, können Sie das Blatt oder einen Teil des kleinen Zweiges auf die Zunge legen und neugierig sein, was Sie wahrnehmen. Vielleicht mögen Sie das Kraut auch etwas im Mund bewegen. Was nehmen Sie wahr? Sie dürfen das Blatt herunterschlucken, Sie dürfen es aber natürlich auch aus dem Mund nehmen und auf die Serviette legen.

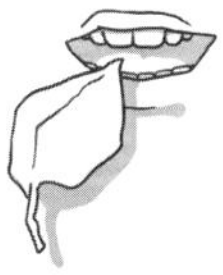

Sinnliche Wahrnehmung von Kräutern

Abschluss: Zum Schluss dieser Übung, schauen Sie sich den ganzen Kräutertopf nochmal an. Sie können sich bewusst machen, dass das Kraut gesät und gegossen wurde. Es bekam Aufmerksamkeit, um zu wachsen. Sonne und Licht. Nehmen Sie wahr, was Sie spüren, wenn Sie sich das bewusst machen. Dann schließen Sie die Übung für sich ab.

Reflexion und Transfer für den Alltag

Was waren Ihre Erfahrungen beim Üben?

....

....

....

Gab es Überraschungen? Wenn ja, welche?

....

....

....

Was hat Ihnen geholfen, in der Gegenwart und bei Ihren Wahrnehmungen zu bleiben?

....

....

....

Wie und wobei kann Ihnen diese Übung im Alltag helfen?

....

....

....

Genuss und Sinnlichkeit

Genießen zu können ist eine menschliche Grundfähigkeit, die wichtig ist für Wohlbefinden, Zufriedenheit und Gesundheit. Diese Fähigkeit lässt sich lernen und kontinuierlich kultivieren. Zu genießen heißt, mit offenen Sinnen zu erleben, das Schöne und Wohltuende zu bemerken, wertzuschätzen und auch beim Angenehmen verweilen zu können. Genuss ist eng mit unserer Körperlichkeit verbunden: mit Hören, Schmecken, Sehen, Riechen und Berührung. Wir können die Natur genießen, ein Essen, Sexualität und eine Berührung, Musik, sich zu bewegen oder sich auszuruhen, die Gegenwart eines Menschen, einen Erfolg, die angenehme frische Luft im Wald, ein Buch oder einen Blumenstrauß. Genuss geht über und mit dem Körper. Wenn wir genießen, erleben wir Geist, Psyche und Körper im Einklang und sind in der Gegenwart.

Tipp • Hinweise auf dem Weg zum Genuss

- Genuss ist lernbar.
- Nehmen Sie sich Zeit.
- Erlauben Sie sich das Genießen.
- Seien Sie wirklich bewusst in der Gegenwart.
- Öffnen Sie Ihre Sinne.
- Finden Sie ein wohltuendes Maß.
- Gehen Sie den eigenen Genuss-Weg spielerisch.
- Genuss ist in jedem Moment möglich.

(inspiriert durch Koppenhöfer, 2004)

Durch die folgenden Reflexionsfragen erkunden Sie das Thema Genuss für sich. Seien Sie neugierig auf Ihre Ideen. Und denken Sie daran: Genuss ist individuell und kann jederzeit erlebt und weiterentwickelt werden.

Was ist Genuss für Sie? Schreiben Sie alles auf, was Ihnen einfällt. Wörter, Assoziationen, Erinnerungen …

....

....

....

....

....

....

Genuss und Sinnlichkeit

Was haben Sie als Kind so richtig genossen? Was haben Sie sich von diesen kindlichen Genüssen bewahrt?

....

....

....

....

Welche inneren Einstellungen und Sätze helfen Ihnen beim Genießen?

....

....

....

Welche akustischen Genüsse mögen Sie? Was hören Sie gerne? Musik, Stimmen, Naturgeräusche …

....

....

Welche visuellen Genüsse lieben Sie? Was sehen Sie gerne? Farben, Landschaften, Gegenstände …

....

....

Was riechen Sie gerne? In der Natur, Düfte, Parfüm, Obst …

....

....

Was und wen berühren Sie gerne? Welche Berührungen genießen Sie?

....

....

Genuss und Sinnlichkeit

Was schmecken Sie gerne? Was und wie genießen Sie Nahrungsmittel?

....

....

Welche Erfahrungen genießt Ihr Körper? Badewanne, Sex, schwimmen, barfuß gehen, in der Sonne liegen, tanzen …

....

....

Für welche Genusserfahrungen möchten Sie sich mehr Zeit nehmen?

....

....

Wie finden Sie beim Genießen das richtige Maß, die für Sie passende Dosierung?

....

....

Wenn Ihre genussvolle, innere Seite zu Ihnen spricht, was sagt sie? Was braucht diese genießende Seite von Ihnen, damit sie sich gehört und gesehen fühlt?

....

....

....

Welche drei Ideen haben Sie, um mehr Genuss in Ihrem Leben zu etablieren?

(1) ....

(2) ....

(3) ....

Achtsame Haltungen verkörpern

Beim Üben von Achtsamkeit kommt es nicht nur darauf an, was wir üben, sondern auch, wie. Es gibt innere Haltungen, die das Kultivieren von Achtsamkeit fördern und stärken. Stabilität, Entspanntheit, Wachheit, Ruhe, Offenheit und Loslassen helfen dabei, bewusst gegenwärtig zu sein, ohne ständig etwas verändern zu müssen. Die heilsamen Qualitäten sind gleichermaßen für Therapeut:innen und Klient:innen wohltuend. Oft ist es aber schwer, die inneren Haltungen zu fühlen, sie bleiben abstrakt. Deshalb hilft diese Übung dabei, wohltuende, innere Haltungen zu verkörpern und damit ganz konkret zu erleben.

Durchführung der Übung
Bei dieser Übung wechseln wir zwischen dem meditativen Wahrnehmen und dem Aufschreiben der Erfahrungen. Manchmal ist es hilfreich, eine innere Haltung im Kontrast zu ihrem Gegenteil wahrzunehmen und zu erforschen. Beispielsweise können wir, wenn wir uns anspannen und dann loslassen, die anschließende Entspannung besser spüren. Machen Sie es sich jetzt im Sitzen bequem. Schließen Sie zunächst die Augen oder lassen Sie den Blick entspannt vor sich ruhen.

Stabilität. Wir brauchen für das Üben von achtsamen Meditationsmethoden Stabilität. Nahezu jede Meditation beginnt damit, sich in einer Körperhaltung zu stabilisieren. Sie können jetzt erkunden, wie sich Stabilität im Körper anfühlt. Richten Sie Ihre Aufmerksamkeit bitte auf den Kontakt mit dem Boden und der Sitzfläche. Spüren Sie, wie sich dieser Kontakt anfühlt. Fühlen Sie auch die Wirbelsäule, die ermöglicht, stabil zu sitzen. Gibt es noch andere Bereiche im Körper, in denen Sie Stabilität fühlen können? Dann öffnen Sie die Augen und machen sich Notizen.

Wo fühlen Sie die Stabilität besonders im Körper? Wie fühlt sich Stabilität im Körper an? Schreiben Sie so konkret wie möglich auf, wie sich Stabilität im Körper anfühlt.

....

....

Entspanntheit. Um uns selbst in Achtsamkeitsübungen wahrnehmen zu können, braucht es ein mittleres Maß an Entspanntheit. Wir wollen in der Meditation entspannt sein, aber auch wach und präsent bleiben, um uns selbst und die Umwelt wahrnehmen zu können. Entspannung lässt sich sehr gut im Kontrast zu Anspannung wahrnehmen. Welche Körperteile fühlen sich im Moment entspannt an? Wie fühlt sich die Entspannung im Körper an? Welche Körperbereiche erleben Sie als angespannt und was nehmen Sie dort wahr? Wenn Sie möchten, spannen Sie mal beide Hände zu Fäusten an und spüren Sie, wie sich die Anspannung anfühlt. Dann lassen Sie die Anspannung in den Händen los und seien Sie neugierig, wie sich die entstehende Entspannung ganz konkret anfühlt.

Woran merken Sie, dass sich Körperbereiche *an*spannen? Wie fühlt sich das an? Welche Körperteile neigen dazu, sich schnell anzuspannen? Woran merken Sie, dass sich Körperbereiche *ent*spannen? Wie fühlt sich Entspannung ganz konkret im Körper an? Wenn Sie sich mehr entspannen möchten, mit welchen Körperbereichen können Sie am besten beginnen?

....

....

Achtsame Haltungen verkörpern

Wachheit. Achtsam sein, heißt gegenwärtig zu sein und die eigene Erfahrung wahrnehmen und erforschen zu können. Vielleicht lassen Sie die Augen geöffnet, das fördert Wachheit. Wo im Körper spüren Sie, dass Sie wach sind? Welche Bereiche fühlen sich eher müde an? Was unterscheidet das Empfinden von Wachheit von dem Wahrnehmen von Müdigkeit? Strecken Sie mal die Arme in die Luft und dehnen Sie sich. Wenn Sie mögen, gähnen Sie oder tun Sie so, als ob Sie gähnen müssten. Macht Sie das wacher? Wie fühlen Sie das im Körper?

Woran merken Sie im Körper, dass Sie müde werden? Was hilft Ihnen, wieder wacher und aufmerksamer zu werden? Wie fühlt es sich im Körper an, wach zu sein? In welchen Körperbereichen können Sie Wachheit besonders gut spüren?

……………………………………………………………………………………………………

……………………………………………………………………………………………………

Ruhe. Wenn wir ruhiger werden, können wir uns besser wahrnehmen. Ruhe lässt sich verkörpern und im Körper spüren. Seien Sie neugierig, welcher Bereich im Körper sich etwas ruhiger anfühlt. Dann beginnen Sie, sich etwas zu bewegen. Die Bewegungen können hektisch und schnell sein. Nun lassen Sie die Bewegungen ausklingen und spüren Sie neugierig, wie der Körper wieder zur Ruhe kommt. Welche Bereiche des Körpers beruhigen sich und wie fühlt sich das an? Woran merken Sie die Ruhe im Körper? Wenn Sie beide Hände auf den Bauch und / oder Brustbereich legen, fördert das das Gefühl von Ruhe oder nicht?

Welche Körperbereiche sind oft am unruhigsten? Und wie fühlt sich Unruhe im Körper an? Welche Körperbereiche sind ruhiger und wie fühlt sich das an?

……………………………………………………………………………………………………

……………………………………………………………………………………………………

Offenheit. Achtsamkeit heißt, offen zu sein für die Erfahrung, wie sie sich in der Gegenwart zeigt. Vielleicht möchten Sie zunächst das Gegenteil ausprobieren: Verschlossenheit. Nehmen Sie eine verschlossene Sitzhaltung ein. Verschränken Sie dafür die Arme und lassen Sie den Kopf etwas sinken, vielleicht lassen Sie den Oberkörper rund werden und spannen sich gleichzeitig an. Probieren Sie für sich aus, wie sich Verschlossenheit im Körper anfühlt.

Und dann lösen Sie die Arme voneinander und nehmen Sie eine offene Körperhaltung ein. Seien Sie neugierig, wie Ihre Sitzhaltung Offenheit verkörpert. Die Wirbelsäule kann sich aufrichten, der Kopf ruht auf der Wirbelsäule, die Augen können geöffnet in die Weite schauen. Vielleicht möchten Sie auch die Arme und Hände vor sich oder zur Seite öffnen und spüren, wie sich das anfühlt. Vielleicht hilft auch das Vorstellungsbild eines weiten Horizonts am Meer. Wie fühlt sich Offenheit im Körper an? Wo genau spüren Sie Offenheit?

Achtsame Haltungen verkörpern

Was ist ein erster Schritt, um sich aus einer verschlossenen Körperhaltung etwas mehr zu öffnen? Wo spüren Sie Offenheit im Körper? Wie fühlt sich das ganz konkret an?

....

....

Loslassen. Wir neigen dazu, Gedanken, Gefühle und Meinungen festzuhalten, und verschließen uns so vor der Gegenwart und vor Veränderung. Wir werden unflexibel. Stellen Sie sich zunächst vor, Sie möchten etwas festhalten, z. B. ein Seil in den Händen. Schließen Sie Ihre Hände so, als würden Sie ein Seil umfassen und festhalten. Spüren Sie, wie sich das Festhalten im Körper anfühlt.

Dann lösen Sie sich langsam von dem Vorstellungsbild und entspannen und öffnen Sie auch wieder die Hände. Wie fühlt es sich körperlich an loszulassen? Vielleicht möchten Sie auch die Hände nach oben geöffnet auf die Oberschenkel legen und spüren, wie sich das anfühlt. Welches Bild kann Ihnen helfen, sich mit der Qualität des Loslassens vertraut zu machen (Luftballons, Vögel, Gewichte, die von den Schultern abfallen)?

Wie fühlt es sich für Sie körperlich an, wenn Sie loslassen? Wo im Körper spüren Sie das Loslassen besonders?

....

....

Transfer in den Alltag
Welche innere heilsame Qualität möchten Sie auch im Alltag mehr verkörpern? Welches Bild oder welche kleine Bewegung können Ihnen dabei helfen? In welchen Situationen möchten Sie diese Haltung mehr verkörpern?

....

....

....

....

Körperachtsamkeit im Alltag: Selbstbeobachtung

Achtsamkeit für den Körper brauchen wir nicht nur auf dem Meditationskissen, sondern auch inmitten des Alltags. Wenn Sie Ihrem Körper täglich bewusst und wohlwollend Aufmerksamkeit schenken, dann werden Sie vertrauter mit den körperlichen Signalen und Bedürfnissen. Sie werden erkennen, wenn Sie gestresst sind, Verspannungen und Schmerzen bemerken Sie frühzeitiger und Sie werden angenehme körperliche Zustände wahrnehmen und genießen lernen. So können Sie dann auch früher bemerken, was Ihr Körper braucht, und ihm das zu Verfügung stellen, z. B. eine Badewanne, einen Spaziergang, Sport.

Tipp

Energy flows where attention goes. Die Energie folgt der Aufmerksamkeit.

Durchführung der Übung

Nehmen Sie sich morgens und abends einige Momente Zeit und beantworten Sie folgende Fragen schriftlich. Schreiben Sie es einfach so auf, wie die Erfahrung für Sie ist oder wie Sie sich erinnern oder sich vorstellen. Vielleicht ist es zwischendurch auch hilfreich, kurz die Augen zu schließen und den Körper bewusst wahrzunehmen.

Reflexionsfragen für den Morgen

(1) Was nehmen Sie gerade im Körper wahr?

....

....

(2) Welche Herausforderungen kann es heute für Ihren Körper geben?

....

....

(3) Wann nehmen Sie sich heute bewusst Zeit für Ihren Körper? Wie sorgen Sie heute gut für Ihren Körper?

....

....

Körperachtsamkeit im Alltag: Selbstbeobachtung

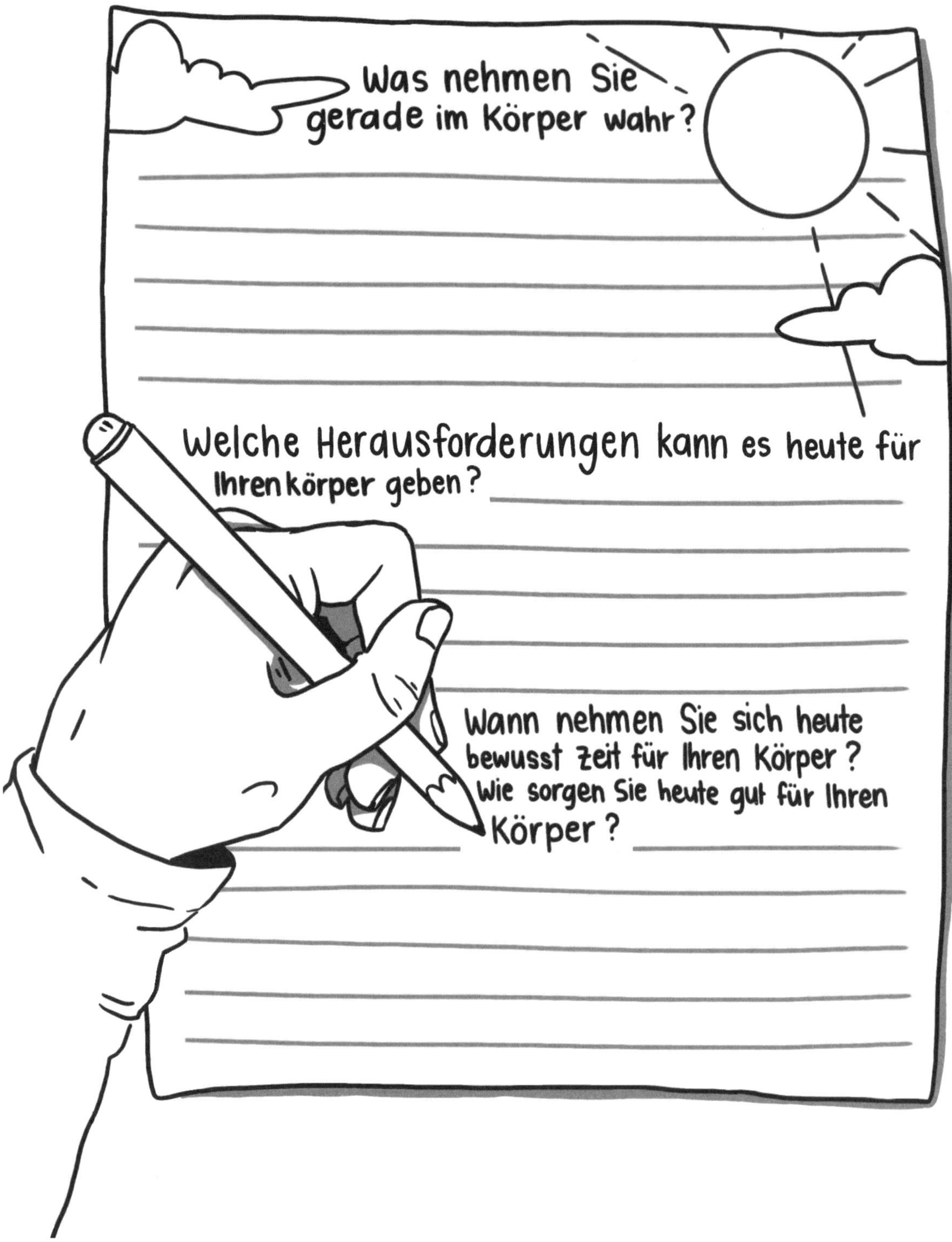

Körperachtsamkeit im Alltag: Selbstbeobachtung

Reflexionsfragen für den Abend

(1) Welche Herausforderungen gab es heute für Ihren Körper und wie sind Sie damit umgegangen?

....

....

(2) Welche angenehmen Körpererfahrungen haben Sie heute gemacht? Wie hat sich der Körper dabei angefühlt?

....

....

(3) Wofür sind Sie Ihrem Körper heute dankbar?

....

....

Wenn Sie diese Übung ca. drei bis vier Wochen täglich machen, dann werden Sie bemerken, wie es Ihnen zur Gewohnheit wird, den Körper inmitten des Alltags mehr wahrzunehmen und seine Bedürfnisse frühzeitiger und deutlicher zu spüren.

Körperachtsamkeit im Alltag: Selbstbeobachtung

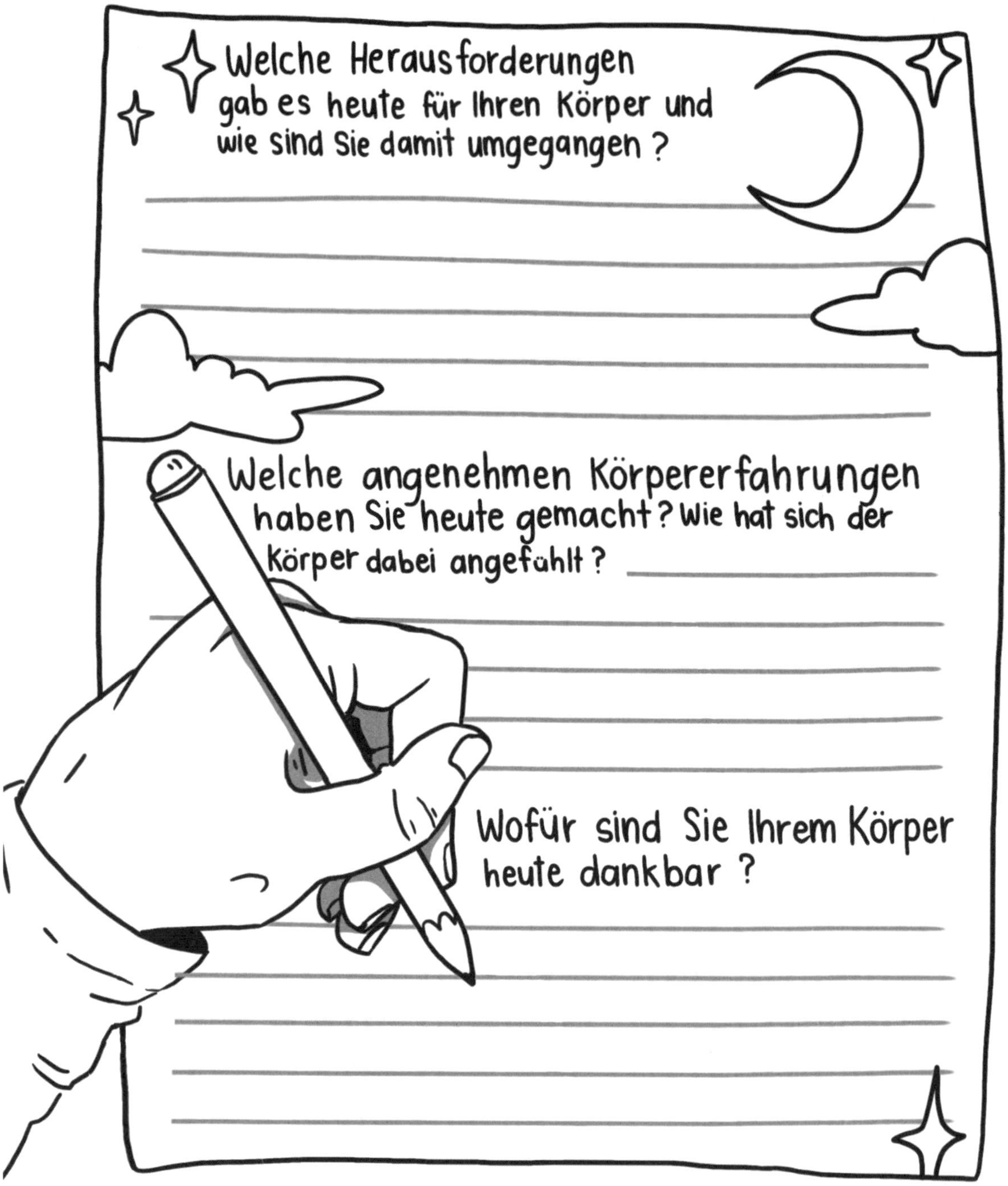

INFO 9 • T P

Das achtsame Sitzen

Wie wir sitzen, wirkt sich auf unser körperliches, emotionales und mentales Erleben aus. Für meditative Achtsamkeitsübungen im Sitzen gibt es einige Tipps, die dabei helfen, eine bewusste Sitzhaltung einzunehmen und damit eine achtsame Selbstwahrnehmung fördern. Das Sitzen sollte sich schmerzfrei, stabil, aufgerichtet und entspannt anfühlen.

Tipp • Empfehlungen für ein meditatives Sitzen

- stabiler Kontakt mit dem Boden und der Sitzfläche
- auf den Sitzhöckern sitzen
- die Knie sollten sich niedriger als die Hüftknochen befinden
- die Wirbelsäule entspannt aufrichten
- der Kopf ruht auf der Wirbelsäule
- die Schultern können nach hinten unten sinken
- feste Kissen oder eine Decke zur Unterstützung des Körpers nutzen
- die Hände ruhen im Schoß oder auf den Oberschenkeln
- die Augen schließen oder entspannt vor sich auf dem Boden ruhen lassen

Alle Übungen lassen sich in der Psychotherapie auf dem Stuhl durchführen. Aber auch hier braucht es möglicherweise zusätzliches Material. Unsere Körper sind sehr unterschiedlich. Für einige Personen ist der Stuhl beispielsweise zu hoch und die Füße erreichen nicht entspannt den Boden, hier braucht es eine Fußbank oder ein Kissen für die Füße. Es geht bei Achtsamkeit nicht um Strenge und lieblose Disziplin, sondern um eine freundliche Bewusstheit.

Wie sagte der buddhistische Meditationslehrer Thich Nhat Hanh sanft zu einer Meditierenden, die dachte, sie müsse die Schmerzen beim Sitzen aushalten: »Hast du nicht genug Leid in deinem Leben? Musst du es durch deine Meditation erzeugen?« (Cushman, 2016, S. 195). Experimentieren Sie also wohlwollend mit verschiedenen Sitzpositionen, um eine passende für sich herauszufinden.

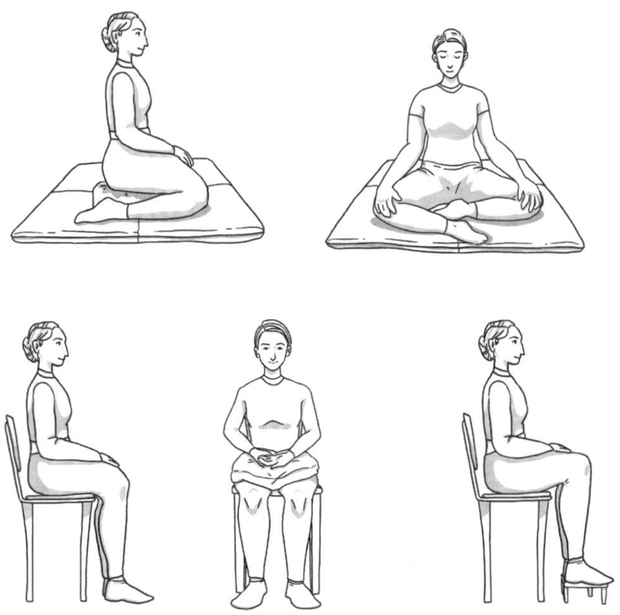

Die 7-Punkte-Meditation im Sitzen

Die 7-Punkte-Meditation im Sitzen ermöglicht es, eine entspannte und aufrechte meditative Haltung einzunehmen und bietet eine gute Grundlage für jede Sitzmeditation. Die Übung ist besonders für den Anfang einer Therapieeinheit geeignet, um bewusst anzukommen und einen spürenden Kontakt zum eigenen Körper und zu sich aufzunehmen. Eine Beruhigung von Körper und Geist stellt sich ein.

Anleitung der Übung

Machen Sie es sich im Sitzen auf dem Boden oder auf einem Stuhl bequem. Das Sitzen sollte sich stabil und schmerzfrei anfühlen. Der Oberkörper kann sich entspannt nach oben aufrichten. Die Füße haben einen stabilen Kontakt mit der Unterlage und die Hände liegen auf den Oberschenkeln oder im Schoß. Der Kopf ruht entspannt auf der Wirbelsäule. Sie können die Augen schließen oder den Blick entspannt vor sich ruhen lassen. Wenn Sie während der Übung bemerken, dass Sie Ihre Sitzposition leicht verändern möchten, dann tun Sie es.

Der Geist wird immer wieder zu Planungen oder Erinnerungen springen während des Übens. Das ist ganz normal und gehört dazu. Sie haben aber immer wieder die Möglichkeit zu erkennen, wo Ihre Aufmerksamkeit gerade ist, und diese zum Körper zurückzubringen. Üben Sie mit Freundlichkeit, Geduld und Neugier.

(1) Füße. Lenken Sie die Aufmerksamkeit bitte zunächst zu dem Kontakt der Füße mit dem Boden. Nehmen Sie wahr, was die Füße berühren. Wie warm fühlen sich die Füße an? Lassen Sie sich einige Momente Zeit, die Empfindungen in den Füßen wahrzunehmen.

(2) Kontakt zur Sitzfläche. Dann wandern Sie mit Ihrer Aufmerksamkeit bewusst weiter zum Kontakt des Körpers mit der Sitzfläche. Spüren Sie die Verbindung der Sitzhöcker mit der Sitzfläche. Vielleicht mögen Sie das Becken auch einige Mal hin- und herbewegen, um eine ausbalancierte Haltung zu finden und die Sitzhöcker zu fühlen. Nehmen Sie wahr, wie das Gesäß Kontakt zur Sitzfläche hat.

(3) Hände. Jetzt lenken Sie Ihre Aufmerksamkeit wohlwollend zu Ihren Händen und spüren Sie die Hände. Nehmen Sie wahr, was die Hände berühren und wie sich die Hände anfühlen. Fühlen sich die Hände eher warm oder kühl, feucht oder trocken an?

(4) Schultern. Von den Händen wandern Sie mit der Aufmerksamkeit nun zu den Schultern und nehmen die Empfindungen in den Schultern wahr. Die Schultern dürfen entspannt nach hinten unten sinken. Lassen Sie sich einige Momente Zeit, mit der Aufmerksamkeit bei den Schultern zu verweilen. Spüren Sie die Körperempfindungen dort.

(5) Obere Wirbelsäule. Und nun interessieren Sie sich für die obere Wirbelsäule und den Übergang zum Kopf. Wie ruht der Kopf auf der Wirbelsäule?

(6) Kiefer. Ihre Aufmerksamkeit wandert nun weiter zu den Kiefergelenken und der Kieferregion. Vielleicht ist hier Anspannung spürbar oder eine Lockerheit, das darf einfach so sein, wie Sie es fühlen.

(7) Augen. Und nun spüren Sie die Augen und die Augenregion. Lassen Sie sich Zeit, die Augenpartie zu fühlen. Fällt Licht durch die geschlossenen Augen? Sind Bewegungen in den Augen spürbar?

Der ganze Körper. Zum Abschluss können Sie Ihrem gesamten Körper Aufmerksamkeit schenken. Wie fühlt sich der Körper als Ganzes in diesem Moment an? Was nehmen Sie wahr?

Lassen Sie langsam kleine Bewegungen entstehen und strecken Sie sich.

Die 7-Punkte-Meditation im Sitzen

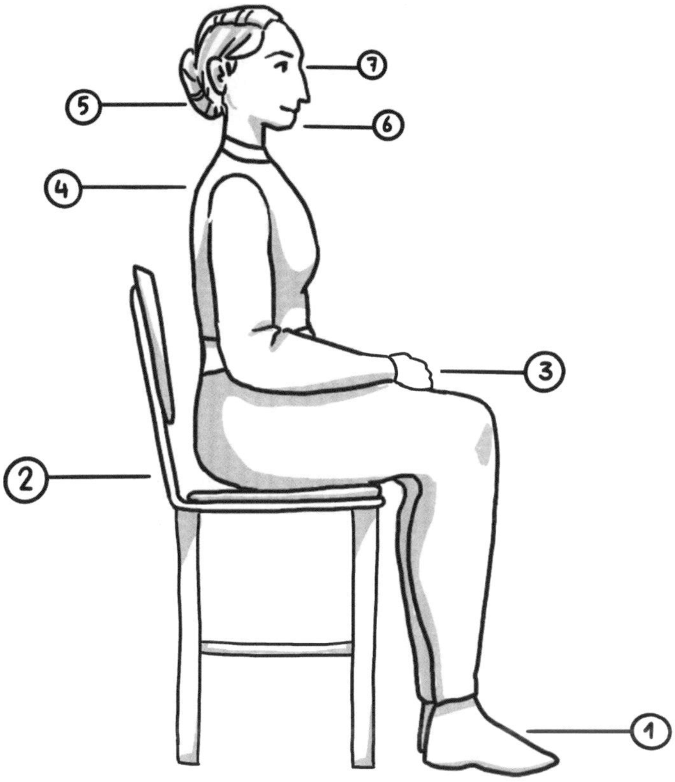

Tipp

In einem Gruppensetting ist die 7-Punkte-Übung im Sitzen wunderbar zum Ankommen geeignet. Und auch in der Einzelarbeit kann diese Meditation der Anfang für eine Imaginationsübung oder eine Selbstwahrnehmungsübung sein. Auch als Abschluss einer Zusammenarbeit wirkt die Übung zentrierend und beruhigend.

Metaphern: Anker für einen unruhigen Geist

Täglich bewegen sich ungefähr 70.000 Gedanken durch unseren Geist (Callesen, 2020). Diese Gedanken können wie ein inneres Sprechen oder wie Bilder wahrgenommen werden. Die meisten von ihnen sind nicht besonders originell und ermutigend, sondern durch Wiederholung automatisiert und leider weisen sie oft auf Probleme und negative Themen hin. Gedanken sind assoziativ und wie bei einem Dominoeffekt stößt ein Gedanke den nächsten an. Das geht rasant schnell und bleibt oft unbewusst. Viele Menschen fühlen sich in ihren Gedanken verloren und leiden unter sich wiederholenden, negativen Gedanken.

Ungünstige Strategien im Umgang mit Gedanken

- Sich zu stark mit Gedanken identifizieren
- Gedanken als Wahrheit und Tatsachen sehen
- Gedanken als feindlich bewerten
- Versuche, sich aus den Gedanken herauszudenken, führen oft zu Grübelspiralen
- Gedanken werden stärker, wenn sie unterdrückt werden

Es ist sinnvoll, Gedanken als das zu sehen, was sie sind: ein Teil unserer Erfahrung. Sie stellen Informationen zur Verfügung, die hilfreich sein, aber auch einengen und belasten können.

Den Geist durch Anker beruhigen

Eine körperbasierte Achtsamkeitspraxis hilft dabei, den Geist zu beruhigen und auf eine neue Art mit den Gedanken umzugehen. Die Aufmerksamkeit braucht nämlich einen Anker, zu dem sie immer wieder zurückkehren kann. Das beruhigt den Geist und hilft, aus dem Denken auszusteigen. Der Anker kann im Körper liegen, beispielsweise eignet sich der Atem dafür gut. Oder der Fokus liegt weiter im Außen, zum Beispiel bei den Geräuschen oder bei visuellen Wahrnehmungen.

Hilfreiche Metaphern

Metaphern und Bilder helfen dabei, die Unruhe des Geistes und die Bedeutung eines Ankers zu veranschaulichen. Sie sind in der Anleitung von Achtsamkeitsübungen und in der Psychoedukation sehr nützlich.

Metaphern: Anker für einen unruhigen Geist

Die Affenherde beruhigen

Unser Geist gleicht oft einer unruhigen Affenherde, die versucht, immer Neues und Aufregendes zu finden, und dadurch von Ast zu Ast hüpft. So springen auch wir oft von Gedanke zu Gedanke und die innere Unruhe nimmt zu. Wenn wir die Aufmerksamkeit beim Atem oder im Körper zentrieren, kann sich auch unser Geist beruhigen.

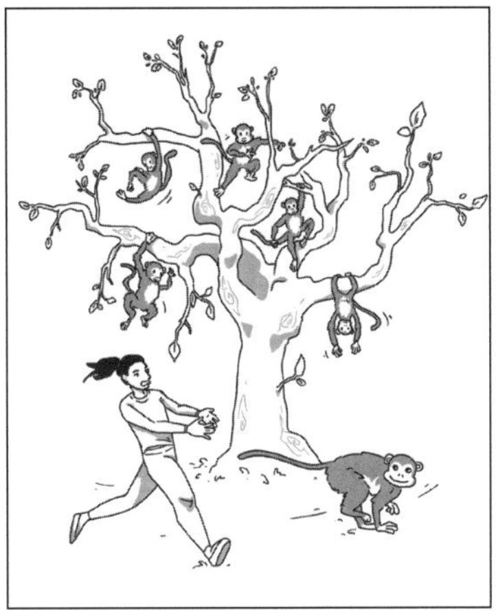

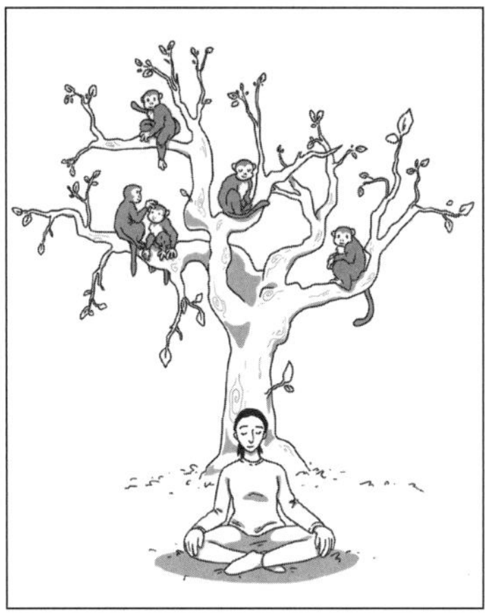

Das Boot verankern

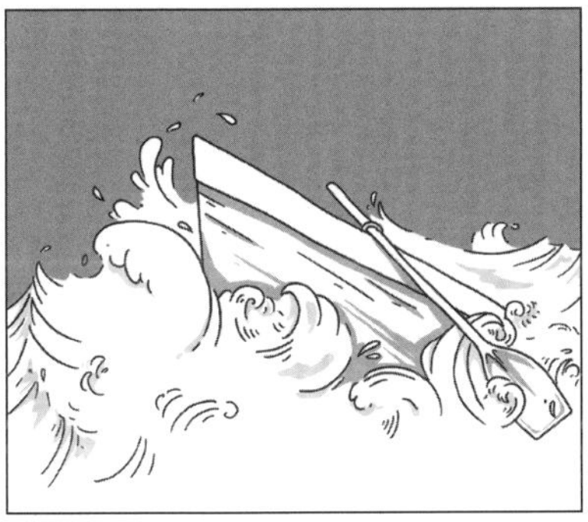

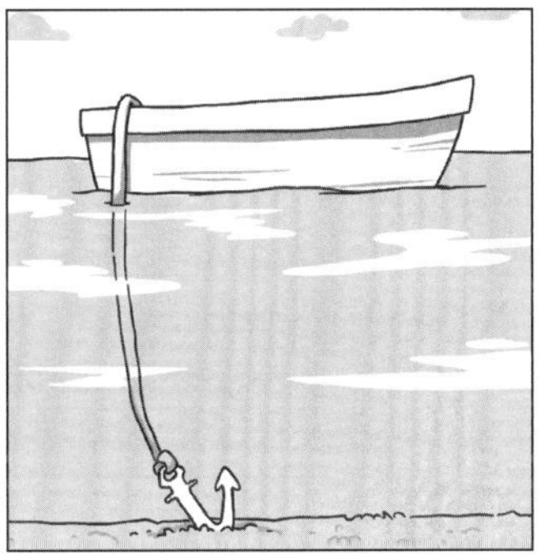

Der Geist wird auch oft mit einem Boot auf hoher See verglichen. Wir werden durch viele Informationen und Gedanken hin- und hergeschaukelt und verlieren uns in den Wellen des Geistes. Doch wenn wir das Boot verankern, wird es zwar noch bewegt, aber es hat einen stabilen und Sicherheit gebenden Anker auf dem Meeresgrund.

Das Wildpferd sanft beruhigen

Der Geist gleicht einem Wildpferd, das gezähmt werden kann. Aber die Schulung des Pferdes / Geistes erfolgt nicht mit Strenge oder gar Gewalt. Denn wenn wir gegen oder mit unserem Geist kämpfen, wird er wilder und bockiger. Die Achtsamkeitspraxis ist eher mit der sanften Methode einer Pferdeflüsterin vergleichbar. Die Pferdeflüsterin beruhigt sich selbst und ist entspannt im eigenen Körper anwesend. Sie strahlt eine ruhige Präsenz aus. Das Pferd, also der Geist, wird an einer langen Leine gehalten und immer wieder mit freundlicher Geduld eingeladen, ruhiger zu werden und sich in der Gegenwart einzufinden. So wie ein Pferd lernt, der Pferdeflüsterin zu vertrauen, so lernt auch unser Geist, sich zu beruhigen. Es kommt also auf eine einfühlsame, empfindsame Haltung im Umgang mit unserem Geist an (Penman & Burch, 2023).

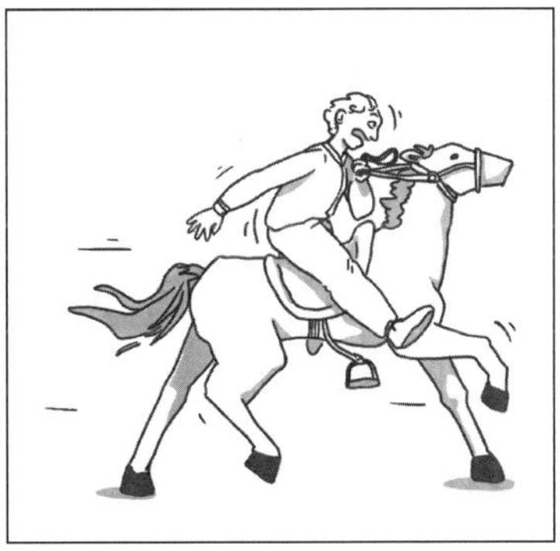

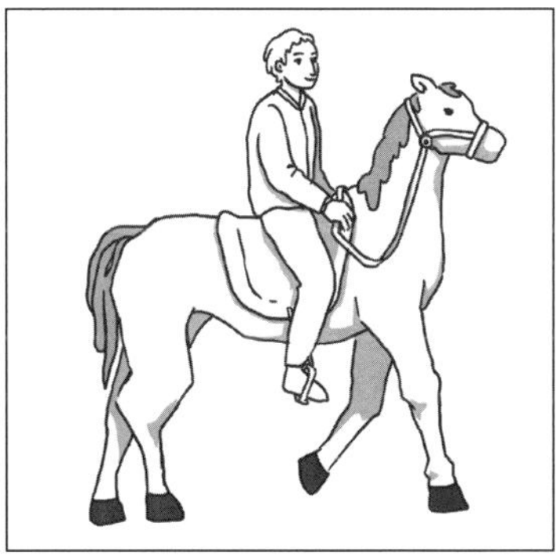

AB 26 • T P

Äußere Anker zur Beruhigung des Geistes

Es ist sinnvoll, als Therapeut:in im Therapieraum vorher die verschiedenen Sinnesanker auszuprobieren und sich bewusst zu machen, was sich im Raum sehen, berühren und hören lässt. Sammeln Sie kleine Gegenstände, die sich ertasten lassen, z. B. einen Igelball, einen Stein, eine Feder oder ein Wollknäuel, in einer Schale. Öffnen Sie das Fenster, um wahrzunehmen, was es zu hören gibt.

Wirkung der Übung

Das Fokussieren der Aufmerksamkeit bei äußeren Ankern (z. B. bei Geräuschen oder visuellen Eindrücken) eignet sich besonders dann, wenn wir starke herausfordernde innere Zustände erleben. Die Augen können dabei geöffnet bleiben, was zusätzlich das Gefühl von Sicherheit und Kontrolle vermittelt. Die Methode dient zur Reorientierung in der Gegenwart und fördert Ruhe und Selbstbestimmung.

Anleitung der Übung

Sie können im Stehen oder Sitzen üben, so wie es Ihnen die meiste Sicherheit vermittelt. Diese Übung hilft Ihnen dabei, passende Sinnesanker für Ihre Aufmerksamkeit zu finden. Achten Sie darauf, dass Sie immer wieder wahrnehmen und spüren und sich nicht in Gedanken und Bewertungen verlieren.

- **Visueller Anker.** Suchen Sie sich etwas im Raum aus, das Sie ansehen mögen. Sie können auch gerne aus dem Fenster schauen. Wählen Sie etwas, was Sie genauer betrachten, einen Baum, ein Bild oder die Wolken am Himmel. Interessieren Sie sich für die Formen, die Sie wahrnehmen, die Farben. Nehmen Sie wahr, ob sich etwas bewegt. Wenn Sie gedanklich abschweifen, kehren Sie wieder zum Sehen zurück. Lassen Sie sich etwas Zeit, einfach nur zu sehen.
- **Berührungsanker.** Schauen Sie sich die Gegenstände in dieser Schale an und, wenn Sie mögen, probieren Sie zunächst aus, wie sich diese Objekte in der Hand anfühlen. Dann wählen Sie einen Gegenstand aus und ertasten ihn. Fühlen Sie die Oberfläche, das Material, die Temperatur und das Gewicht des Gegenstandes. Wenn Sie abschweifen mit der Aufmerksamkeit, kehren Sie zur Wahrnehmung zurück. Vielleicht möchten Sie auch noch einen anderen Gegenstand ertasten. Welcher ist angenehmer als Ruheanker?
- **Hören als Anker.** Wenn der Raum sehr ruhig ist, öffnen Sie zunächst das Fenster. Seien Sie neugierig, welche Geräusche Sie wahrnehmen. Erlauben Sie sich, einfach nur zu hören, ohne erkennen und einordnen zu müssen, um welche Geräusche es sich handelt. Bemerken Sie, wie Geräusche beginnen, sich entwickeln und auch wieder verschwinden. Einfach lauschen und wahrnehmen. Sie müssen auch keine Geräusche suchen, sondern lassen Sie die Musik des Alltags einfach so sein, wie sie sich zeigt.

Nachreflexion

- Bei welchem Anker konnten Sie am besten in der Gegenwart sein?
- Welcher Anker vermittelt die größte Ruhe?

Körperliche Anker zur Beruhigung des Geistes

Um den unruhigen Geist, der oft mit einer herumspringenden Horde von Affen verglichen wird, zu beruhigen, braucht es einen Fokus für die Aufmerksamkeit. Dieser Anker sollte sich angenehm oder zumindest neutral anfühlen, damit er hilft, sich mit Ruhe und Stabilität zu verbinden. Das kann der Atem sein oder auch der Kontakt des Körpers mit dem Stuhl. Diese Anker liegen im Körper oder an der Grenze zwischen Körper und Umgebung und dienen als Bezugspunkt für die Aufmerksamkeit. Die übende Person bringt die Aufmerksamkeit immer wieder zu diesem Anker zurück.

Wirkung der Übung

In dieser Übung probieren Sie verschiedene Anker für sich aus und finden heraus, welcher Anker sich für Sie eignet, um den Geist zu beruhigen. Damit geben Sie Ihrer Aufmerksamkeit einen klaren Bezugspunkt und Halt. Das beruhigt körperlich, mental und emotional und bringt psychische Stabilität.

Anleitung der Übung

Sie können sich nun etwas Zeit nehmen, verschiedene Anker für Ihre Aufmerksamkeit zu erkunden. Dabei werden Sie selbst herausfinden, was sich für Sie stimmig anfühlt. Der Geist wird immer wieder woanders hinwandern, in die Vergangenheit zu Erinnerungen oder zu Sorgen und Planungen in die Zukunft. Das ist ganz normal und gehört einfach dazu. Doch Sie können bewusst dieses Abschweifen bemerken und wieder zum jeweiligen Anker zurückkehren. Das Abschweifen ist kein Fehler, sondern ein unabdingbarer Teil des Übens. Also bleiben Sie geduldig und freundlich mit sich.

- **Kontakt mit dem Boden:** Machen Sie es sich zunächst im Sitzen bequem. Finden Sie eine stabile, aufgerichtete und entspannte Sitzhaltung. Beginnen Sie, Ihre Aufmerksamkeit nun neugierig zum Kontakt des Körpers mit dem Boden zu bringen. Spüren Sie die Berührung der Füße mit dem Boden. Wenn die Aufmerksamkeit mit Gedankenpferden wegreitet, dann können Sie es bemerken und wohlwollend zum Kontakt mit dem Boden zurückkehren. Lassen Sie sich etwas Zeit, die Aufmerksamkeit immer wieder zum Spüren der Verbindung mit dem Boden zu bringen.
- **Kontakt mit der Sitzfläche:** Dann lenken Sie die Aufmerksamkeit zum Kontakt des Körpers mit der Sitzfläche. Dieser Kontakt ist nun der Anker für Ihre Aufmerksamkeit, zu dem Sie immer wieder zurückkehren. Üben Sie einige Momente mit diesem Fokus. Spüren Sie, wie sich der Kontakt mit der Sitzfläche körperlich anfühlt.
- **Kontakt mit dem Atem:** Nun suchen Sie sich eine Stelle im Körper, an der es angenehm ist, den Atem zu fühlen. Das kann an der Nasenspitze, im Brust- oder Bauchbereich oder im unten Rücken sein. Lassen Sie sich etwas Zeit, den Atem in verschiedenen Körperbereichen zu spüren. Dann wählen Sie eine Körperstelle als Atemanker aus. Spüren Sie, wie der Atem ein- und ausströmt. Der Atem darf genauso sein, wie er kommt und geht. Wenn der Geist abschweift, kehren Sie geduldig zu den Atemempfindungen im Körper zurück. Lassen Sie sich Zeit, sich mit dem Atem als Anker vertraut zu machen.

Abschluss der Übung. Beenden Sie langsam die Übung, beginnen Sie sich zu strecken und tiefer ein- und auszuatmen. Machen Sie sich nochmal bewusst, welcher Anker sich für Sie am stimmigsten angefühlt hat.

INFO 11 • T P

Hinweise zum achtsamen Umgang mit dem Atem

Von unserer Geburt bis zum Tod ist der Atem ein ständiger Begleiter. In der altindischen Sprache Sanskrit wird der Atem – »prana« – als Lebenskraft verstanden, die uns durchströmt. Der Atem ist ein Bindeglied zwischen Körper und Psyche. Bei Angst und Stress wird die Atmung meist hektischer, und wenn wir uns entspannen, beruhigt sich der Atem. Er geschieht automatisch, unbewusst und ganz ohne unser Zutun. Wir können die Atmung aber auch bewusst wahrnehmen und Einfluss auf sie nehmen. Das macht sie auch zu einem hilfreichen Instrument für die Psychotherapie.

Gute Gründe, den Atem in die Psychotherapie einzubeziehen

- Der Atem ist immer in diesem Moment erlebbar und bringt uns deshalb in die Gegenwart.
- Der Atemrhythmus von Ein- und Ausatmen lässt sich gezielt zur Vitalisierung oder Beruhigung nutzen.
- Der Atem spiegelt unsere Verfassung wider und zeigt, wie es uns geht.
- Der Atem steht in ständiger Verbindung mit unserem Denken, Fühlen und Verhalten.
- Der Atem ist autonom, aber auch willkürlich zu beeinflussen (z. B. tiefer Atmen, Atem anhalten).
- Der gesamte Körper ist in die Atmung einbezogen und damit eignet sich der Atem als Zugang zum Körper.
- Ein tiefer, ruhiger und entspannter Atem fördert das Wohlbefinden.
- Durch den Atem lässt sich die Aufmerksamkeit im Körper verankern.
- Ein bewusster Umgang mit dem Atem dient der emotionalen, körperlichen und mentalen Selbstregulation (z. B. bei Stress, Angst und chronischen Schmerzen).

Hinweise für den achtsamen Umgang mit dem Atem

- den Atem bewusst im Körper spüren
- entspannen und Mühelosigkeit einladen
- den Atem durch den gesamten Körper fließen lassen
- Akzeptanz und Wohlwollen für den Atem, wie er sich zeigt
- die Aufmerksamkeit beim Atem fokussieren und sich damit beruhigen lernen
- gezielt den Atem nutzen im Umgang mit Stress, Schmerzen und Angst

Den Atem wahrnehmen und beobachten lernen

Der Atem ist immer da. Oft ist er uns nicht bewusst und wir nehmen ihn gar nicht wahr. In dieser Übung können wir uns dem Atem bewusst zuwenden und ihn so spüren, wie er sich in diesem Moment zeigt. Bevor wir etwas verändern oder Einfluss nehmen wollen, erlauben wir uns, den Atem wahrzunehmen, so wie er sich zeigt.

Anleitung der Übung

Oft verändert sich der Atem bereits, wenn wir ihm bewusst Aufmerksamkeit schenken – und das ist okay. Wir denken vielleicht manchmal, der Atem sollte tiefer oder entspannter sein. In dieser Übung darf Ihr Atem genauso sein, wie er ist und wie Sie ihn erleben. Es ist hilfreich, sich mit einer offenen, neugierigen Haltung dem Atem zuzuwenden. Erlauben Sie sich, den Atem zu spüren, es geht nicht um das Nachdenken über den Atem, sondern darum, den Atem zu erleben.

Machen Sie es sich im Sitzen bequem, so wie es jetzt am angenehmsten für Sie ist. Sie können sich nun einige Momente Zeit nehmen, Verbindung zu Ihrem Atem aufzunehmen und ihn spüren.

Wo spüren Sie gerade Ihren Atem im Körper?

Vielleicht ist der Atem auch noch an anderen Stellen im Körper spürbar. Seien Sie offen dafür, den Atem in der Nase, vielleicht auch in der Brustregion, im Bauchbereich oder im Schulterbereich, im unteren Rücken wahrzunehmen. Lassen Sie sich Zeit, den Atem auch dort zu fühlen. An welcher Region ist es für Sie am angenehmsten und leichtesten, den Atem zu fühlen?

Wie fühlt sich der Atem an?

Nun seien Sie neugierig, wie sich der Atem anfühlt. Und erlauben Sie sich, dass der Atem genauso sein darf, wie er sich zeigt.

- Wie fühlt sich das Einatmen an und wie das Ausatmen?
- Vielleicht helfen die folgenden Begriffe, den Atem zu spüren und wahrzunehmen.
  Ist der Atem im Moment fließend oder stockend? Fühlt sich der Atem eher schwer oder leicht an? Seien Sie neugierig, welche Bilder oder Begriffe auftauchen, wenn Sie Ihren Atem spüren.
- Kommt der Atem von selbst oder atmen Sie aktiv? Nehmen Sie bewusst wahr, wie er sich in diesem Augenblick zeigt.

Gönnen Sie sich noch einige Augenblicke, einfach Ihren Atem zu spüren.

Den Atem als Bindeglied zwischen Körper und Psyche spüren

Wirkung der Übung

Durch die kurzen Wahrnehmungsexperimente erfahren Sie, dass Sie sich auf unterschiedliche Weise dem Atem zuwenden können. Sie bemerken, wie körperliche Veränderungen, z. B. Anspannung oder Bewegung, sich auf den Atem auswirken. Sie erkunden, wie Ihr Denken und Vorstellungsbilder Einfluss auf den Atem haben.

Anleitung der Übung

Um den Zusammenhang von Atem und körperlichem, mentalem und emotionalem Erleben zu erkunden, probieren Sie folgende kleine Experimente aus. Es geht dabei nicht darum, etwas zu erreichen oder zu verändern, sondern Erfahrungen mit dem Atem zu machen. Laden Sie deshalb Neugier und Experimentierfreude zu sich ein.

(1) Lassen Sie sich zunächst einige Momente Zeit, den Atem im Körper zu spüren. Nehmen Sie das Einatmen und das Ausatmen wahr.

(2) Öffnen Sie nun die Hände mit dem Einatmen und schließen Sie die Hände mit dem Ausatmen. Wiederholen Sie diese Bewegung mehrmals. Was nehmen Sie wahr? Verändert sich das Atmen?

(3) Legen Sie eine oder beide Hände auf den Bauch und spüren Sie die Atembewegung. Spüren Sie, wie sich das Einatmen und das Ausatmen dort anfühlen. Was nehmen Sie wahr?

(4) Denken Sie an eine bevorstehende Herausforderung, die Ihnen etwas Angst macht. Lassen Sie die Vorstellung und das Angstgefühl deutlich werden, was geschieht dann mit dem Atem?

(5) Stellen Sie sich eine angenehme, beruhigende Landschaft vor. Lassen Sie sich Zeit, sich mit dem ruhigen Ort zu verbinden. Was macht der Atem, wie fühlt er sich an?

(6) Lenken Sie bewusst mehr Aufmerksamkeit zum Ausatmen und lassen Sie den Atem langsam ausströmen. Nehmen Sie sich Zeit bei den nächsten Atemzügen, das Ausatmen langsam geschehen zu lassen. Was spüren Sie?

(7) Nehmen Sie eine Körperstelle wahr, die sich etwas verspannter anfühlt, lassen Sie die Atmung hindurchströmen. Ist der Atem eher ruhig oder fließend?

Verweilen Sie mit der Aufmerksamkeit dabei, wie der Atem durch eine verspannte Körperstelle hindurchströmt. Was spüren Sie?

(8) Schütteln Sie schnell Ihre Hände aus. Was geschieht mit dem Atem?

(9) Machen Sie die Hände zu Fäusten und ziehen Sie die Schultern an die Ohren. Halten Sie diese Position etwas. Wie wirkt sich das auf die Atmung aus?

Den Atem als Bindeglied zwischen Körper und Psyche spüren

Nachreflexion

Was haben Sie bemerkt? Wie hängen Gefühle, Denken, Körper und Atem zusammen?

....

....

....

....

Haben Sie Ideen, wie Ihnen diese Erfahrungen im Alltag helfen können?

....

....

....

....

Wie können Ihnen diese Experimente und die gewonnenen Erkenntnisse im Umgang mit Herausforderungen (Ängsten, Schmerzen) helfen?

....

....

....

....

Den Atem im ganzen Körper spüren

Wirkung der Übung

Die Bewegung des Atems im Körper zu erforschen, hilft dabei, den Atem bewusst zu spüren und ihn entspannt und frei fließen lassen zu können. Durch die entspannte Wahrnehmung des Atems im Körper kann sich der Atem vertiefen. Die Ganzkörperatmung ist hilfreich im Umgang mit chronischem Schmerz (Burch, 2009) und der freie Atemfluss im gesamten Körper trägt dazu bei, besser zu schlafen, mehr Energie zu haben und sich besser konzentrieren zu können (Farhi, 1996).

Ganzkörperatmung. Wenn wir geboren werden, atmet der gesamte Körper. Doch im Laufe des Lebens kann sich durch muskuläre Anspannung und Stress diese Ganzkörperatmung reduzieren. Atemübungen helfen uns, wieder zu einer Atmung zurückzufinden, die den gesamten Körper einbezieht.

Der wichtigste Atemmuskel ist das Zwerchfell (Diaphragma), das Brust und Bauchhöhle voneinander trennt. Auch der Beckenboden und der Rachenbereich sind für die Ganzkörperatmung wichtig (Farhi, 1996). Alle drei Diaphragmen bewegen sich beim Ein- und Ausatmen.

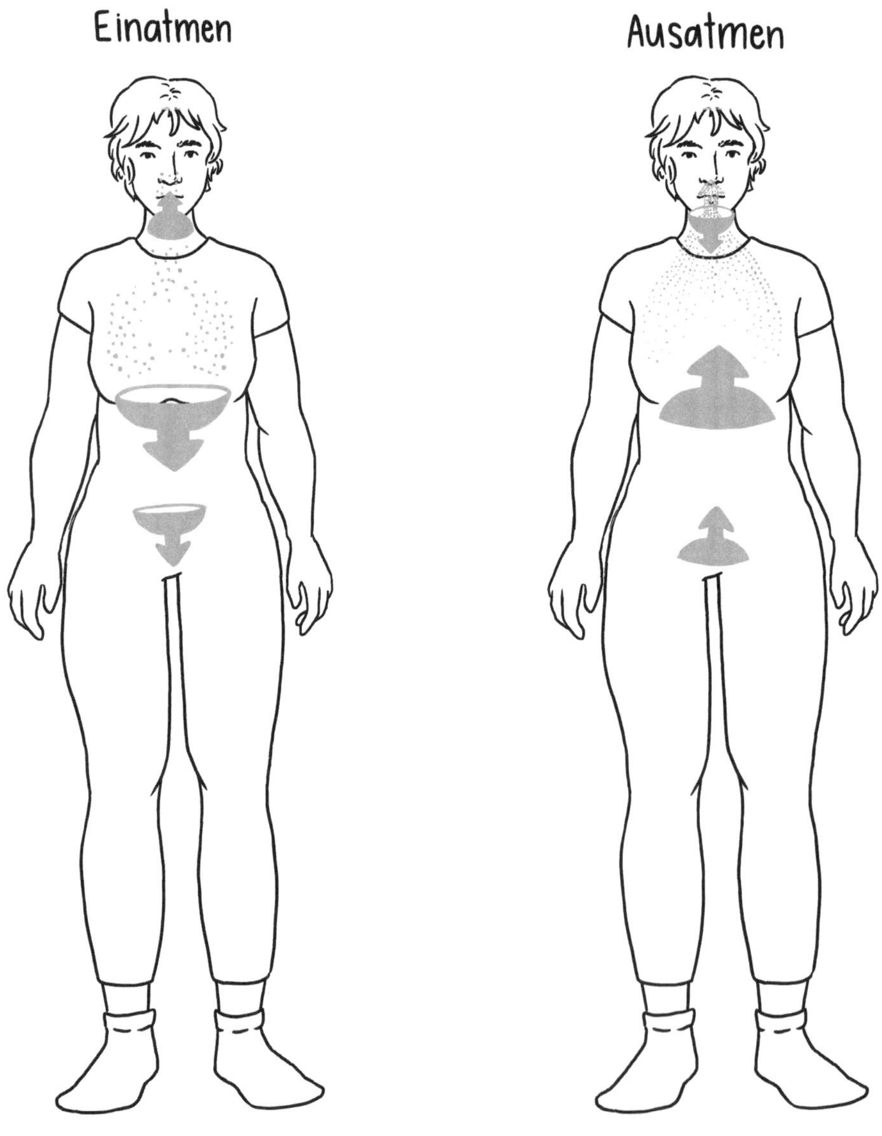

Den Atem im ganzen Körper spüren

Auch die gesamte Körpervorder- und -rückseite ist an der Atembewegung beteiligt. Die Atmung bewegt auch den Oberkörper. Beim Einatmen findet eine Ausweitung des gesamten Schultergürtels statt. Die Arme rotieren beim Einatmen etwas nach außen.

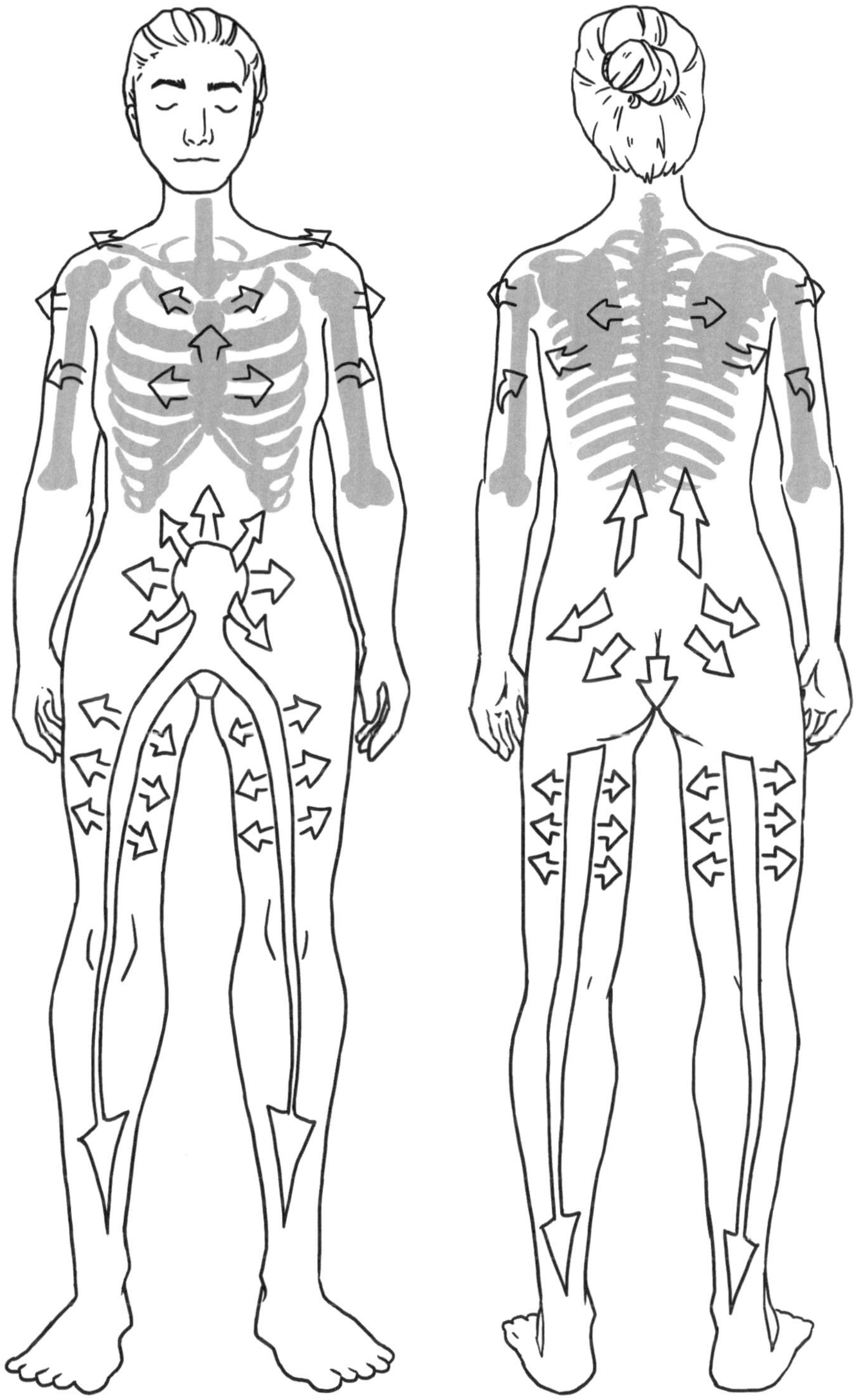

Den Atem im ganzen Körper spüren

Der Atem ist auch im Beckenbereich wahrnehmbar. Beim Einatmen bewegt sich das Becken, sodass sich der untere Rücken etwas vom Boden abhebt. Beim Ausatmen schwingt das Becken zurück und der untere Rücken wird wieder flach und schmiegt sich an den Boden an. Den Atem im unteren Rücken zu spüren, vertieft Ruhe und Entspannung (Burch, 2009).

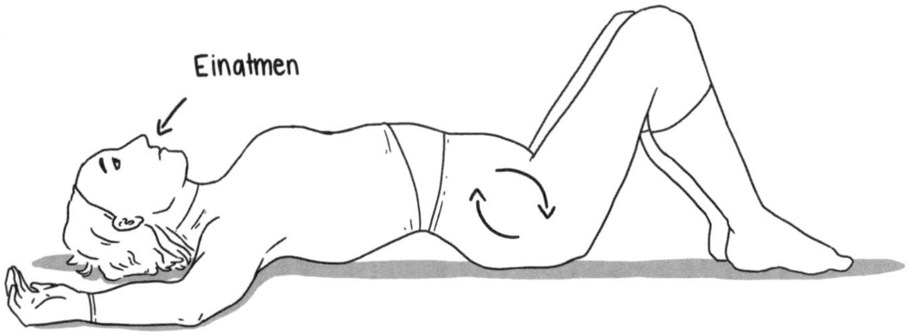

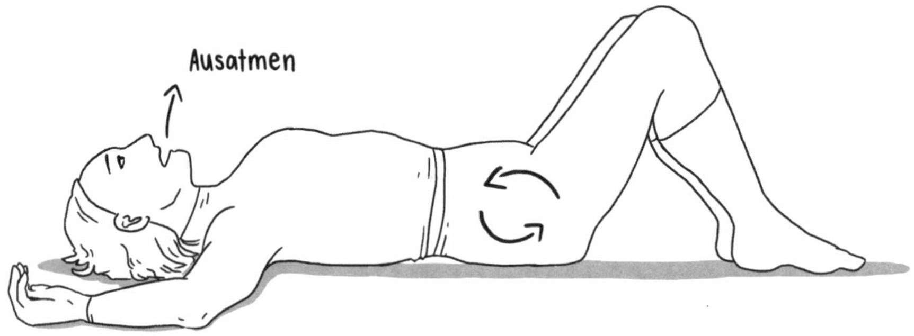

Anleitung der Übung

Schauen Sie sich zunächst die obigen Abbildungen an. Dadurch können Sie sich damit vertraut machen, welche Körperbereiche sich beim Atmen mit bewegen. In der Übung werden Sie dann selbst erfahren, wie sich die jeweiligen Körperregionen beim Atmen anfühlen. Sie brauchen zur entspannten Durchführung der Übung ca. 30 Minuten.

Legen Sie sich bequem hin. Sie haben jetzt Zeit, den Atem an verschiedenen Stellen im Körper zu spüren und sich mit den Bewegungen des Atems im gesamten Körper vertraut zu machen. Eine neugierige und freundliche Haltung ist dabei hilfreich. Es geht nicht darum, den Atem zu verändern oder zu optimieren, sondern ihn durch ein bewusstes Spüren zu erforschen. Sie spannen Körperregionen bewusst an und entspannen sie wieder. Mit Neugier bemerken Sie, wie sich das auf den Atem auswirkt. Nutzen Sie auch Ihre Vorstellungskraft. Stellen Sie sich vor, dass der Atem sanft wie eine Welle durch die Körperbereiche hindurchströmt.

Den Atem im ganzen Körper spüren

Ankommen. Spüren Sie zunächst den Kontakt mit der Fläche, auf der Sie liegen. Geben Sie das Gewicht des Körpers an die Liegefläche ab und lassen Sie sich tragen. Nehmen Sie bewusst einige tiefere Atemzüge und dann erlauben Sie dem Atem, einfach frei zu fließen.

Bauchbereich. Richten Sie Ihre Aufmerksamkeit auf den Bauchbereich und spüren Sie die Atembewegung dort. Vielleicht können Sie wahrnehmen, wie sich der Bauch mit dem Einatmen nach vorne wölbt und zu den Seiten ausdehnt. Und wie sich der Bauch mit dem Ausatmen wieder sanft zusammenzieht und sinkt. Wenn Sie mögen, legen Sie auch beide Hände auf verschiedene Bereiche des Bauches und spüren Sie, wie die Hände vom Atem bewegt werden. Dann können Sie die Arme und Hände wieder neben dem Körper ablegen. Erlauben Sie sich, den Atem durch die Bauchregion hindurchfließen zu lassen, und spüren Sie die Empfindungen dort.

Anspannen und entspannen. Spannen Sie auch mal den Bauch an und halten Sie die Spannung einige Atemzüge lang. Dann lassen Sie zu, dass der Bauch sich wieder entspannt. So entwickeln Sie ein Gefühl dafür, wann Sie Ihren Atem beeinflussen und wie es sich anfühlt, ihn einfach frei fließen zu lassen. Bleiben Sie neugierig und wohlwollend.

Der Beckenboden. Richten Sie nun Ihre Aufmerksamkeit zum Beckenboden, den Bereich zwischen Scham- und Steißbein. Lassen sich Bewegungen beim Ein- und Ausatmen in der Beckenregion wahrnehmen? Spannen Sie auch mal den Beckenboden, den Anus und das Gesäß an und spüren Sie, wie sich das auf den Atem auswirkt. Experimentieren Sie mit Anspannung und Entspannung. Sie können auch den Kiefer entspannt lockerlassen und beim Atmen leise seufzen, das hilft dem Beckenbereich, sich zu entspannen. Fühlen Sie die kleinen Bewegungen in der Beckenregion.

Das Kreuzbein und der untere Rücken. Nehmen Sie nun Kontakt mit dem Kreuzbein, dem unteren Ende der Wirbelsäule, auf. Laden Sie Ihren Forschergeist ein. Im Liegen trägt dieser Bereich viel Gewicht, das als Druck spürbar wird. Registrieren Sie alle Bewegungen in diesem Bereich und wie sich das Gewicht mit der Atembewegung ein wenig verlagert. Weiten Sie Ihre Aufmerksamkeit auf den gesamten unteren Rücken aus und seien Sie neugierig, wie der Atem dort hindurchströmt. Spüren Sie die Atembewegungen im unteren Rücken. Können Sie wahrnehmen, wie sich der untere Rücken beim Einatmen minimal hebt und beim Ausatmen wieder lang und flach an den Boden anschmiegt? Vielleicht ist es angenehm, sich den Atem wie eine sanfte Welle vorzustellen, die den unteren Rücken bewegt und schaukelt. Lassen Sie den Atem durch den gesamten unteren Rücken hindurchströmen.

Die Wirbelsäule und der gesamte Rücken. Und nun seien Sie neugierig auf die Atembewegung in der gesamten Wirbelsäule und im Rücken. Wandern Sie langsam mit der Aufmerksamkeit die Wirbelsäule Wirbel für Wirbel nach oben. Und registrieren Sie die kleinen Bewegungen dort, die durch das Ein- und Ausatmen entstehen. Lassen Sie die Atmung dann durch den gesamten Rücken strömen. Spüren Sie die Ausdehnung des Rückens. Der Rücken weitet sich beim Einatmen und sinkt beim Ausatmen wieder etwas zusammen.

Die Schultern und Arme. Legen Sie die Arme mit den Handflächen nach oben auf den Boden, wenn das angenehm ist. So lassen sich die Atembewegungen in den Schultern und Armen besser spüren. Achten Sie auf die sanfte Bewegung der Schultern beim Einatmen, sie beginnt beim Brustbein und setzt sich über beide Schlüsselbeine bis zu den Schultergelenken fort. Vielleicht ist wahrnehmbar, wie sich die Arme mit dem Einatmen ein wenig in den Schultergelenken nach außen drehen und beim Ausatmen wieder zurück. Lassen Sie den Atem frei durch die Schultern und Arme hindurchströmen wie eine sanfte Welle.

Den Atem im ganzen Körper spüren

Der Hals. Spüren Sie nun in Ihren Hals hinein. Stellen Sie sich vor, dass die Luft ganz ungehindert durch den Rachen hindurchströmen kann. Der ganze Halsbereich kann sich entspannen und ausruhen. Lassen Sie den Atem frei hindurchfließen. Spüren Sie die Empfindungen im Hals-Rachen-Bereich.
Ganzkörperatmung. Und nun dehnen Sie Ihre Aufmerksamkeit auf den gesamten Körper aus. Vom Kopf bis zu den Füßen und Fingerspitzen. Der Atem strömt durch den ganzen Körper, wiegt das Becken und den unteren Rücken sanft, fließt durch den Bauch- und Brustbereich. Der Atem fließt durch die Wirbelsäule und durchströmt die Schultern und reicht bis in die Hände. Lassen Sie Ihren Körper ruhen und den Atem hindurchfließen. Nehmen Sie die kleinen wiegenden Bewegungen des Atems wahr. Der Atem fließt durch den gesamten Körper.
Abschluss und Übergang. Dann lassen Sie kleine Bewegungen in den Händen und Füßen entstehen. Beginnen Sie sich zu räkeln und zu strecken. Vielleicht entsteht ein Gähnen. Und nun können Sie sanft über die Seite zum Sitzen kommen und dann aufstehen. Seien Sie auch im Alltag immer wieder neugierig, wie sich die Atembewegung im Körper anfühlt. Und lassen Sie die Atmung durch den gesamten Körper hindurchströmen.

Sich über den Atem stabilisieren

Kurze Atemübungen sind in herausfordernden Situationen, bei körperlichen oder emotionalen Spannungszuständen sehr hilfreich. Über den Atem können wir uns zum Beispiel bei aufsteigender Angst beruhigen und regulieren. Der Atem unterstützt dabei, wieder ins gegenwärtige Erleben zu kommen und aus Grübelspiralen auszusteigen. Einfach gesagt – wenn der Atem sich vertieft und beruhigt, teilt er dem Gehirn mit: »Es ist alles in Ordnung. Du kannst dich beruhigen.«

Anleitung der Übung

In den Übungen nutzen wir die Wahrnehmung des Atems, begleiten den Atem zählend und verwenden entspannende kleine Bewegungen und Vorstellungsbilder. Probieren Sie aus, zu welcher Methode Sie einen leichten Zugang bekommen und wie sich die Wirkung der Übung zeigt.

Die Atemmethoden sollen zunächst in ruhigen, stabilen Situationen eingeübt werden, damit sie später auch bei turbulenten Erfahrungen sofort zur Verfügung stehen.

(1) **Drei tiefe Atemzüge:** Halten Sie in Ihrem Tun inne und nehmen Sie drei tiefe Atemzüge. Spüren Sie Ihren Körper.

(2) **Bauchatmung:** Oft atmen wir bei Aufregung nur oberflächlich, schnell und im Brustbereich. Zur Beruhigung und Entspannung ist es hilfreich, die Atmung durch die Bauchregion hindurchströmen zu lassen. Legen Sie eine Hand oder beide Hände auf den Bauch und lassen Sie die Hände vom Atem bewegen. Sie nehmen wahr, wie der Atem durch die Bauchregion strömt.

(3) **Atem zählen:** Den Atem zu spüren und dabei zu zählen, beruhigt körperlich, emotional, mental und fokussiert in der Gegenwart. Wenn Sie sich verzählen, kein Problem, beginnen Sie einfach wieder von vorne. Suchen Sie sich eine Stelle im Körper, an der Sie den Atem gut fühlen können. Lassen Sie den Atem einströmen und zählen Sie beim Ausatmen in Gedanken »Eins«. Dann lassen Sie das nächste Einatmen geschehen und zählen beim Ausatmen lautlos »Zwei«. Setzen Sie diese Übung fort, bis Sie bei »Acht« angekommen sind. Sie können auch gerne nochmal von vorne beginnen.

(4) **Langes Ausatmen:** Manchmal seufzen wir spontan mit dem Ausatmen, um uns zu entlasten. Diesen entspannenden, beruhigenden Effekt machen wir uns bewusst zunutze. Beginnen Sie damit, das Ausatmen durch ein »Sch« oder ein »Pf« hörbar zu machen. Lassen Sie dabei die Atmung langsam ausströmen. Wiederholen Sie die Übung einige Male. Sie werden bemerken, dass sich die Ausatmung vertieft (nach Rost & Overkamp, 2018).

(5) **Rückenatmung:** Viele Menschen wenden sich beim Atmen immer nur der Körpervorderseite zu, dem Brustbereich oder dem Bauch. Die Atembewegung im Rückenbereich zu fühlen, regt das parasympathische Nervensystem an, das Ruhe und Entspannung fördert (Burch, 2009). Setzen Sie sich bequem hin und legen Sie beide Hände großflächig an den unteren Rücken, die Daumen zeigen nach vorne. Dann lassen Sie den Atem in beide Hände strömen. Spüren Sie dabei die Atembewegung im unteren Rücken.

(6) **Atmen wie eine Blume:** In dieser Übung verbinden Sie den Atem mit einer kleinen Bewegung und einer Vorstellung. Das vertieft den Atem und beruhigt. Legen Sie beide Hände auf die Oberschenkel, sodass die Handflächen nach oben zeigen, die Hände sind locker geschlossen. Mit dem Einatmen öffnen sich die Hände langsam, stellen Sie sich vor, wie sich eine schöne Blume langsam entfaltet und öffnet. Mit dem Ausatmen schließt sich die Blume langsam wieder. Wenn Sie mögen, verlängern Sie die Zeit des Ausatmens, in der sich die Blume schließt.

Sich über den Atem stabilisieren

(7) Die Atmung als sanfte Meereswelle: Für viele Menschen ist das Meer ein wohltuender, beruhigender Ort. Die Atmung hat einen Rhythmus so wie die Meereswellen, die an den Strand kommen und wieder zurückgehen. Stellen Sie sich einen schönen Ort am Meer vor, die Wellen kommen an den Strand und rollen wieder zurück ins Meer. Nehmen Sie den Atem im Körper wie eine Welle war, die kommt und geht. Die Atemwelle bewegt sanft den Körper und massiert die inneren Organe. Die Atemwelle beruhigt und regeneriert. Wenn es Ihnen guttut, stellen Sie sich auch das angenehme Rauschen der Meereswellen vor, während der Atem ein- und ausströmt.

Transfer in den Alltag

Probieren Sie die Übungen aus. Machen Sie sich klar, wofür Sie die Atemübungen im Alltag nutzen möchten. Dann wählen Sie sich eine oder zwei passende Methoden aus und üben Sie diese zunächst in ruhigen, entspannten Situationen. Machen Sie es sich zur Gewohnheit, inmitten des Alltags innezuhalten und die Atemübung durchzuführen. Dann wenden Sie die Übungen auch in herausfordernden Situationen an, zum Beispiel wenn Sie sich ängstlich, traurig oder antriebslos fühlen oder körperliche Schmerzen spüren.

Bergqualitäten verkörpern

Um sich selbst wahrnehmen zu können, braucht es Ruhe und Gegenwärtigkeit. Wenn wir uns stabil und zentriert fühlen, können wir auch Herausforderungen besser begegnen. In vielen Kulturen gelten Berge als wichtige, heilige Orte, von denen Kraft ausgeht. Die stärkenden Qualitäten eines Berges werden in dieser Übung zunächst visualisiert und dann verkörpert (Kabat-Zinn, 1998).

Wirkung der Übung
Durch die Bergmeditation werden Stabilität, Ruhe, Zentriertheit, aber auch Würde, Raum und Kraft körperlich erfahrbar und gestärkt. Die Übung hilft dabei, sich zu beruhigen und sich auch kraftvoll zu fühlen. Es entsteht Kontakt zu einer inneren Mitte, die sich nicht in Gedanken oder Gefühlen verliert, sondern einen spürenden Überblick auf innere Vorgänge ermöglicht.

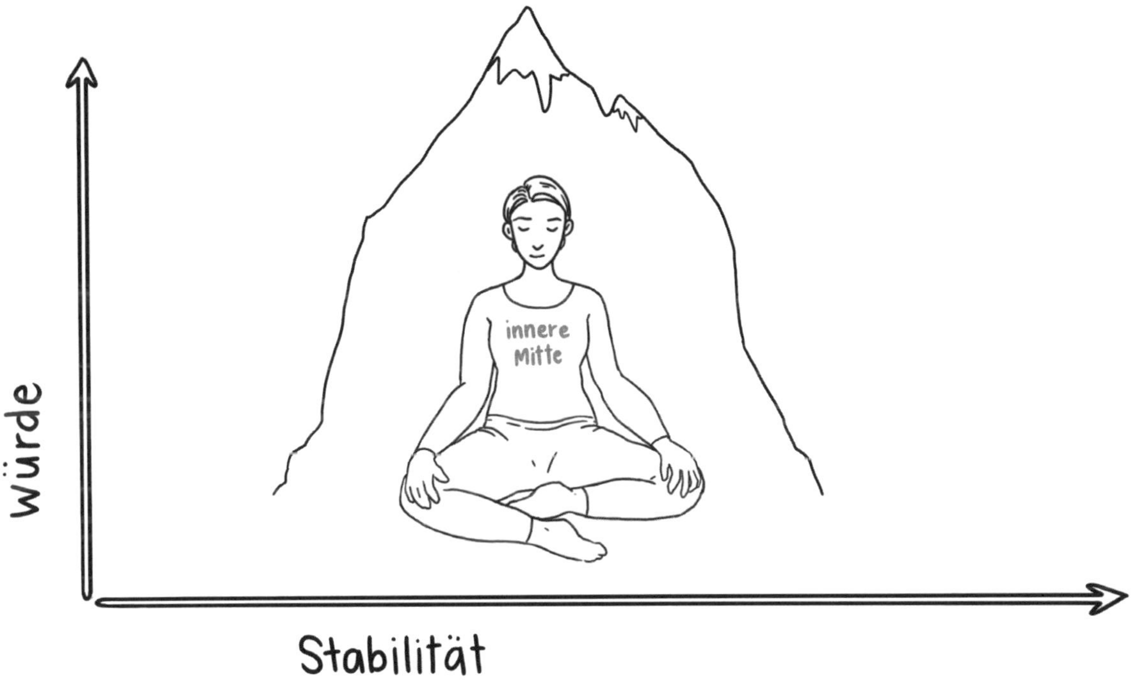

Anleitung der Übung
Ankommen. Machen Sie es sich im Sitzen auf einem Stuhl oder auf dem Boden auf einem Meditationskissen oder einer Meditationsbank bequem. Lassen Sie sich etwas Zeit, im Sitzen anzukommen. Spüren Sie den stabilen Kontakt zum Boden. Die Wirbelsäule kann sich entspannt nach oben aufrichten. Der Kopf ruht auf der Wirbelsäule, die Schultern dürfen nach hinten unten sinken. Nehmen Sie einige Atemzüge bewusst wahr.

Bergqualitäten verkörpern

Einen Berg visualisieren. Und nun beginnen Sie, sich einen Berg vorzustellen. Vielleicht tauchen Bilder von Bergen auf, die Sie kennen, Bergregionen, in denen Sie selbst waren. Es ist aber möglich, dass Bilder von Bergen aus Filmen oder von Fotos deutlich werden. Sie können sich auch einen schönen, für Sie passenden Berg in Ihrer Vorstellung selbst kreieren. Seien Sie neugierig, was entsteht und sich für Sie stimmig und angenehm anfühlt. Der Berg vermittelt Stabilität und Ruhe. Der Berg strahlt Würde und Kraft aus. Er ruht in sich selbst und ist zentriert. Auch wenn das Wetter und die Jahreszeiten sich ändern, der Berg bleibt er selbst. Ruhig und zentriert. Nehmen Sie die Stabilität des Berges wahr, wie er verwurzelt in der ihn umgebenden Landschaft ist. Er nimmt Raum ein und ist würdevoll aufgerichtet. Der Berg stellt Ihnen nun diese wohltuenden Qualitäten zur Verfügung. Nehmen Sie sich einige Momente Zeit, sich mit den Bergqualitäten zu verbinden und sich stärken zu lassen.

Die Bergqualitäten verkörpern. Nun werden Sie selbst zu einem Berg. Sie spüren den Kontakt zum Boden und zur Sitzfläche. Erlauben Sie sich, die Stabilität dieser Verbindung wahrzunehmen. Die Füße, Beine, das Becken und das Gesäß werden zur verwurzelten Basis des Berges. Nehmen Sie diese haltgebende, stabile Kraft wahr. Und jetzt spüren Sie den Atem im Bauch- und Rückenbereich und nehmen diese ruhige Zentriertheit wahr. Der Rücken und Oberkörper verkörpern die Würde des Berges. Ihr Körper nimmt Raum ein – wie ein kraftvoller, in sich ruhender Berg nach oben und zu den Seiten, nach vorne und hinten. Sie sitzen stabil verbunden mit dem Boden und der Sitzfläche und würdevoll aufgerichtet. Die Schultern entspannen, der Kopf ruht auf der Wirbelsäule. Sie sitzen wie ein atmender Berg. Nehmen Sie wahr, wo es sich gerade im Körper am ruhigsten anfühlt und wo Sie Kraft und Energie spüren. Seien Sie neugierig, wie Sie die Bergqualitäten in diesem Moment erleben. Verbinden Sie sich mit der Stabilität, der Ruhe und Würde. Die Gedanken und Gefühle, die kommen und gehen, sind wie das Wetter. Der sitzende Berg ruht in sich und nimmt wahr, was geschieht.

Freundliche Zugänge zum eigenen Körper finden

Unserem Körper gegenüber brauchen wir Freundlichkeit und Wertschätzung, damit wir seine Bedürfnisse erkennen und uns um diese kümmern können. Die folgende Übung hilft dabei, Zugänge zu einem freundlichen Umgang mit unserem Körper zu finden und diese im Alltag aktiv zu nutzen.
Freundlichkeit und Wohlwollen für den eigenen Körper. Ein freundlicher, wertschätzender Umgang mit dem eigenen Körper zeigt sich darin, ob wir ihn wahrnehmen und ihm zuhören. Wohlwollen für den Körper bedeutet auch, auf körperliche Bedürfnisse wie Ruhe, Schlaf und Bewegung zu achten und diese Bedürfnisse zu erfüllen. Auch im Umgang mit körperlichen Grenzen (Erschöpfung, Schmerzen, Krankheit) zeigt sich, ob wir freundlich mit ihm sind. Wohlwollen für den eigenen Körper ist eine innere Haltung, die ganz aktiv zu einem unterstützenden Handeln im Sinne des eigenen Körpers führen kann – z. B. ein Bad nehmen, früher schlafen gehen, einen Spaziergang machen.

Anleitung der Übung
Holen Sie sich freie Blätter und Stifte und machen Sie es sich im Sitzen bequem.

Nehmen Sie sich Zeit für die nachfolgenden Fragen. Halten Sie immer wieder kurz inne, schließen Sie die Augen und seien Sie neugierig, welche Ideen für einen freundlichen Umgang mit dem eigenen Körper auftauchen.

Was fällt Ihnen zuerst ein, wenn Sie an Freundlichkeit für Ihren Körper denken?

....

....

Woran merken Sie, dass Sie den Körper vernachlässigen und unfreundlich zu ihm sind?

....

....

Schreiben Sie einige Tätigkeiten auf, die zeigen, dass Sie wertschätzend mit Ihrem Körper umgehen (gesund essen, Yoga, den Körper nach dem Duschen eincremen oder bewusst abtrocknen, Pausen machen, Rad fahren …).

....

....

....

....

Freundliche Zugänge zum eigenen Körper finden

Mit welcher inneren Haltung machen Sie diese Aktivitäten, damit sie freundlich und wertschätzend für den Körper wirken (langsam, mit Bewusstheit, Grenzen achtend ...)?

....

....

Welche Orte können Sie aufsuchen, um Ihrem Körper Wohlwollen und Freundlichkeit zu vermitteln?

....

....

Wenn Sie Ihrem Körper durch einige Sätze und Worte vermitteln möchten, dass er Ihnen wichtig ist und dass Sie ihn freundschaftlich unterstützen möchten, was würden Sie sagen (z. B. Ruh dich aus; Es ist okay, müde zu sein; Ich bin dir dankbar; Ich wünsche dir Wohlergehen; Du bist jetzt in Sicherheit)?

....

....

....

Wie können Sie Ihrem Körper durch eine Berührung oder Umarmung Freundlichkeit und Wohlwollen vermitteln? Probieren Sie gerne eine Selbstumarmung oder eine wohlwollende Selbstberührung aus. Wie fühlt sich das an? Was ist stimmig?

....

....

Wie fühlt sich Ihr Körper an, wenn er spürt, dass Sie ihn unterstützen und freundlich mit ihm sind (entspannt, lebendig, warm ...)?

....

....

Was braucht Ihr Körper von Ihnen, wenn Sie Schmerzen haben oder krank sind?

....

....

Freundliche Zugänge zum eigenen Körper finden

Schauen Sie sich das beispielhaft ausgefüllte Herz an.

Beispiel: Freundschaft mit dem Körper schließen

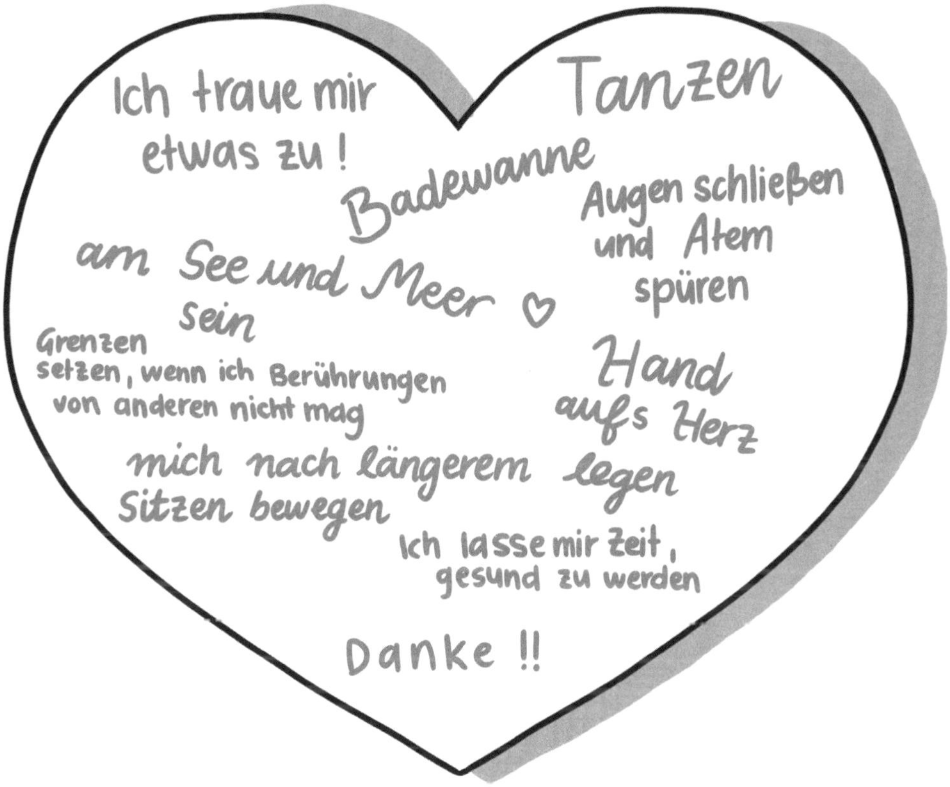
Ich traue mir etwas zu!
Tanzen
Badewanne
Augen schließen und Atem spüren
am See und Meer sein ♡
Grenzen setzen, wenn ich Berührungen von anderen nicht mag
Hand aufs Herz legen
mich nach längerem Sitzen bewegen
Ich lasse mir Zeit, gesund zu werden
Danke !!

Freundliche Zugänge zum eigenen Körper finden

Nutzen Sie jetzt gerne auch die leere Herzvorlage oder zeichnen Sie sich ein großes Herz auf ein Blatt Papier. Schreiben Sie dann in die Herzform Ihre eigenen, persönlichen Ideen hinein, wie Sie sich wertschätzend und wohlwollend dem eigenen Körper zuwenden können. Notieren Sie ganz konkrete Ideen und setzen Sie diese auch im Alltag um.

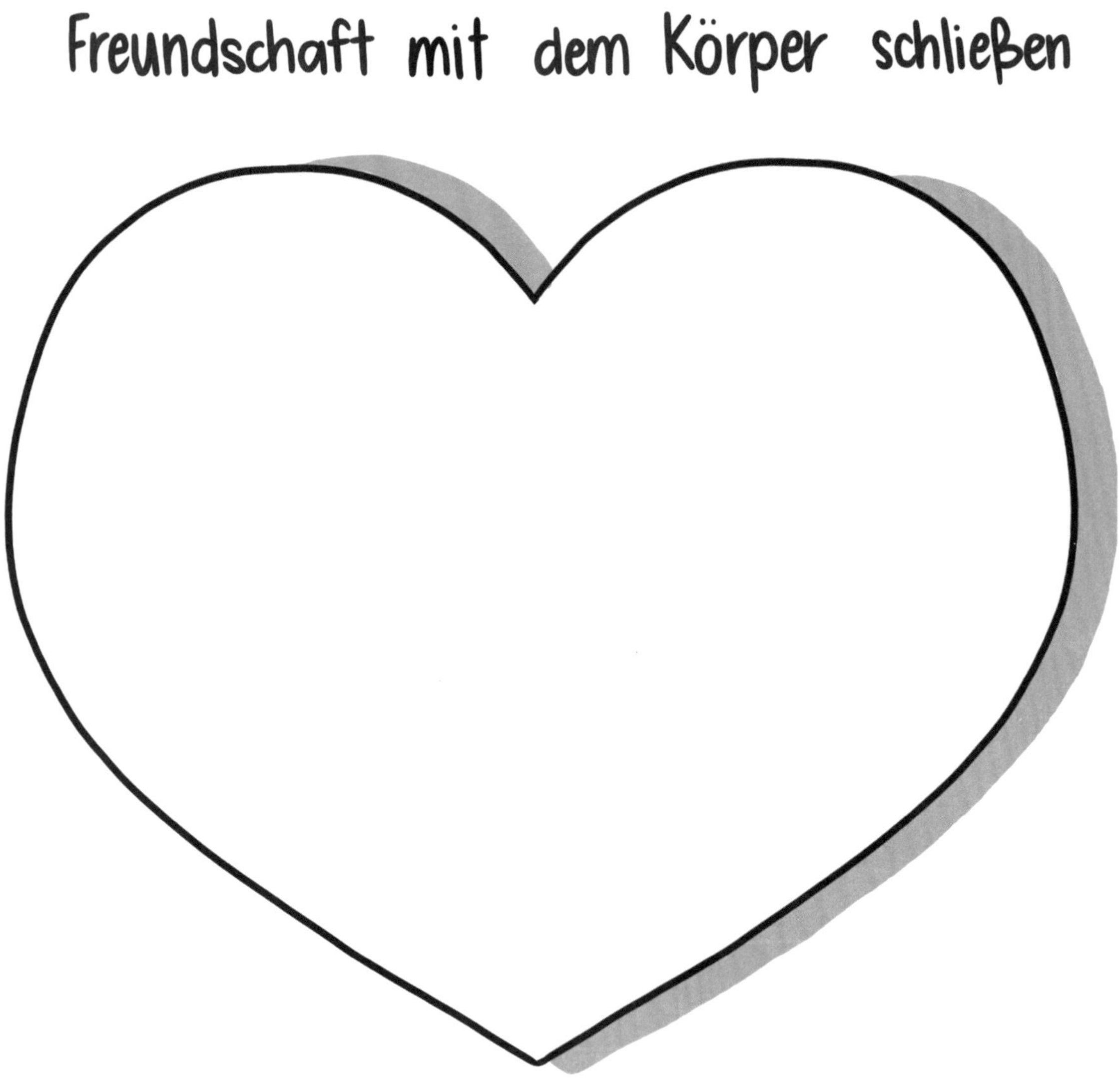

AB 34 • T P

Dem Körper Wohlwollen schenken

Wohlwollen für den Körper lässt sich üben und kultivieren. In dieser Übung verbinden Sie sich mit einer wertschätzenden inneren Haltung und dann stellen Sie Ihrem Körper diese Freundlichkeit zur Verfügung. Wohlwollen geht oft mit den Empfindungen von Entspanntheit, Wärme und Weichheit einher, deshalb werden diese Qualitäten immer wieder angesprochen.

Wirkung der Übung
Oft treten eine innere Beruhigung und Entspannung ein, wenn wir den Körper freundlich spüren und ihm Wohlwollen schenken. Positive Gefühle von Dankbarkeit und Freude werden eingeladen und gestärkt. Das eigene Wohlbefinden und die Akzeptanz für den Körper und für uns selbst werden gefördert.

Anleitung der Übung
Ankommen. Machen Sie es sich im Sitzen oder Liegen bequem. Spüren Sie den Kontakt zum Boden und zur Fläche, auf der Sie sitzen oder liegen. Dann nehmen Sie Verbindung zum Atem auf. Spüren Sie, wie sich der Atem im Körper anfühlt.
Verbindung zum Wohlwollen aufnehmen. Lassen Sie den Atem nun durch den Bauch- und Brustbereich hindurchströmen. Wenn Sie möchten, legen Sie eine oder beide Hände auf den Bauch- oder Brustbereich und spüren Sie den Atem dort. Die Hände vermitteln Freundlichkeit und Wohlwollen. Spüren Sie, wie sich das im Körper anfühlt. Vielleicht entsteht auch ein freundlicher Satz, den Sie in Stille an Ihren Körper richten möchten. Wiederholen Sie den Satz und spüren Sie die körperliche Resonanz. Stellen Sie sich auch eine wohlwollende Lichtquelle vor, die den Körper wärmt.
Wohlwollen durch den Körper strömen lassen. Verbinden Sie sich immer wieder mit Freundlichkeit für den Körper. Nutzen Sie dafür die Berührung der Hände, Sätze und auch Vorstellungsbilder. Das Wohlwollen für den eigenen Körper breitet sich entspannt und mit Leichtigkeit im ganzen Körper aus. Wärme und Entspanntheit erreichen die Füße, fließen durch die Beine und den ganzen Beckenraum. Mit Akzeptanz erlauben Sie dem Körper, genauso zu sein, wie er gerade ist, müde oder wach, ruhig oder unruhig. Die Freundlichkeit für den Körper ist an keine Bedingung geknüpft. Der gesamte Rücken, die Wirbelsäule und die Schulterblätter werden von angenehmer Wärme und Entspanntheit durchströmt. Wenn es im Körper Stellen gibt, die schmerzen oder sich nicht so wohlfühlen, dann erhalten auch diese Bereiche freundliche Aufmerksamkeit. Der gesamte Körper wird vom Atem und Wohlwollen durchströmt. Spüren Sie ihn auch nochmal im Bauch- und Brustbereich. Entspannung und Wohlbefinden, können sich ausbreiten. Wandern Sie nun mit Ihrem Wohlwollen von den Schultern bis zu den Fingerspitzen. Entspannung, Weichheit und Wärme strahlen bis in die Fingerspitzen aus. Der Kopf darf sich entspannen und auch das Gesicht erhält freundliche Aufmerksamkeit. Wohlwollen durchströmt den ganzen Körper und gelangt in jede Körperzelle. Zum Schluss der Übung lassen Sie sich und Ihren Körper einfach noch etwas ruhen.

Transfer für den Alltag
Sie können immer wieder inmitten des Alltags innehalten und sich dem Körper freundlich zuwenden. Machen Sie eine wohltuende Gewohnheit daraus.

Selbstberührung: kurze Übungen zur Selbsthilfe

Aus der Forschung

Die Haut ist unser größtes Sinnesorgan. In seinem Haptik-Labor in Leipzig erforscht Martin Grunwald die Bedeutung des Tastsinnes. Er geht davon aus, dass für uns Menschen Berührung essenziell ist. Und nicht nur die Berührung durch andere, sondern auch die Selbstberührung. So können Eigenberührungen einen beruhigenden Effekt in Stresssituationen haben. Interessanterweise beginnt das schon im Mutterleib, wie Studienergebnisse zeigen. Ein Fötus kann sich durch Berührungen im Gesicht selbst beruhigen, wenn die Mutter gestresst ist (Grunwald, 2017). Auch Erwachsene berühren sich ca. 800-mal täglich spontan im Gesicht. Die Forschung weist darauf hin, dass in stressvollen, konflikthaften Situationen Selbstberührungen helfen, sich emotional zu regulieren (Grunwald, 2022). Auch in der Psychotherapie sind Selbstberührungen gute Selbsthilfetools und stärken das Erleben von Selbstwirksamkeit.

Die Übungen regen kurze Selbstberührungen an, die dabei helfen, sich emotional zu regulieren. Sie können beruhigen, zur Konzentration beitragen und ermutigen.

Anleitung der Übung

Probieren Sie die Übungen aus und finden Sie heraus, welche Methoden sich stimmig für Sie anfühlen. Denken Sie daran, dass es meist Wiederholungen braucht, um die Wirkung einer Übung zu spüren.

(1) **Hand aufs Herz:** Sie können diese Übung im Sitzen, Liegen oder Stehen machen. Legen Sie eine oder beide Hände auf den Herzbereich. Spüren Sie die Berührung der Hand mit dem Körper. Beruhigen Sie Ihr Herz und den Atem liebevoll durch die Hände. Von Ihren Händen strömt Ruhe in die Herzregion.

(2) **Abklopfen:** Das Abklopfen des Körpers lässt die Körpergrenzen spüren und vitalisiert. Sie können die Übung im Stehen oder Sitzen durchführen. Beginnen Sie mit den Fingerkuppen locker das Gesicht, die Kopfhaut und den Nacken zu beklopfen. Fühlen Sie die Berührung. Wenn ein Gähnen entsteht, lassen Sie es zu. Sie können den gesamten Körper bis zu den Füßen abklopfen. Nehmen Sie immer wieder wahr, was sich angenehm anfühlt und an welchen Bereichen Sie stärker und wo Sie sanfter klopfen mögen. Streichen Sie zum Schluss noch einmal den gesamten Körper vom Kopf bis zu den Füßen aus. Nehmen Sie sich zum Abschluss einige Momente Zeit, um nachzuspüren.

(3) **Gesicht berühren:** Berühren Sie mit einigen Fingern beider Hände den Bereich zwischen den Augenbrauen. Lassen Sie sanfte massierende Bewegungen entstehen. Berühren Sie mit den Fingerkuppen die Schläfen und machen Sie kleine kreisende Bewegungen. Nehmen Sie wahr, was Sie spüren. Berühren Sie mit Fingern beider Hände die Kiefergelenke und bewegen Sie sie locker. Vielleicht entsteht ein Gähnen, dann lassen Sie es zu. Spüren Sie, wie sich Ihr Gesicht jetzt anfühlt.

(4) **Selbstermutigung: den Brustbereich beklopfen:** Die Thymusdrüse (*thymos* bedeutet Lebensenergie) liegt unter dem Brustbein. Wenn wir diesen Bereich mit den Fingerspitzen oder lockeren Fäusten beklopfen, können wir Kraft und Zuversicht stärken (Franke & Schlieske, S. 71). Probieren Sie es aus und finden Sie heraus, wie sich das Klopfen für Sie angenehm anfühlt. Sie können das Klopfen auch mit stärkenden Sätzen verbinden. Diese Sätze können Sie denken oder auch laut aussprechen. Beispielsätze können sein: Ich bin stark und mutig. Ich erlaube es mir, glücklich zu sein. Ich aktiviere meine Selbstheilungskräfte.

(5) **Selbstumarmung:** Breiten Sie die Arme und Hände seitlich aus und umarmen Sie sich dann selbst. Probieren Sie verschiedene Möglichkeiten der Selbstumarmung aus. Vielleicht sind die Arme überkreuzt und die Hände liegen jeweils auf dem gegenüberliegenden Oberarm. Verweilen Sie etwas in einer Selbstumarmung und spüren Sie, wie es sich anfühlt.

Somatische Marker erforschen

Nach Damasio (1994) sind Gefühle ganz eng mit Veränderungen im Körper verbunden. Jede Erfahrung wird körperlich registriert und hinterlässt einen somatischen Marker, eine körperliche Erinnerungsspur. Selbst wenn wir uns eine zukünftige Situation nur vorstellen oder eine vergangene Situation erinnern, können die somatischen Marker aktiviert werden.

- **Positive somatische Marker** weisen auf das eigene Wohlbefinden, auf Entspannung und auch auf Freude und das Erleben von Energie hin. Sie ermutigen und stärken das Gefühl von Zuversicht und Handlungsfähigkeit.
- **Negative somatische Marker** erzeugen ein Gefühl von Unwohlsein, sie sind mit Traurigkeit, Angst, Ärger, Scham oder Ekel verbunden. Sie weisen auf Gefahr und Unbehagen hin. Wenn diese negativen, körperlichen SIgnale frühzeitig bemerkt werden, dann können sie mit in Entscheidungen einbezogen werden. Wichtig ist, diese unangenehmen körperlichen Empfindungen nicht zu vermeiden oder zu bekämpfen, sondern zu lernen, sich ihnen bewusst spürend zuwenden zu können. Dann entstehen Entscheidungsräume. Sie müssen nicht aus negativen Emotionen heraus handeln, sondern können aus einer ruhigen, spürenden Position heraus antworten.

Positive somatische Marker erkunden. In dieser Übung verbinden Sie sich mit einer positiven Erfahrung. Sie sind neugierig auf die körperlichen Empfindungen, die mit dieser angenehmen Erfahrung assoziiert sind.
Negative somatische Marker erkunden. In dieser Übung wenden Sie sich einer negativen, herausfordernden Situation zu und spüren die körperliche Resonanz des Erlebens. Wählen Sie sich für diese Übung zunächst eine Situation, die nur leicht herausfordernd, aber nicht zu belastend ist. Es ist wichtig, dass Sie sich nicht von dem negativen Erleben überwältigt fühlen.

Anleitung der Übung: Positive somatische Marker erkunden
Machen Sie es sich im Sitzen bequem. Vielleicht mögen Sie zunächst einige Momente den Fluss des Atems im Körper spüren. Dann erinnern Sie sich an eine angenehme, positive Situation. Momente, in denen Sie sich wohl, entspannt, zufrieden oder kraftvoll gefühlt haben. Lassen Sie diese angenehme Erfahrung ganz lebendig in Ihrer Vorstellung werden. Es ist so, als ob Sie diese positive Erfahrung erneut erleben. Und nun schenken Sie Ihrem Körper Aufmerksamkeit. Bleiben Sie mit der angenehmen Erinnerung verbunden und nehmen Sie die Resonanz im Körper wahr. Wo spüren Sie das Angenehme im Körper? Wie genau fühlt sich das Positive im Körper an? Lassen Sie sich Zeit, die angenehmen Körpererfahrungen zu spüren. Verweilen Sie einige Momente beim Positiven im Körper. Dann schließen Sie die Übung für sich ab. Beginnen Sie, sich zu bewegen, zu dehnen und öffnen Sie die Augen.

Tipp • Positive somatische Marker im Alltag

Oft übersehen wir das Positive und Angenehme im Alltag. Machen Sie es sich deshalb zur Gewohnheit, positiven Erfahrungen im Alltag mehr Aufmerksamkeit zu schenken. Öffnen Sie sich für die angenehmen Körpererfahrungen, die damit verbunden sind. Das stärkt Ihr Wohlbefinden und fördert Ihre Widerstandkraft. Sie schulen sich darin, das Positive, das oft übersehen wird, zu bemerken, zu genießen und sich auch bewusst damit zu verbinden. Damit fördern Sie Ihre Resilienz. Das Positive steht dann auch in herausfordernden Situationen besser zur Verfügung.

Somatische Marker erforschen

Anleitung der Übung: Negative somatische Marker erkunden

Machen Sie es sich im Sitzen bequem. Vielleicht mögen Sie einige Momente einfach den Fluss des Atems im Körper spüren. Dann erinnern Sie sich an eine unangenehme Situation. Lassen Sie das Erlebnis ganz lebendig werden. Es ist so, als ob Sie diese Erfahrung gerade erleben. Bleiben Sie mit der unangenehmen Erinnerung in Kontakt und wenden Sie sich nun neugierig Ihrem Körper zu. Was spüren Sie im Körper? Wo nehmen Sie das Unangenehme im Körper wahr? In welchen Körperbereichen fühlen Sie das Unangenehme besonders stark? Wie fühlt es sich genau an?

Schließen Sie diese Übung mit etwas Positivem ab. Verbinden Sie sich mit dem Atem oder nehmen Sie ruhige oder entspannte Bereiche im Körper wahr. Dann beginnen Sie, sich zu strecken und zu bewegen.

Tipp • Negative somatische Marker im Alltag

Schulen Sie sich darin, die unangenehmen Körperempfindungen im Alltag zu spüren. Sie dienen als Hinweise und Signale. Gehen Sie nicht einfach über diese Wahrnehmungen hinweg. Achten Sie aber darauf, dass Sie sich nicht im Unangenehmen verlieren, sondern dass Sie die Aufmerksamkeit bewusst auch wieder zu etwas Angenehmen lenken können. Das macht Sie psychisch flexibler.

Auch in Entscheidungssituationen können Sie auf positive und negative somatische Marker achten und sie in Ihre Entscheidung einbeziehen.

Sich dem Schwierigen zuwenden und es körperlich erforschen

Viele Menschen haben es sich angewöhnt, herausfordernde und schwierige Erfahrungen zu meiden oder zu bekämpfen. Oft versuchen sie, sich aus dem Problem »herauszudenken«, und finden sich in endlosen Grübelschleifen wieder. Diese Strategien sind aber oft nicht hilfreich, sondern verstärken das Leidvolle nur noch mehr. Im MBCT-Kursprogramm lernen die Teilnehmenden, sich unangenehmen Erfahrungen in der Meditation bewusst zuzuwenden, sie zu akzeptieren und sie auf der körperlichen Ebene zu erforschen (Segal et al., 2015; Juchmann, 2020). Die aus dem MBCT-Programm stammende Meditation »Sich dem Schwierigen zuwenden« gewährt die Möglichkeit, sich dem Herausforderndem auf einer körperlichen Ebene zu nähern.

Wirkung der Übung

Diese Übung ist besonders für Menschen mit Depressionserfahrungen, Ängsten und Zwangssymptomen hilfreich. Sie lernen dabei, sich dem Herausfordernden bewusst zuzuwenden und damit in Kontakt zu gehen. Das Spüren des Schwierigen auf der körperlichen Ebene führt aus dem Grübeln heraus und bringt in einen fühlenden, direkten Kontakt mit der Erfahrung. Das stärkt die eigene Selbstwirksamkeit und macht im Umgang mit Herausforderungen resilienter.

Anleitung der Übung

Einleitung. In dieser Übung können Sie schwierige Erfahrungen in der Meditation erkunden und auf der körperlichen Ebene erforschen. Überfordern Sie sich bitte dabei nicht. Beginnen Sie mit kleineren Herausforderungen und wählen Sie Erfahrungen, die Sie als unangenehm erleben, aber die Sie nicht überfluten. Am besten fangen Sie mit einer gegenwärtigen unangenehmen Erfahrung an, z. B. eine gedankliche Unruhe, ein Schmerz im Körper. Erinnern Sie sich daran, dass Sie jederzeit die Wahl haben, sich zu bewegen oder die Augen zu öffnen und sich im Raum zu orientieren. All dies hilft dabei, sich dem Schwierigen bewusst und selbstbestimmt zuwenden zu können. Es ist neu und ungewohnt, sich bewusst für das schwierige Erleben zu öffnen. Seien Sie also geduldig und freundlich mit sich.
Ankommen im Kontakt mit sich. Nehmen Sie eine stabile und bequeme aufrechte Sitzhaltung ein. Lassen Sie sich Zeit, den Kontakt zum Boden und zur Sitzfläche zu spüren. Die Wirbelsäule kann sich entspannt aufrichten und die Schultern sinken nach hinten und unten. Seien Sie neugierig, wo im Körper noch Entspannung entstehen kann, vielleicht auch in der Augenregion, dem Kiefer, in den Händen. Und nun nehmen Sie Kontakt zum Atem auf und spüren Sie den Atemfluss im Körper. Der Atem darf genauso sein, wie er ein- und ausströmt.
Auswählen einer unangenehmen Erfahrung. Wenden Sie sich nun einer gegenwärtigen unangenehmen Erfahrung bewusst zu. Das kann eine gedankliche Unruhe im Moment sein, ein unangenehmes Gefühl oder eine Körperempfindung von Enge, Aufregung oder Schmerz, die Sie als herausfordernd erleben. Das Schwierige kann auf der gedanklichen Ebene, emotional oder körperlich spürbar sein. Lassen Sie sich Zeit, etwas Unangenehmes in der Erfahrung zu bemerken und wahrzunehmen. Es darf etwas Kleines sein, mit dem Sie üben. Wenn Sie in der gegenwärtigen Erfahrung nichts Unangenehmes wahrnehmen, dann erinnern Sie sich an eine Situation der letzten Tage, in denen Sie sich gestresst, gekränkt oder einfach unwohl gefühlt haben. Nehmen Sie eine Situation, mit der Sie jetzt hier gut üben können.
Auf der körperlichen Ebene spüren. Verbinden Sie sich nun mit der unangenehmen Erfahrung und erleben Sie das Herausfordernde in diesem Moment. Lassen Sie die Gefühle und Gedanken, die mit dem Schwierigen einhergehen, deutlich werden. Dann seien Sie neugierig, wie sich das Unangenehme im Körper anfühlt. Egal ob das Schwierige eher gedanklich oder gefühlsmäßig oder im Körper bemerkbar

ist, seien Sie jetzt offen dafür, was Sie auf der körperlichen Ebene wahrnehmen. Wo im Körper spüren Sie den Stress oder die Belastung? Wie fühlt sich das Herausfordernde auf der körperlichen Ebene an? Ist es ein Druck, eine Anspannung, ein Gefühl von Enge oder etwas anderes? Fühlen Sie wie sich das Unangenehme im Körper anfühlt. Erlauben Sie sich, das Schwierige da sein zu lassen und es bewusst im Körper zu spüren. Dabei können Sie still zu sich selbst sagen: »Die Erfahrung ist da, es ist okay, sie zuzulassen und zu spüren. Es ist okay, so wie es ist.«

Das Schwierige auf der körperlichen Ebene erkunden. Erinnern Sie sich daran, sich mit dem Atem zu verbinden oder die Augen zu öffnen. Sie haben immer die Möglichkeit, einen Schritt zurückzutreten und sich zu stabilisieren.

Wenn es möglich für Sie ist, erlauben Sie sich jetzt, das Herausfordernde auf der körperlichen Ebene zu erforschen.

- ▶ Wo im Körper ist das Schwierige am intensivsten spürbar? Seien Sie neugierig, wie sich der Bereich an den Rändern dieses Körperbereichs anfühlt und wie im Zentrum. Wird das unangenehme Erleben stärker oder schwächer, wenn Sie es im Körper spüren? Oder bleibt es gleich?
- ▶ Was geschieht, wenn Sie die Grenzen dieses Körperbereiches weicher und durchlässiger werden lassen?

Experimentieren Sie damit, den Atem durch diese Körperregion hindurchfließen zu lassen. Wie fühlt es sich an, wenn der Atem durch die belasteten Körperbereiche hindurchströmt?

Und seien Sie neugierig, was geschieht, wenn Sie die Aufmerksamkeit zu einem Bereich im Körper lenken, der sich angenehm anfühlt. Verweilen Sie dort kurz und kehren Sie dann mit Ihrer Aufmerksamkeit zur Region zurück, in der Sie das Unangenehme gespürt haben oder spüren.

- ▶ Was nehmen Sie jetzt wahr? Alles darf genauso sein, wie Sie es erleben.
- ▶ Wie ist es, wenn Sie sich der Körperregion mit Wohlwollen und Sanftheit zuwenden? Was spüren Sie im Körper?
- ▶ Was geschieht, wenn Sie eine Hand auf die Region legen, in der Sie das Herausfordernde spüren (falls das möglich ist)? Sie können zu sich selbst sagen: »Weicher werden, offener werden. Ich darf es zulassen.« Verändert sich etwas oder bleibt die Erfahrung gleich?

Stabiler und wertschätzender Abschluss. Dann kehren Sie zum Abschluss dieser Übung wieder zum Atem zurück und nehmen einige Atemzüge bewusst wahr. Und nun spüren Sie den Kontakt zum Boden und zur Sitzfläche. Öffnen Sie langsam die Augen und beginnen Sie, Bewegungen entstehen zu lassen. Dehnen und Strecken Sie sich und atmen Sie tiefer ein und aus. Schätzen Sie wert, dass Sie den Mut hatten und haben, sich herausfordernden Erfahrungen bewusst zuzuwenden.

Nachreflexion. Was waren die wichtigsten Erfahrungen in der Übung? Haben Sie etwas Neues entdeckt? Wie können Sie die Erfahrungen mit der Meditation in den Alltag übertragen? Was kann Ihnen im Alltag helfen, sich bewusst den Herausforderungen zuzuwenden?

Tipp

Die Übung ist auch hilfreich, wenn unangenehme Zustände in der Therapiestunde auftauchen. Oder man kann herausfordernde zukünftige Szenarien oder schwierige Erinnerungen in die Meditation hereinholen und diese auf der körperlichen Ebene erkunden.

AB 38 • T P

Pendeln zwischen Ressource und Herausforderung

Menschen neigen dazu, ihre Aufmerksamkeit bei negativen Erinnerungen und Erfahrungen zu fixieren. Besonders bei Traumatisierungen, aber auch bei chronischem Schmerz, scheint es nur noch das Belastende zu geben (Levine & Phillips, 2015; Levine, 2009). Es gelingt den Betroffenen nicht oder nur schwer, die Aufmerksamkeit vom Herausfordernden zu lösen und auf etwas Positives zu richten.

Methode des Pendels

Der Traumatherapeut Peter Levine beschreibt die Fähigkeit des Pendelns als Möglichkeit, sich zwischen verschiedenen Zuständen hin- und herzubewegen. Zunächst wird geübt, positive Zustände im Körper zu verorten. Dann wird die Aufmerksamkeit bewusst auf eine herausfordernde Erfahrung gerichtet und im Körper gespürt. Eine Pendelbewegung zwischen Ressource und Problemzustand wird möglich. Es gelingt, sich wieder vom Belastenden zu lösen und die Aufmerksamkeit erneut auf eine positive verkörperte Erfahrung zu richten. Durch das Hin- und Herpendeln wird die Aufmerksamkeit flexibler und es entstehen Verbindungen zwischen dem Problem und einem heilsamen Zustand. Die Übenden machen die Erfahrung, dass sie mit dem Schwierigen in Kontakt sein können, ohne davon überwältigt zu werden. Die Fähigkeit, zwischen verschiedenen Zuständen pendeln zu können, macht resilient im Umgang mit Herausforderungen.

Anleitung der Übung

Fähigkeit, die Aufmerksamkeit bewusst zu lenken. Machen Sie sich bewusst, dass Sie Ihre Aufmerksamkeit bewusst lenken können. Sie werden in dieser Übung lernen, zwischen einem positiven Zustand und einer Herausforderung hin und her zu pendeln. Dabei haben Sie jederzeit die Möglichkeit, zu einem stärkenden, ressourcenvollen Erleben zurückzukehren.
Ankommen und positiver Anker. Kommen Sie in einer stabilen und entspannten Sitzposition an. Verbinden Sie Ihre Aufmerksamkeit zunächst mit einem positiven Anker. Das kann der Atem sein oder etwas, was Sie sehen oder hören. Spüren Sie das Angenehme auch im Körper. Erinnern Sie sich an eine positive, stärkende Erfahrung und spüren Sie diese auch auf der körperlichen Ebene. Nehmen Sie sich etwas Zeit, beim Angenehmen zu verweilen. Wie fühlt sich das Stärkende, Wohltuende im Körper an?
Zur Herausforderung pendeln. Wählen Sie ein herausforderndes Erleben aus der Vergangenheit oder eine Situation in der Zukunft, die sich belastend anfühlt. Seien Sie neugierig, wie Sie diese Herausforderung auf der körperlichen Ebene erleben. Verweilen Sie nur kurz bei dem Unbehagen.
Zwischen Herausforderung und Ressource hin- und herpendeln. Dann lösen Sie die Aufmerksamkeit bewusst vom Belastenden und pendeln Sie wieder zur Ressource im Körper zurück. Kommen Sie erneut beim Wohlbefinden im Körper an.

Pendeln Sie einige Male zwischen Herausforderung und Ressource hin und her. Spüren Sie immer wieder die körperliche Erfahrung. Vielleicht ist es auch möglich, etwas länger bei den herausfordernden Körperempfindungen zu bleiben und dann erneut zur Ressource zurückzukehren.
Abschluss. Verweilen Sie noch etwas bei einer angenehmen Körpererfahrung. Spüren Sie den Atem und die Stabilität des Sitzens. Dann beenden Sie die Übung und lassen kleine Bewegungen entstehen, strecken und dehnen Sie sich.

4 Körperhaltung und Bewegung in der Psychotherapie

Wie Menschen sitzen, gehen und stehen, welche Körperhaltungen sie einnehmen und wie sie sich bewegen, hat Einfluss auf ihr emotionales und kognitives Erleben und damit auf ihre Gesundheit und ihr Wohlbefinden. Deshalb ist es so wirksam, wenn Klient:innen, parallel zu einer Psychotherapie, Sport- und Bewegungsangebote nutzen. Und es ist sinnvoll, Körperhaltungen und Bewegungen unmittelbar in die Psychotherapiestunden einzubeziehen. Diese helfen dabei, Kontakt mit sich aufzunehmen, sich zu fühlen und Veränderungen anzustoßen. Durch das Einnehmen von Körperpositionen und durch gezielte Bewegungsübungen werden Erfahrungen direkt angeregt und erlebbar.

So kann beispielsweise eine Frau, die sich nicht mehr unterwürfig verhalten und klein machen will, bewusst Körperhaltungen erproben, in denen sie sich erwachsen und selbstbewusst fühlt. Und ein junger Mann, dessen Frau gerade verstorben ist, kann langsam wieder mit dem Joggen anfangen, weil er sich da als lebendig und kraftvoll erlebt.

Personen kommen oft in die Psychotherapie, weil sie den Boden unter den Füßen verloren haben, aus dem Gleichgewicht geraten sind, nur noch im Kopf leben oder sich erstarrt fühlen. Und genau hier setzen Bewegungsübungen, Sport und Körperhaltungen an. Sie können nämlich Stabilität fördern, in Balance bringen, vom Grübeln mehr ins Erleben führen und Flexibilität fördern. Sich bewegen heißt, in Bewegung zu kommen und etwas für sich und andere bewegen zu können. Bewegung bedeutet zu handeln, sich für sich oder etwas einzusetzen, aktiv zu werden und sich als selbstwirksam zu erleben. Außerdem ist Bewegung eng mit Emotionen, mit Gefühlsbewegungen verbunden. Das Wort Emotion stammt vom Lateinischen emovere (sich herausbewegen und emporwühlen) ab. Und genau das tun Körperbewegungen: Sie rufen Emotionen hervor oder helfen dabei, sich aus belastenden Gefühlen herauszubewegen. Der / Die Klient:in beginnt, sich wieder zu fühlen, und lernt, negative Gefühle durch Sport und Bewegung (aus) zu halten oder umzuwandeln und mehr positive Emotionen zu fördern.

Bewegungen und Sport helfen dabei,

- eine regelmäßige wohltuende Aktivität zu etablieren und eine Tages- und Wochenstruktur zu finden,
- sich als energie- und kraftvoll zu erleben,
- sich als ausdauernder zu erfahren,
- sich zu entspannen,
- zu genießen,
- sich zu fühlen,
- aus dem Kopf in den Körper zu kommen,
- Halt und Orientierung zu finden,
- mit anderen Spiel und Freude im Team zu erfahren,
- sich mit der Natur zu verbinden (beim Segeln, Klettern, Wandern),
- Lebensfreude zu erleben,
- die eigene Selbstwirksamkeit zu spüren,
- sich auszudrücken und zu kommunizieren,
- aktiv zu werden und Ziele zu erreichen,
- die eigenen Grenzen zu spüren, realistisch einschätzen zu lernen, zu akzeptieren und gegebenenfalls zu erweitern,
- Veränderungen anzustoßen (Ängsten zu begegnen, aktiv zu werden, Sinn zu erfahren).

Tipp • In Bewegung kommen

Fragen Sie Ihre Klient:innen, welche körperlichen Aktivitäten oder welchen Sport sie mögen oder vor der Erkrankung gerne gemacht haben. Überlegen Sie gemeinsam, welche Bewegungsform wieder aufgenommen werden kann. Helfen Sie Klient:innen dabei, sich eine regelmäßige Übungs- und Trainingspraxis aufzubauen. Greifen Sie Erfahrungen aus dem Sport und der körperlichen Bewegung in der Psychotherapie auf und nutzen Sie diese auch für die psychotherapeutischen Ziele. Sportliche Erfolge, das Erleben von Durchhaltevermögen und Kraft können bei einem depressiven Erleben oder im Umgang mit Ängsten als Ressource dienen.

Romane erzählen, wie Bewegung und Sport bei Verlusten und Trauma helfen. Auch in der Literatur finden sich Beispiele für die heilende Kraft von Bewegung und Sport. Laufen und Schwimmen helfen den Romanfiguren, in und nach schwierigen, erschütternden Lebensereignissen wieder Orientierung und Halt zu spüren. So zeigt Isabel Bogdan in ihrem Roman »Laufen«, wie die Protagonistin nach einem schweren Verlust wieder zurück ins Leben läuft. Durch regelmäßiges Lauftraining gewinnt sie an Lebenskraft und entwickelt ein Gegengewicht zum ständigen Kopfkino (Bogdan, 2021).

Die Hauptfiguren von Carolin Wahls Roman »22 Bahnen« schwimmen im Freibad, um ihren Kopf frei zu kriegen und zumindest kurzzeitig der belastenden Alltagsrealität etwas Positives entgegenzusetzen. Schwimmen ist hier ein Akt der Autonomie und der Selbstbestimmung (Wahl, 2023). In ihrem Nachfolgeroman »Windstärke 17« schwimmt und läuft die trauernde junge Frau im und am Meer regelrecht um ihr Leben, spürt ihre Verzweiflung, aber auch ihre Kraft, fühlt Verbundenheit und lässt ihren Gefühlen freien Lauf (Wahl, 2024). Die Lektüre dieser Bücher kann Klient:innen dazu ermutigen, auch in sehr herausfordernden Lebenssituationen Sport und Bewegung als Rettungsanker für sich zu nutzen.

Sport und Bewegung bei psychischen Erkrankungen

Viele Studien weisen nach, dass körperliche Aktivität und sportliche Betätigung in der Prävention und in der Therapie psychischer Erkrankungen wirksam sind. So kann körperliche Bewegung die Resilienz erhöhen, Nebenwirkungen von Medikamenten reduzieren, bei spezifischen Symptomen hilfreich sein und das Erreichen psychotherapeutischer Ziele erleichtern. Bei Angststörungen und depressiven Erkrankungen kann körperliche Aktivität ähnlich wirksam sein wie pharmako- oder psychotherapeutische Strategien (Bendau et al., 2023). Im Lehrbuch der Sportpsychiatrie und -psychotherapie (Claussen & Seifritz, 2024, S. 29) heißt es: »Exercise is Medicine.« Und so ist es: Bewegung, Sport und körperliche Aktivität wirken sich positiv auf das körperliche und psychische Wohlbefinden aus und steigern auch die kognitive Leistungsfähigkeit.

Eine Studie der Universität Erlangen zeigt, dass ein psychotherapeutisches Bouldertraining die Selbstwirksamkeit von Menschen mit Depressionen signifikant und klinisch relevant stärkt (Kratzer et al., 2021). Interessant an diesem Vorgehen ist, dass Bouldern und psychotherapeutische Methoden miteinander kombiniert werden, die Anleitung geschieht durch Klettertherapeut:innen.

Die Psychotherapie profitiert also von Sport- und Bewegungsangeboten. Deshalb ermutigen Sie die Klient:innen, neben der Psychotherapie ein sportliches Angebot zu nutzen oder wieder mit regelmäßiger Bewegung zu beginnen. Integrieren Sie die Erfahrungen aus dem Sport oder der körperlichen Aktivität auch direkt in der Psychotherapie, sprechen Sie darüber und greifen Sie Ideen und Übungen aus den Bewegungserfahrungen der Klient:innen in der Psychotherapie auf. Zum Beispiel können Sie Klient:innen fragen, wie es ihnen gelingt, Ängste beim Bouldern zu überwinden oder wie sich die Stimmung durch das Joggen positiv beeinflussen lässt. Lassen Sie sich die Lieblingsyogaübungen zeigen oder schildern, wie sich das Wandern auf die Stimmung auswirkt.

Tipp • Auf die Dosis kommt es an

Wie bei allem kommt es auch beim Sport auf das rechte Maß an. Schauen Sie bei Ihren Klient:innen, wie diese an Bewegung und Sport herangehen. Vermeiden sie Anstrengung und fällt ihnen das regelmäßige Dranbleiben schwer? Dann können Sie diese Menschen dabei unterstützen, Ängste zu überwinden, sich zu motivieren und ein realistisches Übungsprogramm für sich aufzubauen.

Gesundes Bewegungsverhalten ist flexibel und wird auf das aktuelle Befinden abgestimmt. Ruhetage und Zeiten ohne Sport werden akzeptiert, ohne dass das Selbstwertgefühl stark leidet. Die Motivation für ein gesundes Sportverhalten ist Freude an Bewegung und die Stärkung der eigenen Gesundheit (Wyssen et al., 2024).

Dagegen haben bewegungs- und sportsüchtige Menschen den Drang, die Dosis des Trainings zu erhöhen. Sie sind unflexibel, es fällt ihnen schwer, auf Trainingseinheiten zu verzichten, sie üben auch bei Krankheit und Erschöpfung. Die Bewegung soll das Selbstwertgefühl und die psychische Stabilität in einem übertriebenen Ausmaß stärken und dabei helfen, negative Gefühle zu vermeiden. Wenn diese Klient:innen keinen Sport machen, verschlechtert sich ihre Stimmungslage enorm, sie haben ein schlechtes Gewissen (Colledge & Walter, 2024). Fragen Sie also Ihre Klient:innen, mit welcher Haltung und wie oft sie trainieren und welche Funktion das Training hat. Dient das exzessive Bewegungsverhalten zum Beispiel der Gewichtsreduktion und tritt im Rahmen einer Essstörung auf? Ist es Teil der Symptomatik und hält diese mit aufrecht? Bewegungsbezogene Interventionen können trotzdem hilfreich bei der Gesundung sein, aber es gilt diese mit einer bewussten und achtsamen Haltung auszuüben (Wyssen et al., 2024).

Körperübungen und Bewegung in der Psychotherapie

Bewegungsübungen in der Psychotherapie ermöglichen es, aus dem Kopf ins Fühlen und Spüren zu kommen. Erfahrungen, ob positiv oder herausfordernd, können verkörpert werden. Spontane Gesten und Bewegungen der Klient:innen lassen sich aufgreifen, verstärken oder verkleinern. Damit erhält der persönliche Körperausdruck Beachtung und öffnet einen Zugang zum eigenen Erleben. Die Klient:innen nehmen Positionen ein, die das Problem verkörpern oder aber auch für eine Lösung oder einen positiven Zustand stehen. Bewegungsübungen helfen dabei, aus wiederkehrenden, festgefahrenen Sprech-, Denk- und auch Körpermustern auszusteigen und neue Erfahrungsräume zu eröffnen, die das körperliche und emotionale Spüren mit einbeziehen. Gesten, Körperhaltungen und Bewegungen werden damit zu einer wichtigen Ressource in der Psychotherapie. Oft sind Klient:innen zunächst davon überrascht, den Körper als Kraftquelle zu spüren. Sie sind erstaunt, dass der Körper etwas sichtbar machen kann, das ihnen zuvor noch nicht bewusst war.

Fallbeispiel

Herr S. verhält sich oft sehr angepasst und es fällt ihm schwer, Grenzen zu setzen. In der Therapie möchte er mehr Selbstbehauptung lernen und klarer seine Bedürfnisse kommunizieren. Der Therapeut bittet ihn, sich eine Dialogsituation mit einem Kollegen vorzustellen und eine Körperhaltung einzunehmen, die dazu passt. Sofort bemerkt Herr S., wie er sich duckt und kleiner macht, das erlebt er fast wie einen Reflex, wie einen unbewussten Automatismus. Unterstützt durch den Therapeuten probiert Herr S. eine aufgerichtete Körperhaltung aus, in der er sich erwachsen und stabil fühlt. Zunächst ist diese Haltung noch unvertraut, aber durch Übung kann sie zu einer neuen Ressource werden. Durch eine veränderte Körperhaltung wird auch der verbale Ausdruck, zum Beispiel ein »Nein«, überzeugender.

Bewegungsübungen machen eine Vielfalt wohltuender Zustände und Qualitäten direkt in der Therapiestunde erfahrbar. So bleiben Ziele wie Kraft spüren, sich ausruhen, Balance finden, Raum einnehmen, sich stabil fühlen, Nähe und Distanz regulieren, Grenzen setzen, Wut ausdrücken, Freude verkörpern, eine klare Richtung finden nicht abstrakt, sondern können unmittelbar in der Psychotherapie verkörpert und erlebt werden.

Tipp • Die Wahrnehmung für das Thema Bewegung schärfen

Auch für das Einbeziehen von Bewegung in die Psychotherapie ist die Selbsterfahrung grundlegend. Machen Sie sich bewusst, wie Sie sich in der therapeutischen Arbeit bewegen und was auch Sie an Bewegung an einem Arbeitstag brauchen. Nehmen Sie die eigene Körperlichkeit und auch die der Klient:innen bewusster und wohlwollend in den Blick. Fragen Sie die Klient:innen, welche Sportarten und Bewegungsangebote sie mögen. Das eröffnet neue Ressourcen für den therapeutischen Prozess.

Folgende Fragen und Aspekte helfen dabei, passende Bewegungserfahrungen auszuwählen und anzuregen:

- Wie wirkt der Klient bzw. die Klientin körperlich auf Sie?
- Welche spontanen Bewegungen und Gesten der Klient:innen möchten Sie aufgreifen (z. B. eine sichtbare Anspannung oder ein Verschränken der Arme)?
- Was ist stark ausgeprägt und was fehlt (z. B. Spannung, Flexibilität oder Ruhe)? Welche Übungen stellen wohltuende Erfahrungen zur Verfügung?
- Welche neuen Erfahrungen können Sport und Bewegung ermöglichen?
- Welche Bewegungs- und Sportressourcen bringen die Klient:innen mit?
- Was soll gestärkt werden (Ausdauer, Flexibilität, Expressivität, Verbindung zu anderen …)?
- Welche Therapieziele werden formuliert und wie kann Bewegung dabei helfen, diese zu erreichen? (Beispiele: Yogaübungen, die das Gleichgewicht anregen, sind hilfreich, wieder die Balance zu finden. Ein Lauftraining ermöglicht es, ausdauernder zu werden und sich wieder als selbstwirksam zu erleben. Freies Tanzen fördert Selbstausdruck, Individualität und Lebensfreude.)
- Achten Sie auf die Sprache und Formulierungen der Klient:innen. Möchte jemand lernen, »Nein« zu sagen, können grenzsetzende Bewegungen ins Erleben bringen. Will eine Person »Verantwortung abgeben«, sind möglicherweise Schüttelübungen sinnvoll, um Erfahrungen von Loslassen anzuregen. Formuliert eine Klientin, sie würde alles »durchziehen und die Zähne zusammenbeißen«, können ruhige, fließende Bewegungsübungen Entspannung und Vertrauen fördern.

Die in diesem Kapitel vorgestellten Übungen benötigen nicht viel Platz und meist keine Hilfsmittel. Viele Bewegungen lassen sich sowohl im Sitzen als auch im Stehen ausführen. Die Methoden erfordern weder besondere Beweglichkeit noch Vorerfahrungen und sind damit für sehr viele Menschen leicht zugänglich.

Arbeits- und Informationsmaterial

AB 39 Schreibsprint: Bewegung ist für mich ...

Schreiben ist Bewegung und bringt in Bewegung. Der Schreibsprint ermöglicht es, ohne Selbstzensur und Korrektur mit einer offenen und neugierigen Haltung für wenige Minuten zum Thema »Bewegung« zu schreiben. Die Methode lässt sich auch für andere körperbezogene Themen in der Psychotherapie nutzen.

AB 40 Sport und Bewegung: Selbstreflexion

Sie reflektieren, welche Bewegungs- und Sportarten Ihnen Freude gemacht haben und es auch noch jetzt tun. Und Sie machen sich Ihre Grundüberzeugungen zur eigenen Sportlichkeit bewusst. Die Reflexionen helfen dabei, die Bewegungsarten auszuwählen und zu aktivieren, die Ihrer Gesundheit aktuell guttun.

AB 41 Bewegungsexperimente: Schütteln, Gähnen und Stampfen

Kurze Bewegungsexperimente ermöglichen es, im Gruppen- oder Einzelsetting verschiedene Bewegungen auszuprobieren. Das Schütteln des Körpers wird angeregt, der ganze Körper wird zum Gähnen eingeladen und es wird erkundet, wie sich Stampfen mit den Füßen anfühlt. Reflexionsfragen regen den Austausch an und fördern den Transfer in den Alltag.

INFO 12 Yoga in der Psychotherapie

Yoga bedeutet Einheit von Körper, Seele und Geist. Studien zeigen, wie wirksam Yoga bei psychischen Symptomatiken ist. Die Ziele einer Integration von Yoga in die psychotherapeutische Arbeit werden benannt. Imaginationen und Affirmationen helfen dabei, die Yogaübungen zu verkörpern und zu verankern. Sie erhalten Hinweise, wie Sie mit Yogaübungen in der Psychotherapie starten können.

AB 42 Yogaübungen: Stehen wie ein Berg und im Gleichgewicht wie ein Baum

Die Yogaübungen »Berg« und »Baum« werden durch Abbildungen und Anleitungstexte erläutert. Sie ermöglichen die Erfahrungen von Stabilität, Würde und Flexibilität. Imaginationen und begleitende Sätze unterstützen die Körpererfahrung. Reflexionsfragen helfen bei der Integration in den Alltag (Übung inspiriert durch Trökes, 2017; Cuno & Richter, 2023, Cuson, 2007).

AB 43 Yogaübung: Das Herz weiten

Diese Bewegungssequenz »Das Herz weiten« kann im Stehen oder im Sitzen durchgeführt werden. Sie beinhaltet Momente des ruhigen Innehaltens und ein Öffnen des Brust- / Herzbereichs. Abbildungen zeigen die Übung im Sitzen und Stehen. Die Wirkung ist öffnend, vitalisierend und beruhigend. Bei Ängsten und Beklemmungen verschafft die Bewegungssequenz ein Gefühl der ruhigen Weite.

AB 44 Yogaübungen: Die drei Störche

Die Übung »Drei Störche« besteht aus dynamischen Bewegungssequenzen für Körper und Geist. Sie stammen aus der traditionellen südindischen Kampfkunst Kalari (Ludwig, 2016) und helfen dabei, Raum einzunehmen und sich selbstbewusst zu zeigen. Der Wechsel von fließender Bewegung, Spannungsmoment und Loslassen fördert die Körperwahrnehmung, vertieft den Atem und führt zur Entspannung.

AB 45 Yogaübung: Held:innen-Positionen

Durch die Held:innen-Positionen wird kraftvolle Selbstbestimmung im Körper erfahrbar. Die Haltungen vermitteln Standfestigkeit, Zielorientiertheit, Selbstbewusstsein, Kraft, Mut und Klarheit (angelehnt an Cuno & Richter, 2023; Cuson, 2007).

INFO 13 Kum Nye: Tibetisches Heilyoga

Kum Nye ist ein im tibetischen Buddhismus verwurzeltes Heilyoga, welches Ruhe in Bewegung fördert. Die Übungen lassen sich leicht in die psychotherapeutische Arbeit integrieren. Das Informationsblatt stellt die Grundprinzipien und die Wirkungen vor.

AB 46 Die Energiekugel

Die Energiekugel ist eine ruhige, fließende Bewegung aus dem tibetischen Heilyoga Kum Nye, die im Sitzen oder Stehen durchgeführt werden kann (Steurich, 2006). Die fließende, ruhige Bewegung löst körperliche Verspannungen. Bei Unruhe und Angst beruhigt die Übung, bei Depressionen bringt sie in Bewegung und gibt eine ruhige Kraft.

AB 47 Inneres Gold

Die Übung lässt sich im Sitzen oder Stehen durchführen. Sie ermöglicht ein kurzes Innehalten und erlaubt, sich bei sich selbst anzulehnen und wohlwollend mit sich zu sein (angelehnt an Tulku, 2004).

AB 48 Sanftes Dehnen

Die einfache Übung im Stehen (inspiriert durch Steurich, 2006) aktiviert und beruhigt. Durch die langsame Ausführung in Verbindung mit dem Atem beruhigt sich dieser und eine entspannte Fokussierung entsteht. Die Dehnung und Aufrichtung fördert Energie und vermittelt Spannkraft. Das Arbeitsblatt zeigt zudem eine Variante mit einer imaginierten Energiekugel.

AB 49 Loslassen und Energie wecken

Diese Bewegungssequenz wird im Stehen durchgeführt. Sie ermöglicht ein langsames Loslassen und Hängenlassen des Oberkörpers nach vorne und durch die anschließende Aufrichtung und Rückbeuge wird eine entspannte Öffnung und Weitung angeregt (inspiriert durch Steurich, 2006). Hinweis: Wenn Verletzungen der Wirbelsäule oder eine Schwangerschaft vorliegen, sollte diese Bewegung nicht oder nur sehr behutsam ausgeführt werden.

INFO 14 Restorative Yoga

Restorative Yoga ermöglicht es, länger in regenerativen Haltungen zu verweilen. Durch die Verwendung von Polstern, Decken und Blöcken wird der Körper gestützt, gehalten und gewärmt. Restorative Yoga in der Psychotherapie macht ein entspanntes Loslassen spürbar und dient einer körperorientierten Nachbeelterung und Selbstannahme.

AB 50 Angelehntes Sitzen

Mit Blöcken, Decken und Polstern wird eine angenehme Sitzposition aufgebaut und an die individuellen Bedürfnisse des Übenden angepasst. Die sanfte Rückbeuge vertieft den Atem. Die Übung fördert Entspannung und Loslassen. Die Polster vermitteln Halt und Geborgenheit. Die Position ist bei großer Erschöpfung wirksam und auch für schwangere Frauen geeignet und wohltuend.

AB 51 Kindpositionen

Die Kindpositionen vermitteln durch das Vorbeugen und Abstützen ein Gefühl von Loslassen und Geborgenheit. Die Körpervorderseite wird geschützt, der Körper darf sich ausruhen und entspannen. Auch dann, wenn wir uns verletzt fühlen und Trost und Geborgenheit brauchen, sind die Kindpositionen stärkend und wohltuend. Übungsvarianten mit angewinkelten und gegrätschten Beinen und am Tisch werden vorgestellt.

AB 52 Bewegungsübung: Wachheit und Präsenz

Diese Übung im Stehen hilft dabei, wach und präsent zu werden. Durch koordinierte Armbewegungen wird die Aufmerksamkeit zur gegenwärtigen Körpererfahrung gelenkt. Der gesamte Körper streckt sich von den Füßen bis über die Hände in den Raum. Die Übung hilft bei Müdigkeit, Grübeln, dient der Reorientierung und stärkt das Selbstbewusstsein.

AB 53 Therapeutisches Gehen: Variationen

Gehen fördert Präsenz, Kreativität und kann positive Emotionen anstoßen. Übungsvariante 1 gibt Impulse, wie Sie das Gehen in der Psychotherapie in emotional aufwühlenden Momenten anleiten können. Variante 2 vermittelt ein meditatives, fokussiertes Gehen. In Variante 3 probieren Sie spielerisch aus, wie emotionales Gehen aussehen kann. Sie gehen stolz, ängstlich, traurig und beschwingt. Reflexionsfragen helfen bei der Auswertung der Übungen.

AB 54 Glaubenssätze verkörpern

Zunächst werden negative und positive Glaubenssätze schriftlich notiert. Dann werden Klient:innen angeleitet, die Grundüberzeugungen zu verkörpern. Sie lernen, die Wirkung der negativen Glaubenssätze zu erkennen und zu wandeln. Das Verkörpern der positiven Glaubenssätze macht Ressourcen spürbar. Die Übung ermutigt, aus dem negativen Zustand bewusst in den positiven Zustand zu wechseln.

AB 55 Zielzustände verkörpern: Abgrenzungsfähigkeit

Viele Klient:innen möchten lernen, sich besser abzugrenzen. Durch Körperhaltungen und Bewegungen lässt sich Abgrenzungsfähigkeit verkörpern, stärken und auch im Alltag abrufen. Innere Bilder und stärkende Sätze unterstützen die Körpererfahrung.

AB 56 Kommunikationsaikido

Diese Methode eignet sich als Partnerübung und kann auch in größeren Gruppen gut durchgeführt werden. Verschiedene Varianten einer nonverbalen Kommunikation werden durchgespielt und reflektiert.

Schreibsprint: Bewegung ist für mich …

Schreibübungen in der Therapie und auch zu Hause bereichern die Psychotherapie und können bei Trauer, in belastenden Situationen, bei Grübelneigungen und in Übergangssituationen entlastend und stärkend wirken (Juchmann, 2020, 2021; Gräßer et al., 2020). Schreiben ist Bewegung und bringt in Bewegung.

Ziel der Übung

Der Schreibsprint ermöglicht es, in wenigen Minuten alles aufzuschreiben, was Ihnen zu einem Thema in den Sinn kommt, ohne zu stoppen, nachzudenken oder etwas zu korrigieren. Die kritische innere Zensur wird dabei umgangen, weil einfach drauflosgeschrieben wird, ohne Zeichensetzung, Rechtschreibung und Satzstruktur beachten zu müssen. Dadurch können Ideen und Impulse einfach frei heraussprudeln und aufs Blatt fließen. Der Schreibsprint bringt in Kontakt mit sich selbst, lässt Themen erkunden und bringt oft Überraschendes zutage. Wir nutzen hier die Methode des Schreibsprints, um uns dem Thema Bewegung neugierig und spielerisch zu nähern.

Tipp • Anregung für die Therapeutin

Üben Sie sich zunächst selbst etwas in der Methode des Schreibsprints, damit Sie sich wohl und sicher damit fühlen. Sie können, während die Klientin schreibt, auch einen Schreibsprint zum gleichen Thema machen. Fragen Sie, ob das für die Klientin stimmig ist, sonst leiten Sie einfach nur an. Sie können auch gezielt für die Klientin einen Text schreiben. Dann schreiben Sie ressourcenorientiert und behalten die Ziele der Klientin beim Schreiben im Blick.

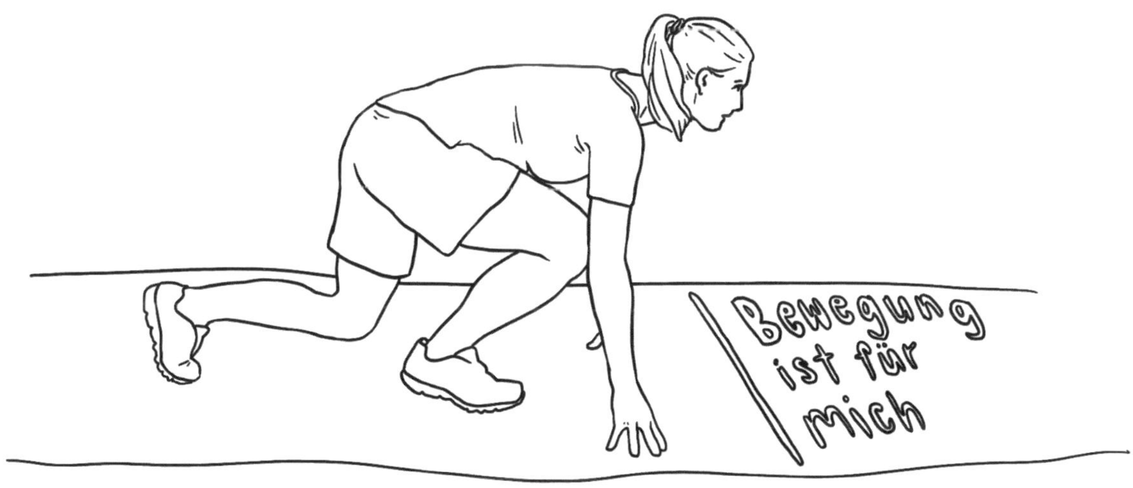

Schreibsprint: Bewegung ist für mich ...

Anleitung der Übung

Vorbereitung. Holen Sie sich zunächst freie DIN-A4-Blätter, einen Stift, mit dem Sie schnell schreiben können, einen farbigen Textmarker, ein Klemmbrett oder eine Schreibunterlage. Vielleicht möchten Sie sich zum Schreiben an einen Tisch setzen. Machen Sie es sich bequem und nehmen Sie eine Haltung ein, in der Sie flüssig und schnell schreiben können. Stellen Sie auf Ihrem Handy oder einer Stoppuhr 2,5 Minuten ein. Schreiben Sie oben auf das Blatt das Thema dieses Schreibsprints. Die Überschrift lautet »Bewegung ist für mich …«.

Innehalten und entspannen. Dann schließen Sie für einige Momente die Augen, die Schultern dürfen sinken, das Gesicht darf sich entspannen. Sie fühlen den Atem im Körper und sind einfach nur da. Ein oder zwei Minuten des Innehaltens reichen völlig aus.

Schreibphase. Nun öffnen Sie die Augen und drücken den Timer, die Zeit läuft und jetzt laufen Sie mit Ihrem Stift über das Papier. Sie schreiben Wörter, Sätze, Assoziationen, Ideen auf, die Ihnen zum Thema »Bewegung ist für mich« einfallen. Einfach schreiben ohne Punkt und Komma, ohne zu korrigieren. Die Einfälle fließen aus Ihrer Hand in den Stift aufs Blatt … einfach schreiben. Nichts bewerten oder verändern müssen. Wenn Ihnen einen Moment lang nichts einfällt, schreiben Sie einfach »Bewegung, Bewegung …«, bis Ihnen wieder andere Worte und Sätze in den Sinn kommen. Schreiben Sie ohne Pause, bis der Timer klingelt. Dann hören Sie bitte sofort auf zu schreiben und legen den Stift zur Seite.

Loslassen. Schließen Sie die Augen, lassen Sie das Geschriebene los und lenken Sie Ihre Aufmerksamkeit zum Atem. Lassen Sie den Atem ein- und ausströmen und fühlen Sie den Atem im Körper. Sie dürfen sich entspannen und ein oder zwei Minuten einfach so beim Atem verweilen.

Durchlesen und Kernsatz. Nun öffnen Sie wieder die Augen und lesen Sie Ihren Text neugierig und mit Wohlwollen durch. Unterstreichen Sie mit dem farbigen Textmarker die Wörter und Passagen, die Ihnen besonders wichtig sind. Dann schreiben Sie einen Kernsatz unter den Text, der das für Sie Wichtige zusammenfasst.

Vorlesen oder / und Austausch. Die Klientin bestimmt, ob sie den gesamten Text oder nur Ausschnitte davon vorlesen möchte oder nicht. Sie entscheidet auch, ob sie etwas vom Text der Therapeutin hören will. Natürlich hat auch die Therapeutin die Möglichkeit zu wählen, ob und was sie lesen möchte. Tauschen Sie sich über den Schreibsprint aus. Welche Ideen sind durch das Schreiben zum Thema entstanden? Gibt es Impulse für die Therapie oder den Alltag?

Tipp • Themen für weitere körperbezogene Schreibsprints:

- Entspannung ist für mich …
- Ich würde mich gerne bewegen wie ….
- Wenn ich tanze, dann …
- Sport ist für mich …
- Mein Körper braucht …
- Freundschaft mit meinem Körper schließen …
- Mein körperlicher Schmerz …
- Schlafen ist …
- Vom Kopf in den Körper kommen

Dies sind nur Impulse. Finden Sie gemeinsam mit Ihren Klient:innen passende Themen.

Sport und Bewegung: Selbstreflexion

Sie haben jetzt die Möglichkeit, sich mit Bewegungs- und Sportarten zu beschäftigen und Ihre Bewegungserfahrungen und Einstellungen zur Bewegung zu reflektieren. Jede Sportart regt etwas anderes an, stärkt besondere Fähigkeiten und ist mit spezifischen Körperempfindungen verbunden. Sport und Bewegung helfen auch bei psychischen Erkrankungen und stärken das Wohlergehen. Deshalb lohnt es sich zu schauen, welche Bewegungsarten Ihnen schon einmal gutgetan haben und was aktuell für Sie hilfreich sein kann. Es ist jederzeit möglich, wieder mit Sport zu beginnen oder auch eine völlig neue Bewegungsform auszuprobieren.

Schauen Sie sich zunächst die folgende Tabelle an.

Laufen	Walken	Spazierengehen	Wandern	Surfen
Schwimmen	Tauchen	Segeln	Rudern	Tanzen
Radfahren	Bouldern	Gymnastik	Yoga	Snowboarden
Skifahren	Tennis	Tischtennis	Fußball	Basketball
Volleyball	Badminton	Krafttraining	Reiten	Trampolinspringen
Rollschuhfahren	Schaukeln	Rutschen	Leichtathletik	Boxen
Tai Chi	Turnen	Judo	Karate	Bogenschießen

Falls Bewegungs- und Sportarten fehlen, ergänzen Sie gerne die Tabelle. Markieren Sie die Sportarten, die Sie gerne gemacht haben oder aktuell als wohltuend erleben. Und nun beantworten Sie folgende Fragen. Seien Sie neugierig, was Ihnen einfällt. Es geht um Ihre Erfahrungen und Ideen.

Welche Bewegungserfahrungen haben Ihnen als Kind und Jugendliche(r) Spaß gemacht?

....

....

Welche Bewegungserfahrungen waren für Sie als Kind und Jugendliche(r) herausfordernd und schwierig? Und wie sind Sie damit umgegangen?

....

....

Was haben andere Bezugspersonen zu Ihren Bewegungsfähigkeiten gesagt? Und wie hat sich das auf Sie und Ihr Bewegungsverhalten ausgewirkt?

....

....

Sport und Bewegung: Selbstreflexion

Welche Glaubenssätze haben Sie bezüglich Ihrer Beweglichkeit und Sportlichkeit? (Ich bin unsportlich; Ich bin gelenkig; Ich kann nicht …). Und was möchten Sie daran verändern?

....

....

....

....

Mit welchen inneren Haltungen üben Sie Sport aus (streng, freundlich mit sich, immer über Grenzen gehend, Grenzen vermeidend, zwanghaft, flexibel …)? Was möchten Sie beibehalten, was daran verändern?

....

....

Welche Sportarten oder Bewegungsformen begleiten Sie durch Ihr Leben? Was tut Ihnen daran gut?

....

....

....

....

....

Welche Bewegungserfahrungen und sportlichen Aktivitäten möchten Sie gerne wieder aufnehmen? Welche neue Bewegungsform möchten Sie gerne erlernen? Wie würde sich das ganz konkret auf Ihr psychisches Erleben auswirken?

....

....

....

....

Bewegungsexperimente: Schütteln, Gähnen und Stampfen

Schon kleine Bewegungsexperimente bringen in Kontakt mit dem Körper und regen neue und hilfreiche Erfahrungen an. Abstrakte Themen werden durch Bewegung ganz konkret erfahrbar. Bewegungen ermöglichen, aus dem Kopf mehr in den Körper zu kommen und das emotionale Erleben positiv anzuregen.

Tipp

Diese Bewegungsexperimente lassen sich sowohl in Gruppen als auch im Einzelsetting ausprobieren. Laden Sie Neugier und Experimentierfreude ein. Die Bewegungserfahrungen werden von jeder Person und auch situationsabhängig unterschiedlich erlebt. Lassen Sie diese Vielfalt zu und fördern Sie den individuellen Ausdruck. Werden Sie zu Forschenden in eigener Sache. Es darf Spaß machen!

Anleitung der Übungen

Wir machen jetzt kleine Bewegungsexperimente. Es gibt dabei kein Richtig oder Falsch. Seien Sie offen für das, was Sie wahrnehmen. Sie dürfen immer wählen, ob und wie Sie ein Bewegungsexperiment durchführen. Nach jeder Bewegungssequenz tauschen wir uns kurz aus.

- **Schütteln:** Lassen Sie kleine Schüttelbewegungen in den Händen entstehen. Das Schütteln kann in die Schultern, Arme und den gesamten Körper wandern. Seien Sie neugierig, ob Sie sanft oder stärker schütteln möchten. Probieren Sie es aus. Wie fühlt es sich an, wenn Sie willentlich schütteln? Wie fühlt es sich an, wenn sich der Körper wie von selbst schüttelt? Lassen Sie dann das Schütteln ausklingen und spüren Sie kurz nach.
  Anregende Reflexionsfragen: Wie war die Erfahrung? Konnten Sie beim Schütteln grübeln? Wie war die Stimmung? Wie hat sich das Schütteln im Körper angefühlt? Wie war es, willentlich zu schütteln, und wie, den Körper schütteln zu lassen? Wann und wobei könnte Ihnen die Übung im Alltag helfen?
- **Ganzkörpergähnen:** Gähnen ist nachweislich gut für Körper und Gehirn (Hammer, 2020). Gähnen geschieht oft unwillentlich, aber wir können auch bewusst gähnen. Das macht doch neugierig. Und wir probieren es jetzt einmal aus. Beginnen Sie, Ihren Körper zu strecken und zu recken, so wie nach dem Aufwachen. Tun Sie so, als müssten Sie gähnen, vielleicht entsteht auch ein Gähnen, dann lassen Sie es zu. Stellen Sie sich vor, Ihr gesamter Körper beginnt zu gähnen, strecken und recken Sie sich dabei weiter. Der Rücken gähnt, die Schultern, die Hände, der Hinterkopf gähnen und der Bauch. Sie dürfen das Gähnen auch genießen. Nehmen Sie wahr, wie es sich im Körper anfühlt. Dann halten Sie kurz inne und spüren nach.
  Anregende Reflexionsfragen: Was haben Sie erlebt? Gab es eine Überraschung? Wie ist es, etwas willentlich zu tun, das sonst von selbst geschieht? Oft ist Gähnen in der Öffentlichkeit nicht erlaubt oder man hält sich die Hand vor den Mund. Wie war es für Sie, hier die Erlaubnis zum Gähnen zu haben? Was möchten Sie aus der Übung für sich mitnehmen?

Bewegungsexperimente: Schütteln, Gähnen und Stampfen

▶ **Mit den Füßen stampfen:** Stellen Sie sich stabil hin, vielleicht sind die Füße etwas weiter als sonst voneinander aufgestellt. Spüren Sie den Kontakt der Füße mit dem Boden. Dann beginnen Sie, mit den Füßen an den Boden anzuklopfen. Probieren Sie aus, erstmal sanfter anzuklopfen. Dann können Sie experimentieren: Wie fühlt sich ein stärker werdendes Stampfen an? Es braucht keinen besonderen Rhythmus haben. Spielen Sie mit dem Stampfen. Vielleicht wollen Sie auch die Hände zu Fäusten machen und weiter stampfen. Wie verändert sich die Atmung, was nehmen Sie im Körper wahr? Welche Gefühle melden sich? Dann lassen Sie die Bewegung ausklingen und spüren Sie nochmal im ruhigen Stehen nach.
Anregende Reflexionsfragen: Was haben Sie erlebt? Was haben Sie körperlich gespürt? Was haben Sie emotional gespürt? Gab es eine innere Bremse? Hat es Spaß gemacht oder nicht? Was möchten Sie aus diesem Bewegungsexperiment für sich mitnehmen?

Tipp • Werden Sie kreativ

Lassen Sie sich durch diese Bewegungsexperimente anregen. Welche Bewegungen könnten den Klient:innen guttun? Welche Bewegungen greifen Themen der Klient:innen auf und ermöglichen neue Erfahrungen? Entwickeln Sie Bewegungsübungen. Experimentieren Sie gemeinsam, lassen Sie Klient:innen wählen, was sie ausprobieren wollen.

Yoga in der Psychotherapie

Das Wort Yoga (altindisch Yiu) bedeutet *Einheit* oder *Eins-Sein* (Esch, 2022). Durch Körperhaltungen, die Asanas, Atemübungen, Meditationen, Ernährungsregeln und Lebenshaltungen werden körperliche, seelische und mentale Erfahrungen miteinander verbunden und harmonisiert.

Yogakurse sind in unserem Gesundheitssystem mittlerweile fest etabliert. Viele Menschen kennen einige grundlegende Yogaübungen. Auch das macht es interessant, einzelne Übungen in die Psychotherapie zu integrieren. Yoga ist außerdem meist Bestandteil von Achtsamkeitskursen und lässt sich damit gut in eine achtsamkeitsbasierte Psychotherapie einbinden.

Cuno und Richter (2023) zitieren viele Studien, die zeigen, dass Yogaübungen auf der körperlichen, emotionalen und mentalen Ebene wirksam sind. Zusammengefasst lässt sich sagen, dass Yoga das Immunsystem stärken kann, Stresserleben reduzieren hilft, depressive Symptome mildert. Eine Yogapraxis fördert Wohlbefinden und stärkt Selbstbewusstsein und Selbstwirksamkeit. Yogaübungen sind auch für traumatisierte Menschen wirksam (Härle, 2016; Emerson & Hopper, 2017).

Tipp • Traumasensitives Yoga

Besonders für traumatisierte Menschen ist es wichtig, dass transparent mit den Yogaübungen gearbeitet wird. Alles wird zuvor besprochen und erklärt. Die Basis der psychotherapeutischen Arbeit mit Yoga ist die Vermittlung von Sicherheit und Selbstbestimmung. Die Klient:innen dürfen jederzeit die Übungen wählen und die eigenen Grenzen achten. Es ist hilfreich, immer wieder zum Ausprobieren zu ermutigen und Übungsvarianten anzubieten. Das stärkt Selbstbestimmung und Selbstwirksamkeit.

Yogakurse und -angebote ergänzen den psychotherapeutischen Prozess. Einzelne Yogaübungen oder Bewegungssequenzen lassen sich aber auch direkt in die Psychotherapie integrieren. Beides bereichert die Entwicklung der Klient:innen.

Besonders die Übungen im Sitzen und im Stehen, die keine Hilfsmittel brauchen und auch in Alltagskleidung durchführbar sind, eignen sich für eine unkomplizierte, stimmige Integration in das psychotherapeutische Setting.

Ziele von Yogaübungen in der Psychotherapie:

- Körperwahrnehmung und Fühlen schulen
- in der Gegenwart Sicherheit und Selbstbestimmung im Körper erfahren
- positive Zustände durch Yogaübungen stärken: Stabilität, Kraft, Weite, Zentriertheit
- Grübeln und Kopflastigkeit stoppen und in den Körper kommen
- aktiv werden und handeln
- das Zusammenspiel von Körper, Gefühlen und Denken erleben
- den Geist und aufgewühlte Gefühle beruhigen lernen
- Selbstbestimmung und Wahlmöglichkeiten erfahren
- Grenzen freundlich akzeptieren und erweitern lernen
- wohlwollend und einfühlsam mit dem eigenen Körper umgehen
- lernen, eine stimmige Übungspraxis im Alltag aufzubauen und dranzubleiben

Fallbeispiel

Die 24-jährige Lena erlebte starke emotionale Impulse von Wut und Traurigkeit und fühlte sich oft ihren Gefühlen ausgeliefert. »Da kann ich nichts machen« – dies war ihre Haltung und Erfahrung. Zunächst war sie skeptisch gegenüber Yogaübungen. Sie hatte in der Schule zwar Yogamethoden kennengelernt, aber die Angst davor, sich in der Gruppe zu bewegen und zu blamieren, war noch übermächtig. Bei einer längeren Reise stellte sie sich aber diesen Ängsten, nahm an einem Yogakurs teil und erlebte die wohltuende Wirkung der Übungen (Beruhigung, sich als kraftvoll erleben, Gefühle moderieren). Dies ermutigte sie, einzelne Yogaübungen in den psychotherapeutischen Stunden auszuprobieren. Sie erlebte zum Beispiel, dass Bewegungen, die den Brustkorb weiten und öffnen, das Enge- und Angstgefühl dort reduzieren und manchmal ganz auflösen konnten. Nach diesen Erfahrungen war sie auch motiviert, im Alltag weiter zu üben. Sie machte die Erfahrung: »Ich kann etwas tun, um mich zu beruhigen und mit starken Gefühlen umzugehen.«

Bilder und Metaphern

Oft haben Yogaübungen bildhafte Namen, die sofort Vorstellungen entstehen lassen. Zum Beispiel »die Berghaltung«, »der Baum« oder »das Herz weiten«. Imaginationen können dabei helfen, Körperhaltungen und Bewegungen zu finden und besser zu spüren. So unterstützt das Bild eines Berges dabei, selbst eine stabile Berghaltung im Stehen einzunehmen und die eigene Standfestigkeit zu erfahren. Die Vorstellung eines Baumes, der gut verwurzelt ist, aber doch beweglich im Wind sein kann, macht es einfacher, die Bewegungen auszuprobieren und selbst die Erfahrung einer flexiblen Stabilität zu machen.

Affirmationen

Die Yogaübungen können durch stärkende, begleitende Sätze und Affirmationen verbalisiert und damit klarer und intensiviert werden. Wichtig dabei ist, dass die Verbalisierung nicht wieder unter Druck setzt und zu sehr in den Kopf bringt. Die Sätze sind eher wie eine Bekräftigung der Erfahrung. So kann bei der stabilen Berghaltung der Satz »Ich stehe wie ein Berg, kraftvoll und zentriert« das Erleben deutlicher werden lassen und verankern. Probieren Sie mit Ihren Klient:innen aus, ob und wie Verbalisierungen passen und wann sie vielleicht auch hinderlich wirken.

Einladen zum Yoga in der Psychotherapie

Wie startet man mit dem Yoga in der Psychotherapie? Es muss den Klient:innen einleuchten, warum sie Yogaübungen im therapeutischen Setting ausprobieren sollen. Deshalb erklären Sie die oben genannten Ziele und Möglichkeiten von Yoga. Bringen Sie diese mit den Motiven und Zielen der Klient:innen in Verbindung. Ermutigen Sie zum Ausprobieren, machen Sie die Übungen mit und schaffen Sie eine spielerische Atmosphäre. Sprechen Sie mögliche Unsicherheiten und Ängste an. Bleiben Sie auch während und nach der Bewegung im Dialog mit den Klient:innen.

Yoga in der Psychotherapie

Fallbeispiel

Ein 43-jähriger Klient leidet unter Panikattacken und Erschöpfung, er ist im Beruf längere Zeit über seine Grenzen gegangen. Das Einbeziehen des Körpers in die Psychotherapie kostet ihn zunächst etwas Überwindung und er betritt unsicheres Terrain. Er war und ist immer sehr im Kopf und fühlt seinen Körper zu wenig. Besonderen Zugang findet er zu ruhigen, fließenden Yogaübungen. Die »Energiekugel« aus dem tibetischen Heilyoga, Kum Nye, mag er besonders gern. Er spürt dabei, dass er Bewegung geschehen lassen und sich in seinem Körper zu Hause fühlen kann.

Die 50-jährige Klientin möchte anders mit ihren depressiven Erfahrungen umgehen. Sie erlebt, dass sich durch Yogaübungen, die Weite, Aufrichtung und Kraft erfordern, ihre Stimmung positiv beeinflussen lässt. Ihre Lieblingsübung ist der »Baum«, der stabil und gleichzeitig beweglich ist.

Yogaübungen: Stehen wie ein Berg und im Gleichgewicht wie ein Baum

Gerade in Krisenzeiten und in Phasen der Instabilität brauchen wir Stabilität, Standfestigkeit, Kraft und Ruhe, aber auch Flexibilität.

Wirkung der Übungen
Die Yogaübung »Stehen wie ein Berg« vermittelt eine ruhige, sichere Basis und ein würdevolles, kraftvolles Aufgerichtet-Sein.

Die »Baum-Übung« bietet die Möglichkeit, sich im Boden zu verwurzeln und sich nach oben kraftvoll und beweglich aufzurichten. Das Stehen auf einem Bein fordert das Gleichgewicht heraus, es kann immer wieder neu gefunden werden. Die Baum-Übung lässt erfahren, dass Stabilität und Flexibilität miteinander in Verbindung stehen. Konzentration, Fokus und auch innere Balance werden gestärkt.

Beide Übungen sind gut zu kombinieren. Es geht dabei nicht um das Einnehmen einer »richtigen« Position, sondern um ein Suchen und Finden der eigenen Stabilität und Flexibilität in Bewegung.

Anleitung: Stehen wie ein Berg
Schauen Sie sich zunächst die Abbildung an.
Stabiler Bodenkontakt. Stehen Sie bitte auf und nehmen Sie einen stabilen Stand ein. Die Füße sind parallel ausgerichtet und in etwa hüftbreit auseinander. Verlagern Sie Ihr Gewicht auf die Mitte Ihrer Füße. Spüren Sie die Verbindung der Fußsohlen mit dem Boden. Experimentieren Sie mit Anspannung und Entspannung in den Füßen und Beinen – bis Sie das Gefühl haben, stabil und entspannt zu stehen.
Aufrichtung des Körpers. Richten Sie den Oberkörper entspannt nach oben aus. Der Kopf ruht auf der Wirbelsäule und befindet sich genau über dem Becken. Die Arme hängen locker neben dem Körper, die Hände streben in Richtung Boden. Probieren Sie aus, ob Sie die Hände zu den Oberschenkeln oder nach vorne ausrichten möchten. Spüren Sie den stabilen Kontakt der Füße mit dem Boden und die Verbindung des Kopfes nach oben. Sie stehen wie ein Berg verbunden mit dem Boden und mit dem Himmel. Würdevoll aufgerichtet. Wenn es Ihnen hilft, stellen Sie sich einen stabilen Berg vor.

Werden Sie selbst zu einem in sich ruhenden, atmenden Berg. Lassen Sie den Atem entspannt ein- und ausströmen. Fühlen Sie Ihr ruhiges Kraftzentrum im Körper. Wenn Sie möchten, können Sie die Arme auch nach oben strecken, die Handflächen zeigen zueinander, die Finger streben zur Decke und die Schultern sinken weg von den Ohren. Lassen Sie Weite zwischen den Schulterblättern entstehen.

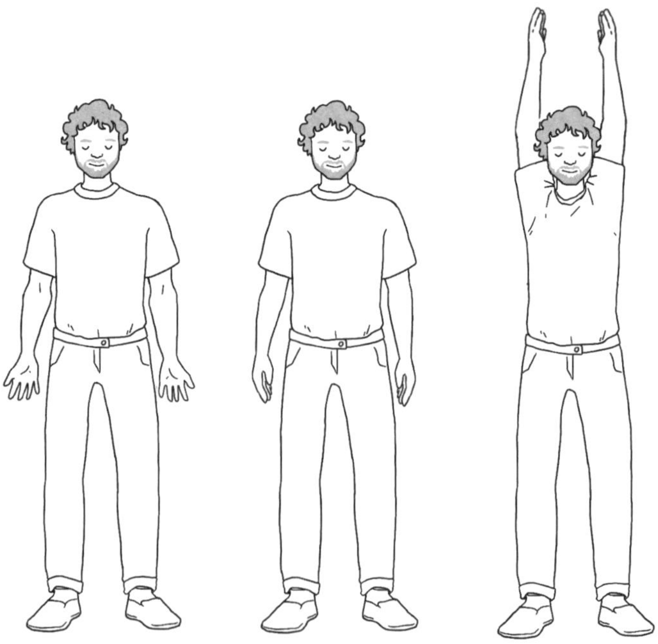

Wenn noch ein anderer Impuls entsteht, wie Sie die Bergqualitäten verkörpern möchten, probieren Sie es gerne aus.

Yogaübungen: Stehen wie ein Berg und im Gleichgewicht wie ein Baum

Affirmation. Wie können Sie durch einen Satz diese Haltung für sich beschreiben und bekräftigen? Probieren Sie aus: »Ich stehe ruhig und stabil wie ein Berg«, »Ich stehe kraftvoll wie ein Berg und ruhe in mir«. Probieren Sie Sätze aus und sprechen Sie sie laut aus. Es ist entscheidend, dass es sich für Sie stimmig anfühlt.

Reflexionsfragen

- Wie fühlt sich diese Position an?
- Was nehmen Sie im Körper wahr?
- Was erleben Sie emotional in dieser Haltung?
- Was geschieht mit den Gedanken?
- In welchen Situationen möchten Sie stehen wie ein Berg?
- Wann brauchen Sie diese ruhigen und kraftvollen Fähigkeiten in Ihrem Alltag besonders?

Anleitung: Der Baum

Machen Sie sich zunächst mit den Abbildungen vertraut. Sie sehen sofort, dass es Varianten der Baumposition gibt. Und genau darum geht es: Erkunden Sie verschiedene Übungsmöglichkeiten und finden Sie heraus, welche sich für Sie stimmig anfühlt.

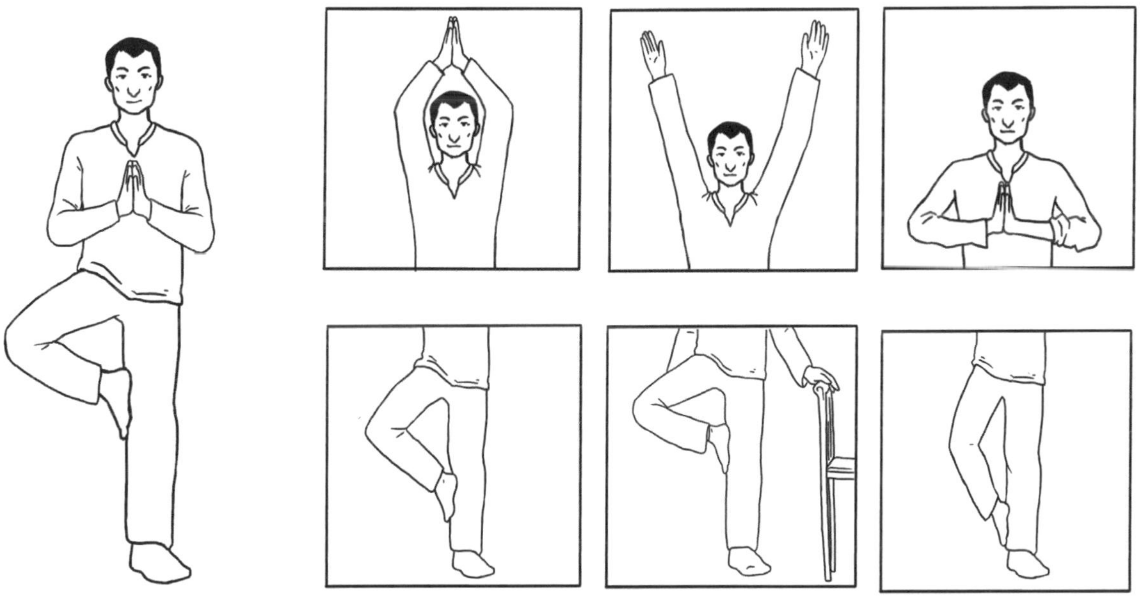

Ankommen im Stehen. Stellen Sie sich stabil hin und kommen Sie erstmal in einer ruhigen Haltung an. Gerne können Sie die Augen schließen, wenn Sie sich wohl damit fühlen. Spüren Sie den Kontakt der Füße mit dem Boden. Vielleicht mögen Sie schon beginnen, sich einen Baum vorzustellen, der gut verwurzelt und stabil steht und nach oben in den Himmel, zum Licht wächst. Lassen Sie Ihren Atem so ein- und ausströmen, wie er kommt und geht.

Das Gleichgewicht finden. Dann öffnen Sie die Augen und suchen sich einen Punkt, zum Beispiel an der Wand oder weiter vor sich auf dem Boden, auf dem Ihr Blick weich ruhen kann. Das hilft dabei, Stabilität in dieser Übung zu behalten oder wiederzufinden. Sie können auch einen Stuhl zur Hilfe nehmen und eine Hand auf die Lehne legen, um so ins Gleichgewicht zu kommen. Auch eine Wand oder ein Türrahmen kann Halt geben.

Yogaübungen: Stehen wie ein Berg und im Gleichgewicht wie ein Baum

Der linke Fuß kann sich stabil im Boden verwurzeln, ohne zu verkrampfen. Und dann heben Sie langsam den rechten Fuß vom Boden ab und stellen ihn an das linke Bein an, unten oder weiter oben, so wie es für Sie passt. Nur den Kniebereich sparen Sie bitte aus, um das Knie nicht zu stark zu belasten. Experimentieren Sie mit unterschiedlichen Positionen und finden Sie die Balance. Das Wackeln gehört dazu, auch wenn Sie das Gleichgewicht verlieren, dann können Sie es immer wieder finden.

Würdevoll aufgerichtet. Der Oberkörper richtet sich würdevoll nach oben auf, der Kopf wird zur Krone des Baumes. Die Wirbelsäule wird lang wie ein beweglicher Baumstamm, aufgerichtet nach oben. Die Schultern können entspannt sinken. Der Blick bleibt nach vorne ausgerichtet und weich.

Das Spiel der Arme. So wie die Äste des Baumes sich im Wind bewegen, so probieren Sie jetzt unterschiedliche Hand- und Armbewegungen aus. Zunächst können Sie die Handflächen aufeinanderlegen und die Hände vor dem Herzbereich ruhen lassen. Ein Moment des Innehaltens. Dann öffnen Sie die Hände und Arme seitlich etwas höher als die Schultern, die Schulterblätter öffnen sich auch und dürfen sinken. Spüren Sie die Weite, die im Oberkörper und zwischen den Händen entsteht. Dann können Sie die Hände und Arme auch V-förmig über den Kopf strecken, spüren Sie die Weite über die Fingerspitzen hinaus. Beide Hände können sich auch über dem Kopf finden und die Handflächen legen sich aneinander. Die Fingerspitzen streben nach oben. Der Fuß des Standbeins ist weiterhin gut verwurzelt.

Stehen wie ein beweglicher Baum. Spüren Sie sich als stabilen Baum, der auch beweglich und flexibel ist. Nehmen Sie wahr, dass beides gleichzeitig da sein kann. Verwurzelung und Beweglichkeit. Es ist okay, die Balance zu verlieren und sie dann wieder zu finden.

Affirmation. Wie können Sie durch einen Satz diese Haltung für sich beschreiben und bekräftigen? Probieren Sie aus: »Ich bin verwurzelt und beweglich«, »Ich stehe verwurzelt wie ein Baum und bewege mich im Wind«, »Ich kann jederzeit wieder in Balance kommen«, »Ich öffne mich nach außen und bin doch auch bei mir« oder »Ich bleibe in meiner Mitte«. Probieren Sie aus, was sich für Sie stimmig anfühlt.

Ankommen auf zwei Füßen und Fußwechsel. Dann lassen Sie langsam die Arme wieder neben den Körper sinken und kommen auf beiden Füßen an. Verlagern Sie das Gewicht gleichmäßig auf beide Füße und spüren Sie Ihren Körper. Dann verlagern Sie das Gewicht auf den rechten Fuß und heben den linken Fuß an. Stellen Sie den linken Fuß an das rechte Bein an, probieren Sie unterschiedliche Höhen. Dann üben Sie auch wieder mit verschiedenen Hand- und Armhaltungen.

Eigene Varianten. Experimentieren Sie gerne mit eigenen Ideen und Bewegungsimpulsen. Wie können Sie die Verwurzelung und die Beweglichkeit eines Baumes verkörpern? Spielen Sie und folgen Sie sich selbst.

Abschluss. Zum Schluss der Übung kommen Sie wieder auf beiden Füßen an. Schließen Sie für einen Moment die Augen und spüren Sie Ihren Körper.

Reflexionsfragen

- Wie fühlt sich diese Position an? Was nehmen Sie im Körper wahr? Was erleben Sie emotional in dieser Haltung? Was geschieht mit den Gedanken?
- Was geschieht, wenn Sie das Gleichgewicht verlieren? Werden Sie dann kritisch mit sich, können Sie es akzeptieren oder damit spielen?
- Was machen Sie im Leben, wenn Sie das Gleichgewicht verlieren? In welchen Situationen möchten Sie stehen und sich bewegen können wie ein Baum? Wann brauchen Sie diese verwurzelten und flexiblen Fähigkeiten in Ihrem Alltag besonders?

Yogaübung: Das Herz weiten

Die Yogaübung »Das Herz weiten« kombiniert öffnende und aufstrebende Bewegungen mit sinkenden und schließenden Bewegungen im Oberkörper und Armbereich. Die Bewegungssequenz lässt sich im Sitzen oder im Stehen durchführen. Vitalisierung und Ruhe werden angeregt und in Harmonie gebracht. Sie können erfahren, dass sowohl Öffnung nach außen als auch ein Ankommen bei sich selbst wichtig sind und miteinander in Verbindung stehen. Die Übung kann langsam oder auch dynamischer durchgeführt werden, je nachdem, ob mehr Ruhe oder mehr Vitalität das Ziel ist. Das Sinken der Hände und Arme entlang der Körpermittellinie vermittelt Zentrierung. Die Übung ist hilfreich bei Müdigkeit, Verspannung, Unruhe, Empfindungen von Enge und Angst und regt positive Emotionen an.

Anleitung der Übung
Bitte schauen Sie sich zunächst die Abbildungen auf der nächsten Seite an. Entscheiden Sie, ob Sie die Übung im Sitzen oder Stehen ausprobieren möchten. Sorgen Sie dafür, dass um Sie herum genug Bewegungsraum für die Arme vorhanden ist.
Ankommen. Finden Sie eine stabile, aufgerichtete Position im Stehen oder Sitzen. Spüren Sie, wie sich die Füße entspannt an den Boden anschmiegen. Nehmen Sie einige Momente bewusst wahr, wie der Atem ein- und ausströmt. Lassen Sie die Bewegung aus dieser Ruhe heraus entstehen.
Die Arme schweben nach oben. Nehmen Sie Ihre Hände, Arme und Schultern wahr und lassen Sie die Arme und Hände seitlich nach oben schweben. Laden Sie zunächst Langsamkeit ein und spüren Sie, welche Körpererfahrungen durch die Bewegung anregt werden. Lassen Sie sich Zeit, die Bewegung und den Atem fließen zu lassen.
Hände über den Kopf und dann zum Herzen bringen. Die Hände finden über dem Kopf zusammen, die Handflächen berühren einander. Spüren Sie diesen Kontakt und halten Sie einen Moment inne. Nehmen Sie die ganze Länge des Körpers von den Füßen bis über die Fingerspitzen hinaus wahr. Lassen Sie nun langsam die Hände entlang der Körpermittellinie zum Herzbereich sinken. Dort verweilen die Hände einige Momente, vielleicht berühren die Hände den Brustbereich und nehmen die Atembewegung dort wahr.
Weite entstehen lassen. Nun können Sie die Hände allmählich und langsam voneinander lösen, die Arme öffnen sich zu den Seiten. Spüren Sie, wie Raum zwischen den Händen entsteht. Nehmen Sie wahr, wie sich der Brustraum weitet und viel Platz zwischen den Fingerspitzen der rechten und der linken Hand entsteht. Wie fühlt sich diese Weite an? Lassen Sie den Atem ein- und ausströmen.
Arme sinken lassen und zur Ausgangsposition zurückkehren. Dann können Sie die Arme langsam seitlich sinken lassen, bis sie neben dem Körper hängen. Spüren Sie einige Momente in Ruhe nach.
Wiederholungen und Variation. Wiederholen Sie die Bewegungssequenz einige Male. Sie können mit mehr Dynamik und Tempo üben oder die Augen schließen und die Bewegungen sehr langsam durchführen und mehrmals innehalten. Finden Sie heraus, was sich gerade stimmiger anfühlt.
Affirmationen. Beim Zusammenbringen der Hände: »Ich komme bei mir an und bin im Kontakt mit mir«, beim Heben der Arme: »Ich öffne mich und nehme Raum ein«, wenn die Hände beim Herzen ruhen: »Ich bin bei mir«, dann »Ich öffne mein Herz«. Probieren Sie Sätze aus, die Ihnen guttun und die Wirkung der Bewegung vertiefen. Vielleicht ist auch nur ein Satz besonders stimmig und stärkend. Sie können die Affirmationen weglassen, wenn sie zu sehr in den Kopf bringen und vom Erleben ablenken.

Yogaübung: Das Herz weiten

Reflexionsfragen

- Wie fühlt sich diese Bewegungssequenz an? Was nehmen Sie im Körper wahr? Was erleben Sie emotional in den verschiedenen Haltungen? Was geschieht mit den Gedanken?
- Was liegt Ihnen zurzeit besonders am Herzen? Für was und wen möchten Sie Ihr Herzen weiten?

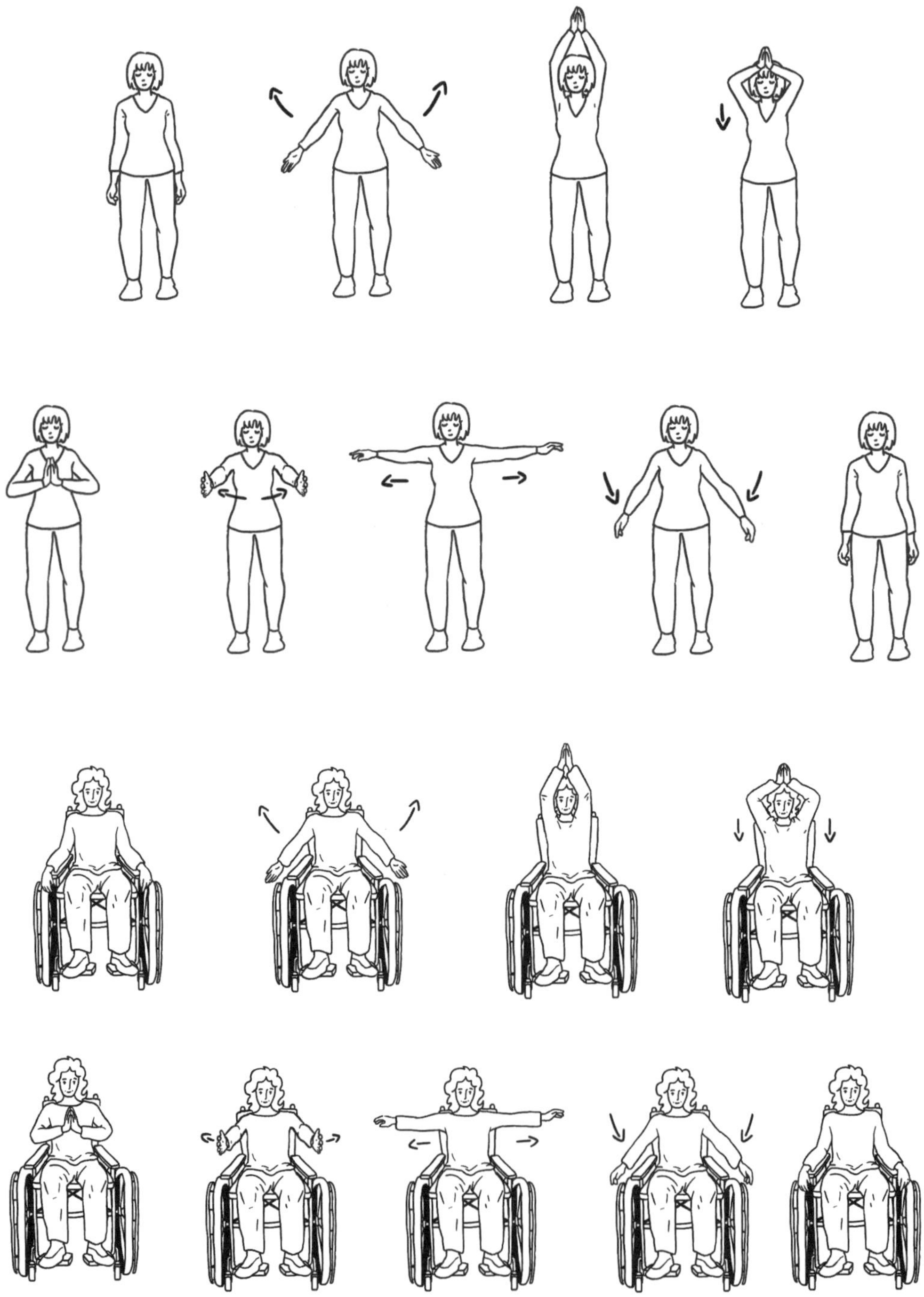

Yogaübungen: Die drei Störche

Die drei Störche im Stehen sind dynamische Bewegungssequenzen für Körper und Geist. Sie stammen aus der traditionellen, südindischen Kampfkunst Kalari (Ludwig, 2016).

Wirkung der Übung

Die Übungen bringen in die körperliche Präsenz und fördern Energie. Sie helfen dabei, Raum einzunehmen und sich selbstbewusst zu zeigen. Nach langem Sitzen entlasten sie die Schultern und den Rücken. Die Übung regt einen vertieften Atem an und hilft aus erstarrter Emotionalität heraus. Durch den Kontrast von fließender Bewegung, einem Spannungsmoment und dann dem Loslassen entsteht eine Vitalisierung und Entspannung. Die Übung braucht einiges an Koordination und bringt deshalb gut aus dem Kopf in den Körper und ins gegenwärtige Erleben. Empfehlenswert ist die Methode besonders bei Ängsten, depressivem Erleben, starken emotionalen Impulsen, Anspannung und auch bei starkem Grübeln.

Anleitung Storch 1

Schauen Sie sich zunächst die Bewegungssequenz an. Es geht darum, Verbindung zu Ihrem Körper und zum Atem aufzunehmen. Armbewegungen und Atem verlaufen synchron. Das braucht etwas Übung. Lassen Sie sich Zeit und wiederholen Sie die Übungen, damit Bewegungen und Atem sich mehr und mehr synchronisieren können.

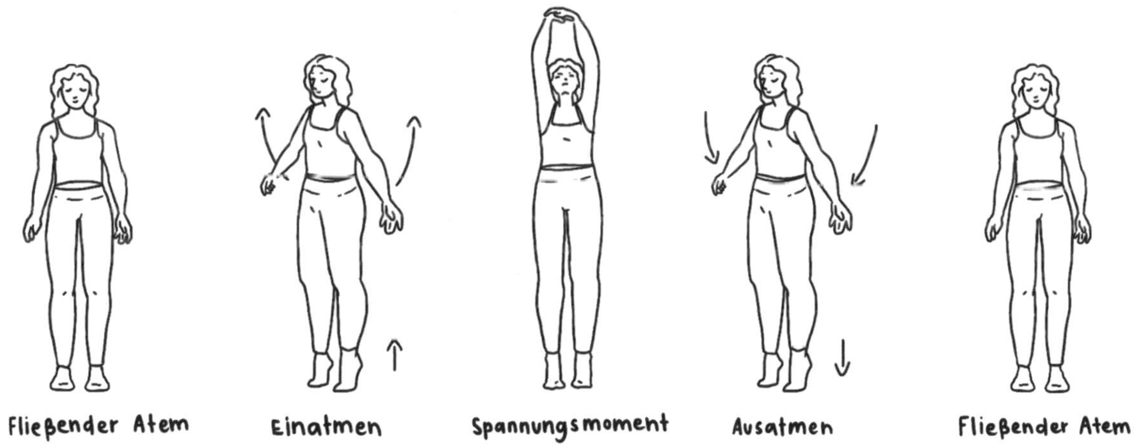

Grundstellung. Nehmen Sie einen stabilen Stand ein. Die Füße stehen ungefähr schulterbreit und parallel zueinander ausgerichtet. Die Wirbelsäule ist aufgerichtet, der Kopf ruht gerade auf der Wirbelsäule, die Schultern sinken locker nach hinten unten und die Arme hängen seitlich.

Einatmen. Sie heben nun mit dem Einatmen die Arme gestreckt seitlich hoch. Gleichzeitig heben Sie die Fersen vom Boden ab und stehen nun auf den Zehen und Ballen. Der Blick geht begleitend leicht mit nach oben, die Hände verschränken sich über dem Kopf ineinander.

Spannungsmoment. Sie halten für einen kurzen Moment den Atem an und spannen auch die Beine, die Arme und den gesamten Körper für einen Moment an.

Ausatmen. Langsam lösen Sie mit dem Ausatmen die Spannung und die Arme sinken wieder neben den Körper. Sie spüren in der Grundstellung kurz nach. Gerne können Sie die Bewegung mehrmals wiederholen.

Yogaübungen: Die drei Störche

Anleitung Storch 2

Schauen Sie sich zunächst die Abbildung zur Bewegungssequenz an.

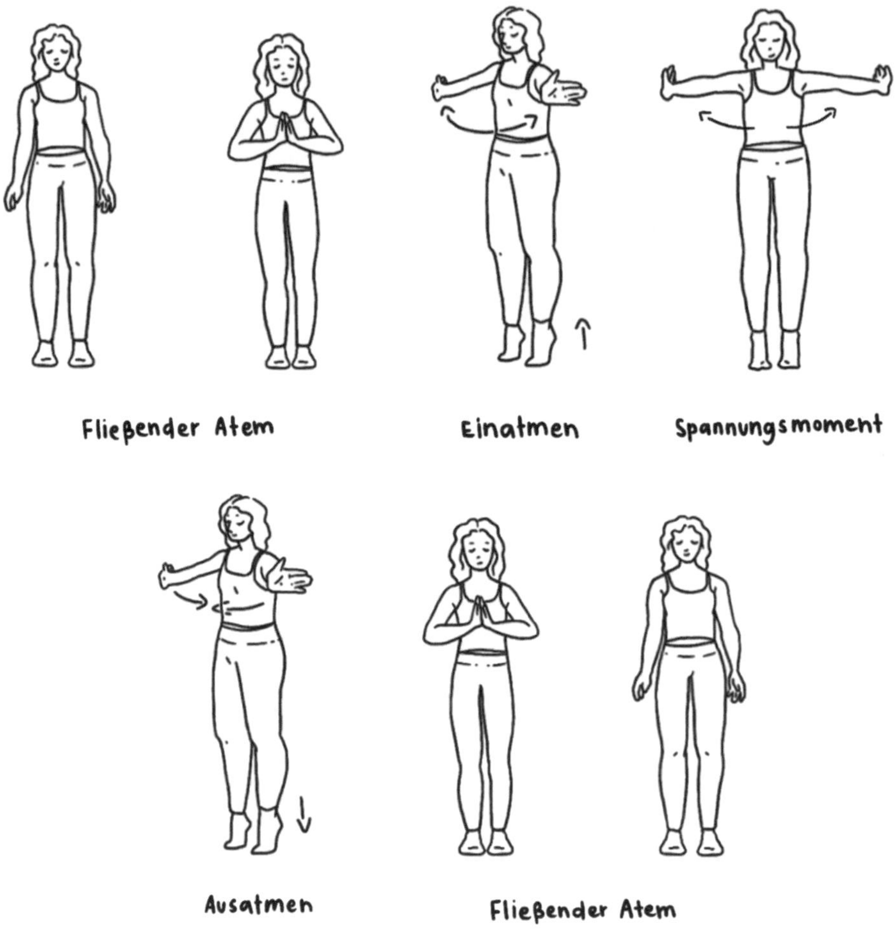

Grundstellung. Nehmen Sie einen stabilen Stand ein. Die Füße stehen ungefähr schulterbreit und parallel zueinander. Die Wirbelsäule ist aufgerichtet, der Kopf ruht auf der Wirbelsäule, die Schultern sinken locker nach hinten unten. Die Handflächen berühren sich auf Brusthöhe. Verweilen Sie einen Moment und spüren Sie den Kontakt zum Boden und den fließenden Atem.

Einatmen. Nun lösen Sie die Hände einatmend voneinander und strecken die Arme seitlich, bis sie mit dem Schultergürtel eine Linie bilden. Die Handflächen zeigen zur Seite, die Fingerspitzen der Hände nach hinten. Der Blick bleibt nach vorne gerichtet. Während der Armbewegung heben Sie die Fersen und stehen auf Zehen und Fußballen.

Spannungsmoment. Halten Sie für einen Moment den Atem an und spannen Sie den ganzen Körper an.

Ausatmen. Dann lösen Sie langsam die Haltung wieder auf und kommen in die Grundhaltung zurück. Spüren Sie kurz nach. Wiederholen Sie die Bewegung mehrmals.

Yogaübungen: Die drei Störche

Anleitung Storch 3
Schauen Sie sich zunächst die Abbildung an.

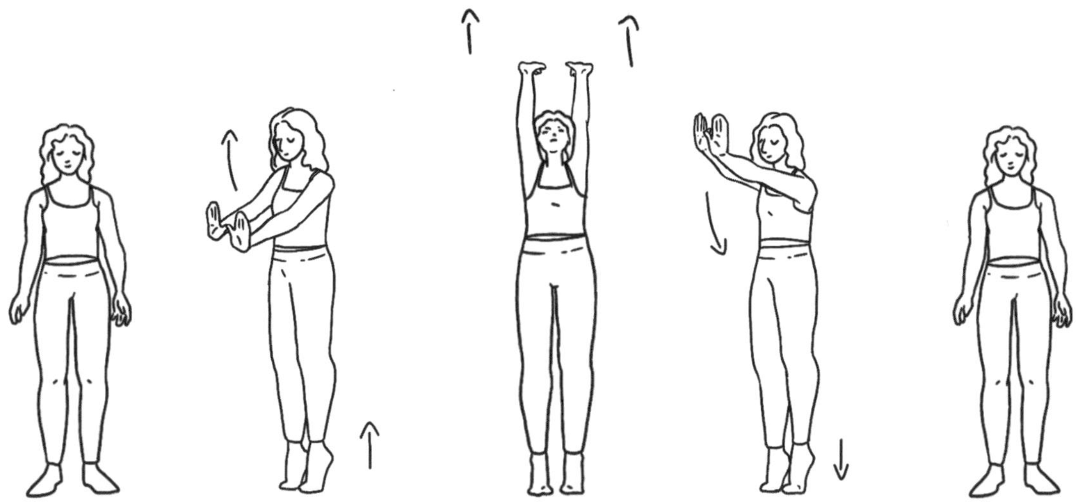

Grundstellung. Nehmen Sie einen stabilen Stand ein. Die Füße stehen ungefähr schulterbreit und parallel zueinander. Die Wirbelsäule ist aufgerichtet, der Kopf ruht auf der Wirbelsäule, die Schultern sinken locker nach hinten unten und die Arme hängen seitlich.
Einatmen. Mit dem Einatmen heben Sie beide Arme gestreckt nach vorne, die Handflächen zeigen nach vorne und die Fingerspitzen nach oben. Der Blick ist nach vorne gerichtet. Und während die Arme sich heben, heben sich auch die Fersen vom Boden ab und Sie stehen dann auf den Fußballen und Zehen. Wenn die Arme neben dem Kopf sind, winkeln Sie die Hände nach hinten ab und Handflächen zeigen nach oben, die Fingerspitzen weisen nach hinten.
Spannungsmoment. Halten Sie nun den Atem für einen Moment an und spannen Sie den gesamten Körper an.
Ausatmen. Langsam lösen Sie ausatmend die Spannung wieder auf und kommen in die Grundstellung. Sie können kurz nachspüren. Wiederholen Sie die Übung mehrfach.
Wiederholungen. Sie können die Störche einzeln wiederholen oder alle drei Störche mehrmals hintereinander durchlaufen. Achten Sie auf sich und darauf, was Ihnen guttut.
Affirmationen. Experimentieren Sie mit bekräftigenden Sätzen: »Ich öffne mich«, »Ich nehme Raum ein«, »Ich bin stabil«.

Reflexionsfragen
- Was spüren Sie nach den drei Bewegungssequenzen im Körper? Wie geht es Ihnen emotional und mental?
- Wie haben Sie die Spannungsmomente erlebt? Und wie die anschließenden Phasen des Loslassens?
- In welchen Momenten können die drei Störche für Sie im Alltag besonders hilfreich sein?

Yogaübung: Held:innen-Positionen

Klient:innen brauchen Selbstvertrauen und das Gefühl, selbst aktiv und wirksam sein zu können. Die drei Held:innen-Positionen verkörpern Kraft, Klarheit und Entschiedenheit. Die Haltungen ermutigen auch dazu, eigene Positionen zu finden, die Selbstbestimmung ausdrücken.

Wirkung der Übung

Durch die Held:innen-Positionen wird kraftvolle Selbstbestimmung im Körper erfahrbar. Die Haltungen vermitteln Standfestigkeit, Zielorientiertheit, Selbstbewusstsein, Kraft, Mut und Klarheit.

Anleitung Held:innen-Positionen

Schauen Sie sich zunächst die Abbildung an. Sie sehen, dass es verschiedene Held:innen-Positionen gibt, die Sie jetzt selbst ausprobieren können.

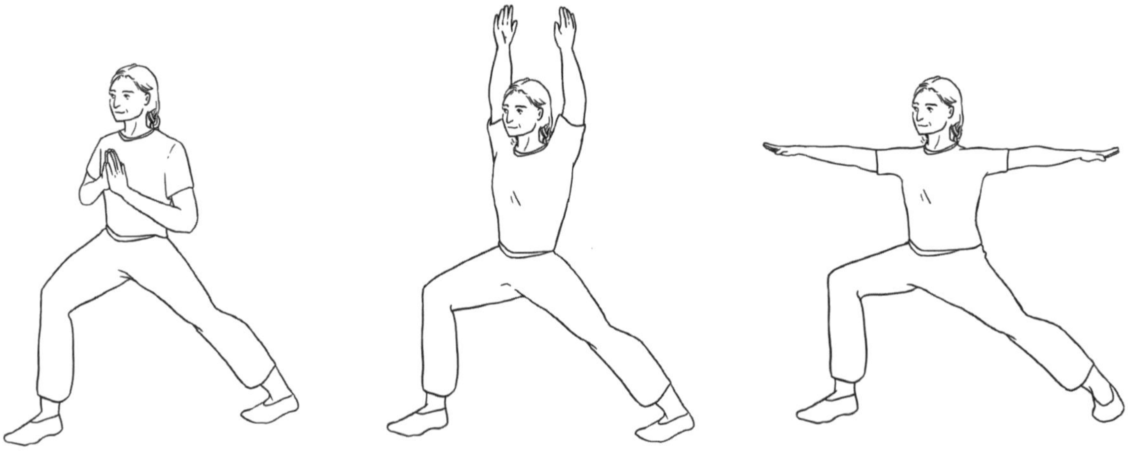

Auf sich selbst achten. Bei dieser Übung gibt eine rutschfeste Yogamatte Halt. Achten Sie auf Ihren Körper und auch auf Ihre Grenzen. Wenn Sie Verletzungen am Knie oder an den Knöcheln haben oder hatten, ist diese Haltung möglicherweise nicht passend. Dann finden Sie gerne eine eigene Kraft- oder Held:innen-Haltung im Sitzen oder Stehen und lassen Sie sich einfach nur durch die Abbildungen inspirieren. Sie können zwischen den unterschiedlichen Positionen den Körper etwas lockern und ausschütteln.

Standfestigkeit und Aufrichtung. Stellen Sie sich in einem weiten Ausfallschritt auf die Matte. Das rechte Bein ist vorne, das linke hinten. Beide Hüften und der Oberkörper sind nach vorne ausgerichtet. Wenn sich der weite Ausfallschritt zu instabil anfühlt, bringen Sie die Beine und Füße mehr zusammen. Der vordere, rechte Fuß ist nach vorne ausgerichtet. Mit dem hinteren, linken Fuß probieren Sie aus, ob Sie ihn auch nach vorne oder etwas nach außen ausrichten können. Finden Sie heraus, wie sich der Stand am stabilsten anfühlt. Nun können Sie das vordere Knie beugen. Das Knie sollte nicht über das Fußgelenk ragen und nicht seitlich ausweichen. Das hintere Bein ist gestreckt. Schmiegen Sie die Außenkanten beider Füße an den Boden an. Spüren Sie die Verbindung der Füße mit dem Boden. Schauen Sie nach vorne und richten Sie den Oberkörper auf.

Yogaübung: Held:innen-Positionen

Das Spiel der Hände und Arme. Legen Sie die Handflächen vor dem Brustbereich aufeinander. Die Füße schmiegen sich an den Boden an. Die Beine sind kraftvoll und stabil. Und so kann sich der Oberkörper beweglich und leicht nach oben aufrichten. Fühlen Sie die Verbindung zum Boden und nach oben. Lassen Sie den Atem ein- und ausströmen. Halten Sie die Position etwas, wenn das für Sie okay ist. Sie können jederzeit die Position wieder auflösen.

Probieren Sie aus, die Hände und Arme über den Kopf zu strecken. Die Zeigefinger beider Hände weisen nach oben. Verweilen Sie atmend etwas in dieser Haltung. Spüren Sie Ihre Kraft und Stabilität.

Nun heben Sie beide Arme auf Schulterhöhe. Der rechte Arm zeigt nach vorne, der linke nach hinten. Die Handflächen weisen zum Boden. Der Blick geht weit über die ausgestreckte Hand nach vorne. Verweilen Sie ruhig atmend in dieser Position. Entspannen Sie sich in diese Haltung hinein, ohne die Stabilität zu verlieren.

Wechseln Sie dann die Beine. Nun setzten Sie den linken Fuß nach vorne und den rechten nach hinten. Und Sie lassen sich wieder in der Haltung ankommen. Dann probieren Sie alle drei Armhaltungen aus. Bei den ausgestreckten Armen zeigt nun der linke Arm nach vorne.

Eine eigene Held:innen-Haltung. Es kann sein, dass die drei erprobten Held:innen-Haltungen zu Ihnen passen. Möglicherweise fühlt sich eine Position besonders stimmig an. Vielleicht möchten Sie aber auch eine eigene Haltung finden, die Kraft, Zielstrebigkeit und Klarheit ausdrückt. Fühlen Sie sich frei, zu experimentieren. In welcher Haltung erleben Sie sich als kraftvoll und selbstbestimmt? Es kann eine Haltung im Sitzen oder Stehen sein.

Affirmation. Probieren Sie unterstützende Sätze aus: »Ich bin mutig und stark«, »Ich bin stabil und klar«, »Ich blicke zuversichtlich in die Zukunft«, »Ich handle selbstbestimmt«, »Ich erreiche mein Ziel«. Experimentieren Sie mit den Sätzen.

Reflexionsfragen

- ▶ Seien Sie neugierig, wie Sie sich in der Haltung fühlen. Was spüren Sie im Körper? Was fühlt sich herausfordernd an? Wo nehmen Sie Ihr Kraftzentrum wahr?
- ▶ Wie fühlen sich die Hände vor dem Brustbereich an? Wie fühlen sich die nach oben gestreckten Arme an? Wie erleben Sie die ausgestreckten Arme?
- ▶ Welche Emotionen nehmen Sie wahr? Was nehmen Sie mental und in Gedanken wahr? Wie erleben Sie die eigene Krafthaltung?
- ▶ Wie können Sie die Erfahrungen in den Alltag integrieren? Wann brauchen Sie die Standfestigkeit, Klarheit und Zielstrebigkeit am meisten?

Kum Nye: Tibetisches Heilyoga

Kum Nye ist ein im tibetischen Buddhismus verwurzeltes Heilsystem, welches ein Wechselspiel von Ruhe in Bewegung und Bewegung in Ruhe fördert.

Das tibetische Heilyoga Kum Nye eignet sich sehr gut für die Integration in die psychotherapeutische Arbeit, weil die Übungen einfach sind und keine Vorerfahrung oder besonderes Geschick verlangen. Die Bewegungen können ohne Hilfsmittel, auch ohne Matte, durchgeführt werden. Viele Bewegungen sind im Stehen oder Sitzen möglich. Die Kum-Nye-Übungen sind noch recht unbekannt, das ermöglicht ein frisches, unvoreingenommenes Herangehen, ohne durch bestimmte Vorstellungen eingeengt zur sein.

»Kum« bedeutet Körper und Verkörperung und »Nye« wird mit Massage oder Wechselwirkung übersetzt (Tulku, 2004). Das beschreibt die Grundidee und Wirkung von Kum Nye treffend. Durch ruhige Bewegungen werden Körperwahrnehmungen angeregt, der Körper wird massiert. Das Zusammenspiel von Körper und Geist ist dabei immer zentral. Steurich (2006) bezeichnet das Üben als »Meditation in Bewegung«. Er verweist darauf, dass es einerseits Bewegungsübungen gibt und andererseits die inneren Haltungen – also *wie* wir üben. Im Kum Nye werden die Bewegungen nicht als Techniken verstanden, um möglichst schnell eine Wirkung zu erzielen. Zentral ist die Art zu üben. Neugier, Offenheit und Freundlichkeit werden als innere Haltungen etabliert.

Grundprinzipien von Kum Nye

- Jede Bewegungseinheit beginnt und endet in einer ruhigen, stillen, spürenden Position.
- Die Bewegungen werden sehr langsam (Zeitlupentempo) und bewusst ausgeführt.
- Die Langsamkeit ermöglicht, die Körperempfindungen sehr fein und genau zu erforschen.
- Die Bewegungen sind einfach und schnell zu erlernen.
- Es kommt nicht auf eine äußere, perfekte Form an, sondern das unmittelbare Spüren ist zentral.
- Eine Bewegung wird mehrmals wiederholt und dann folgt ein Nachspüren.
- Es wird mit einer inneren Haltung von Offenheit und Neugier geübt.
- Es geht nicht um eine Ergebnisfixierung, sondern um ein Einlassen auf den Prozess und Vertrauen in die Entfaltung der Wirkung.
- Der ständigen Veränderung von Körperempfindungen, dem Fluss der Erfahrung wird Aufmerksamkeit geschenkt.
- Nicht so viel wollen und machen, sondern die Bewegung auch geschehen lassen.
- Weniger ist mehr. Eine Übung kann viel bewirken.
- In der Wiederholung liegt die Kraft.
- Selbstbestimmung ist zentral. Sie bestimmen, was, wie lange und wie geübt wird.

Kum Nye: Tibetisches Heilyoga

Fallbeispiel • Kum Nye bei Depressionserfahrungen

Herr K., ein sehr zielstrebiger Geschäftsführer, kommt in die Praxis und möchte Meditation und achtsame Bewegung lernen, weil er schon mehrfach depressive Episoden erlebt hat. Die hohe Körperspannung von Herrn K. wird sofort deutlich, selbst mit geschlossenen Augen in der Meditation bleiben sein Körper und auch sein Gesicht sehr angespannt. Der Klient wirkt überfokussiert und zu ergebnisorientiert. Bei den sehr langsamen Kum-Nye-Übungen beginnt sich Herr K. mehr zu entspannen und auf die fließenden Bewegungen einzulassen. Das Üben in Zeitlupe ermöglicht es, die vielen kleinen, sonst kaum spürbaren Empfindungen wahrzunehmen und sich dem Strom der Körpererfahrungen anzuvertrauen. Herr K. entspannt sich mehr und kann durch die Übungen aus dem Kopf mehr in den Körper finden. Das erlebt er als besonders hilfreich, wenn er im Grübeln gefangen ist.

Wirkungen von Kum Nye

- eine spürende Verbindung zum Körper stärken
- Verbindung von Denken, Fühlen und Körper spüren
- im Körper sein
- sich in Bewegung entspannen
- eine positive Stimmung anregen
- Wohlbefinden fördern
- beruhigende und energetisierende Wirkungen
- Loslassen, Hingabe und Vertrauen stärken
- Gegenwärtigkeit und Präsenz schulen
- körperliche Verspannungen und Blockaden lockern
- Gewohnheitsmuster werden deutlich und veränderbar (z. B. Tempo, Zielorientiertheit)

Die Basis für die Anwendung der Übungen in der Psychotherapie ist die Selbsterfahrung. Probieren Sie die Übungen aus und wiederholen Sie sie öfter. Sie können Ihre Selbstfürsorge zwischen den therapeutischen Sitzungen fördern und sowohl entspannen als auch erfrischen. Wenn Sie vertrauter mit den Kum-Nye-Übungen sind, können Sie die Bewegungssequenzen auch Klient:innen vorstellen und sie gemeinsam in der Psychotherapie nutzen. Die Übungen sind zum Beispiel bei Ängsten, starken Verspannungen und Unruhe, bei depressivem Erleben und chronischen Schmerzen wirksam. Grundsätzlich fördern sie die Körperwahrnehmung und die präsente, spürende Selbstbeobachtung.

Die Energiekugel

Die Energiekugel ist eine ruhige, fließende Bewegung aus dem tibetischen Heilyoga Kum Nye, die im Sitzen oder Stehen durchgeführt werden kann (Steurich, 2006). Die Vorstellung einer Energiekugel kann das Bewegungserleben intensivieren.

Wirkung der Übung

Beim Üben von Kum Nye ist es wichtig, nicht zu zielorientiert zu üben, sondern sich für die möglichen Wirkungen zu öffnen. Die fließende, ruhige Bewegung harmonisiert, beruhigt und energetisiert gleichermaßen. Die Herz- und Brustregion wird geöffnet und Spannungen in den Schultern können sich lösen. Bei Unruhe und Angst beruhigt die Übung, bei Depressionen bringt sie in Bewegung und gibt eine ruhige Kraft

Anleitung der Übung

Die Übung kann im Sitzen oder im Stehen durchgeführt werden. Schauen Sie sich zunächst die Abbildung auf der nächsten Seite an.

Anfangen in Ruhe. Nehmen Sie im Sitzen oder Stehen eine stabile Haltung ein. Lassen Sie die Aufmerksamkeit vom Kopf durch den Körper bis zu den Füßen sinken. Spüren Sie die Füße im Kontakt mit dem Boden. Die Zehen weisen nach vorne, die Fußgelenke und Kniegelenke sind durchlässig und locker. Nehmen Sie Verbindung mit dem Atem auf und lassen Sie den Atem durch den gesamten Körper strömen. Die Bewegung entfaltet sich aus dieser Ruhe heraus.

Die fließende Energiekugel. Nun beginnen Sie ganz langsam, wie in Zeitlupe, die Hände vor dem unteren Bauch zusammenzuführen. Die Hände liegen übereinander, ohne sich zu berühren, die Handflächen zeigen nach oben. Lassen Sie sich Zeit und spüren Sie die Körperempfindungen, die durch die Bewegung angeregt werden. Die Hände heben sich langsam fließend vor dem Körper nach oben. Es entsteht eine fließende, runde Bewegung. Stellen Sie sich vor, dass Sie eine Energiekugel sanft umarmen. Wenn die Arme über dem Kopf sind, öffnen sich die Arme zu den Seiten und sinken ganz langsam nach unten, bis die Hände sich wieder vor dem Bauch einfinden. Lassen Sie die Bewegung dann einfach weiter fließen.

Wahrnehmen, was geschieht. Es entsteht eine langsame, kugelförmige Bewegung. Seien Sie neugierig, auf die Empfindungen, die im Körper angeregt werden. Heißen Sie alles willkommen. Manchmal werden Sie Anspannung spüren oder Entspannung, vielleicht auch Druck, Prickeln, Fließen, Wärme. Einige Empfindungen werden Sie als angenehm, manche als neutral oder unangenehm erleben. Es darf genauso sein, wie sich die Erfahrung zeigt. Wenn die Aufmerksamkeit wegwandert, bringen Sie sie sanft wieder zum Körper zurück. Lassen Sie Atem und Bewegung fließen. Wiederholen Sie die Bewegung mehrere Male und bleiben Sie neugierig, wie es sich in diesem Moment anfühlt. Dann lassen Sie die Bewegung langsam ausklingen.

Affirmationen. Experimentieren Sie mit folgenden Sätzen und nutzen Sie eigene, passende Affirmationen. »Ich tanke Energie«, »Ich bin ruhig und kraftvoll«, »In der Langsamkeit liegt die Kraft«.

Abschließen in Ruhe. Kommen Sie wieder in einem ruhigen Stehen oder Sitzen an. Die Arme können neben dem Körper hängen oder beim Sitzen auch auf den Oberschenkeln ruhen. Lassen Sie den Atem durch den Körper fließen. Nehmen Sie sich einige Momente Zeit, im Körper nachzuspüren und mit der Aufmerksamkeit im Körper zu verweilen.

Die Energiekugel

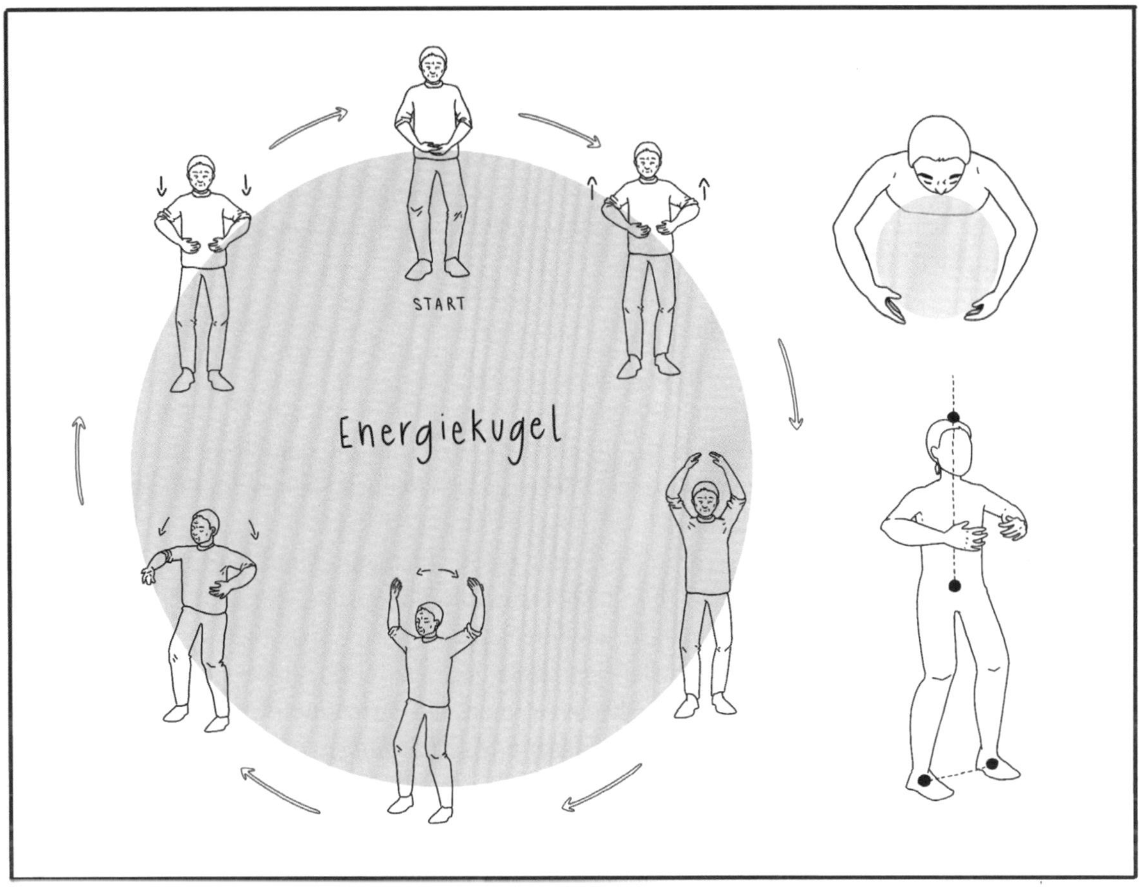

Reflexionsfragen

- Welche Erfahrungen haben Sie beim Üben der Energiekugel gemacht? Was war herausfordernd? Wie sind Sie damit umgegangen?
- Welche angenehmen Erfahrungen haben Sie gemacht und wie haben die sich angefühlt?
- Was hat dabei geholfen, in der Gegenwart zu bleiben? Wie haben Sie die Langsamkeit erlebt?
- Wie können Sie diese Erfahrungen im Alltag nutzen? Wodurch verlieren Sie im Alltag die meiste Energie? Wie können Sie Energie auftanken?

Inneres Gold

Die Übung »Inneres Gold« erlaubt eine kleine, bewusste Bewegungspause und lässt sich im Sitzen und Stehen durchführen. Sie lädt zum Erkunden von Selbstunterstützung und Freundlichkeit mit sich selbst ein.

Wirkung der Übung
Die Bewegung löst Spannungen im Oberkörper und in der Magengegend. Sie ermöglicht die Erfahrung einer liebevollen Selbstzuwendung. Der Wechsel von öffnenden und schließenden Bewegungen macht mit beiden Möglichkeiten vertraut.

Anleitung der Übung
Schauen Sie sich bitte zunächst die Abbildung an.
Anfangen in Ruhe. Nehmen Sie eine stabile Position im Stehen oder Sitzen ein. Die Füße haben einen guten Kontakt zum Boden. Sie können die Verbindung zur Sitzfläche und dem Boden fühlen. Der Rücken ist gerade aufgerichtet, der Kopf ruht auf der Wirbelsäule. Erlauben Sie sich, im Körper anzukommen. Der Atem strömt durch den Körper.
Öffnen und schließen im Wechsel. Verschränken Sie die Hände ineinander und legen Sie die Handflächen an den Hinterkopf, sodass sie den Kopf stützen. Dann drücken Sie den Hinterkopf langsam gegen die Hände. Die Brust hebt sich etwas zur Decke, die Ellenbogen weisen nach außen, der Kopf schmiegt sich an die Hände an. Lassen Sie den Atem fließen. Lehnen Sie sich freundlich bei sich selbst an. Laden Sie Wohlwollen für sich selbst ein. Augen und Kiefer können sich entspannen. Spüren Sie die Weitung und Öffnung im Brustbereich. Dann lassen Sie langsam den Kopf sinken, die Ellenbogen hängen nebeneinander herab. Entspannen Sie die Schultern und den oberen Rücken. Wiederholen Sie das Öffnen und Schließen mehrere Male. Dann lassen Sie die Bewegung langsam ausklingen.
Affirmationen. Experimentieren Sie mit folgenden Sätzen begleitend zu den Bewegungen: »Ich öffne mich für mich selbst«, »Ich öffne mich«, »Ich lehne mich bei mir selbst an«, »Ich gebe mir selbst Halt«, »Ich kann mich öffnen und auch schließen«.
Abschließen in Ruhe. Lassen Sie die Arme neben dem Körper hängen und kommen Sie in eine ruhige, stabile Sitz- oder Standhaltung. Der Atem fließt und Sie spüren die Körperempfindungen, die durch die Bewegung angeregt wurden.

Inneres Gold

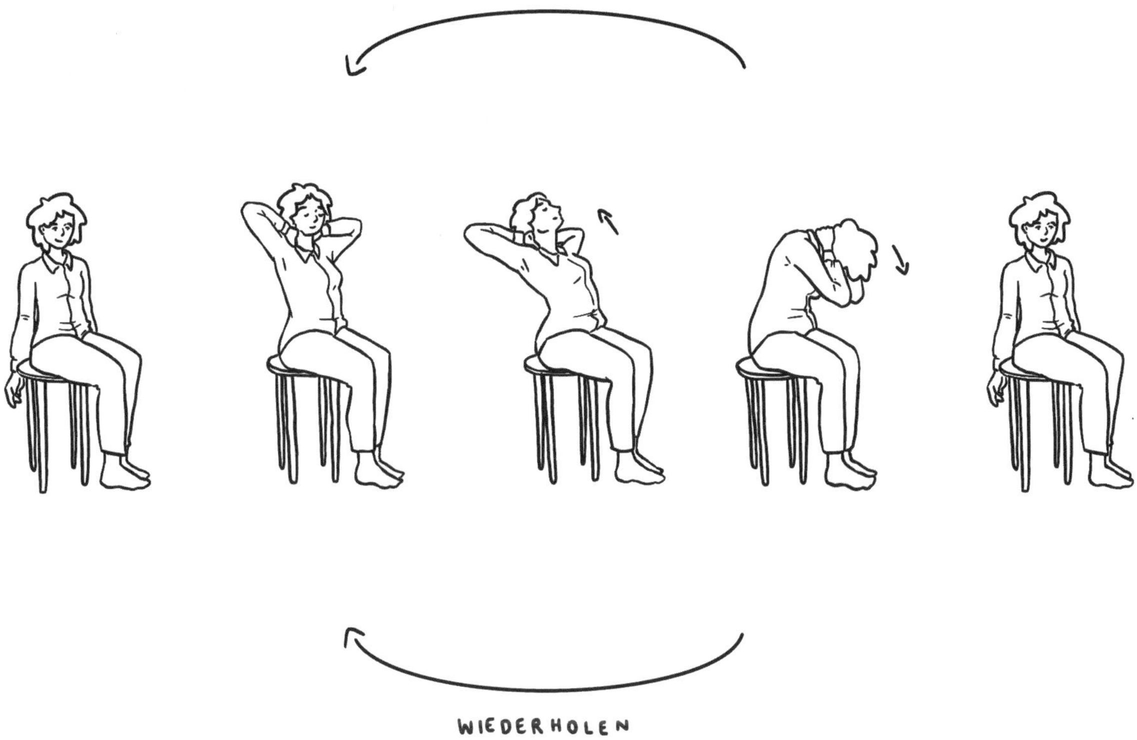

Reflexionsfragen

Welche Erfahrungen haben Sie mit der Übung gemacht? Wie ist es, sich bei sich selbst anzulehnen?

....

....

Wie fühlt es sich im Körper an, wohlwollend mit sich zu sein?

....

....

Wie können Sie sich im Alltag selbst freundlich unterstützen?

....

....

Sanftes Dehnen

Bei dieser Übung werden im Stehen die Arme über vorne nach oben gehoben und dann der Oberkörper abwechselnd nach rechts und links gebeugt. Die einfache Übung im Stehen aktiviert und beruhigt. In einer weiteren Variation der Übung stellen Sie sich vor, eine Kugel zwischen den Händen zu halten.

Wirkung der Übung

Die Übung löst Verspannungen in den Körperseiten. Sie bringt die Aufmerksamkeit in den Körper und hilft aus Grübelspiralen heraus. Durch die langsame Ausführung in Verbindung mit dem Atem beruhigt sich der Atem und eine entspannte Fokussierung entsteht. Die Dehnung und Aufrichtung fördert Energie und vermittelt Spannkraft.

Anleitung der Übung

Schauen Sie sich zunächst bitte die Abbildung an.

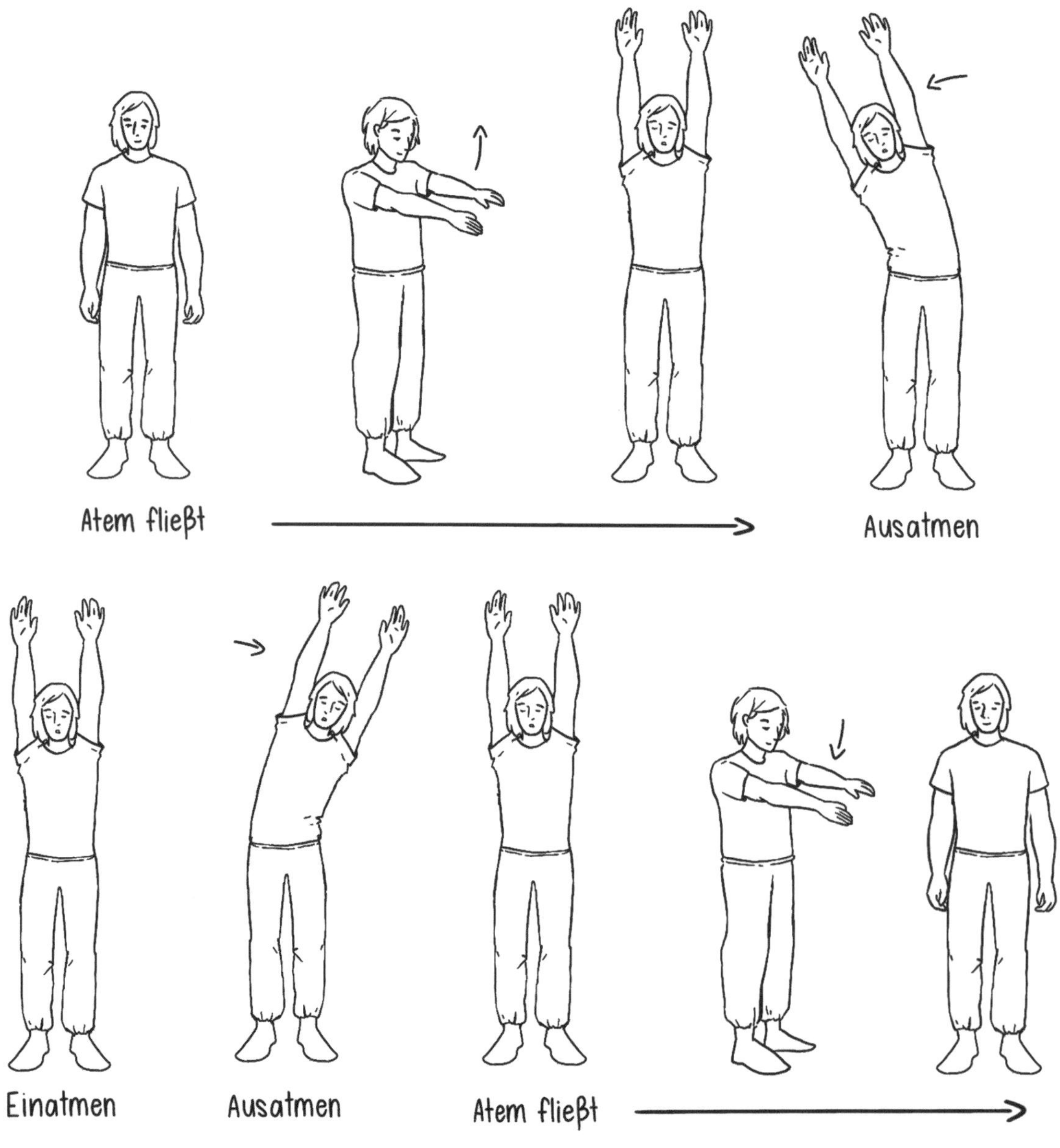

Sanftes Dehnen

Ankommen im ruhigen Stehen. Kommen Sie zunächst in einem entspannten, ruhigen Stehen an. Die Füße schmiegen sich an den Boden an. Der Kopf ruht auf der Wirbelsäule, Nacken, Kehlkopf und Kiefer können sich entspannen. Der Atem darf durch den Körper fließen.

Arme über vorne nach oben heben. Lassen Sie allmählich und langsam mit einem fließenden Atem die Arme über vorne nach oben schweben. Das Heben der Arme kann mehrere Atemzüge dauern, genießen Sie die Langsamkeit. Stehen Sie einen Moment in dieser gestreckten Position, die Handflächen zeigen nach vorne.

Dehnung zu den Seiten. Beugen Sie sich mit dem nächsten Ausatmen sanft zur rechten Seite, die Bewegung folgt dem Atem. Beim Einatmen richten Sie sich wieder auf und lassen sich mit dem nächsten Ausatmen zur linken Seite sinken. Fühlen Sie die Empfindungen, die durch das Dehnen in den Körperseiten angeregt werden. Bewegen Sie sich in dieser Weise dreimal zur rechten und dreimal zur linken Seite. Folgen Sie dem Atemfluss und nehmen Sie die Dehnung und Öffnung in den Körperseiten wahr.

Arme nach vorne und unten sinken lassen. Lassen Sie allmählich und langsam mit einem fließenden Atem die Arme über vorne nach unten sinken. Es ist weniger ein Tun als ein Geschehen-Lassen. Das Sinken der Arme kann mehrere Atemzüge dauern, genießen Sie die Langsamkeit. Stehen Sie einige Momente in der Ausgangsposition, die Arme hängen neben dem Körper. Spüren Sie den Empfindungen nach und verweilen Sie in Ruhe.

Sanftes Dehnen

Variante mit Imagination
Schauen Sie sich zunächst die Abbildung an.

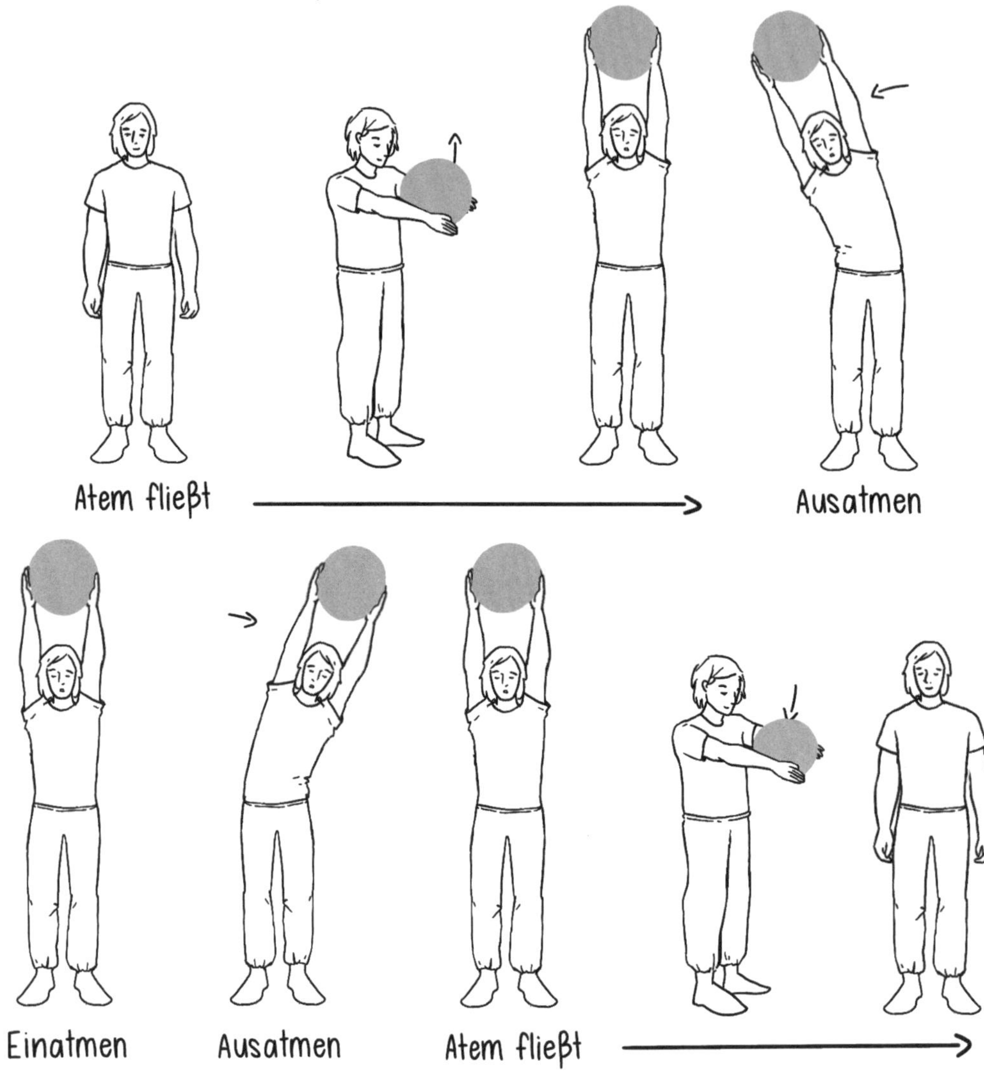

Führen Sie die gleiche Bewegungssequenz aus, diesmal sind die Handflächen aber zueinander gekehrt. Stellen Sie sich eine große Kugel mit heilender Energie vor, die zwischen Ihren Händen ruht. Heilsame Energie fließt von oben durch den gesamten Körper. Lassen Sie sich stärken und durchströmen. **Affirmationen.** Üben Sie mit den Sätzen »Ich nehme Energie auf«, »Ich stärke meine Energie«, »Ich verbinde mich mit meiner Kraft«, »Ich lasse Energie durch meinen Körper strömen«.

Reflexionsfragen
- Wie und wo spüren Sie Energie und Kraft im eigenen Körper?
- Woran bemerken Sie Energieverlust im Körper?
- Wann kann diese Übung Sie im Alltag unterstützen?

Loslassen und Energie wecken

Diese Bewegungssequenz ist eine komplexere Bewegung, die etwas Übung erfordert. Durch ein langsames Vorbeugen und Rückbeugen des Oberkörpers und der Arme werden neue Energien eingeladen und ein entspanntes Loslassen möglich. Sie eignet sich nach anstrengenden und aufregenden Situationen, um Anspannungen loszulassen und wieder Energie zu tanken.

Wirkung der Übung

Das langsame Vorbeugen des Oberkörpers, das Hängenlassen und Entspannen und das langsame Aufrichten lösen körperliche Verspannungen im Schulter-, Nacken- und Wirbelsäulenbereich. Sie erleben die Qualität des Loslassens. Die Übung bringt in einen spürenden, bewussten Kontakt mit dem Körper, entspannt und energetisiert.

Anleitung der Übung

Ankommen im ruhigen Stehen. Lassen Sie sich in einem ruhigen Stand ankommen. Die Füße haben einen stabilen Kontakt mit dem Boden, das Körpergewicht ist gleichmäßig auf beide Füße verteilt. Die Wirbelsäule ist aufgerichtet, der Kopf ruht entspannt auf der Wirbelsäule, die Arme und Schultern entspannen sich. Spüren Sie in Ruhe, wie der Atem ein- und ausströmt.

Aufrichtung und Vorbeuge. Aus diesem ruhigen Stehen heraus heben Sie langsam die Arme über vorne nach oben neben den Kopf. Nehmen Sie sich Zeit, diese Position einige Momente lang bewusst wahrzunehmen. Dann lassen Sie langsam und behutsam die Arme und den Oberkörper in einem weiten Bogen nach unten sinken. Der ganze Rumpf beugt sich von der Hüfte nach vorne. Spüren Sie Wirbel für Wirbel die langsame Bewegung im Rücken. Die Arme führen die Bewegung an, der Rücken folgt.

Sich hängen lassen. Dann spüren Sie, wie der Oberkörper, die Schultern, der Nacken, die Arme, der Kopf hängen. Erlauben Sie sich, loszulassen und zu entspannen. Die Knie und die Rückseiten der Beine dürfen sich entspannen. Einatmend bringen Sie Ihre Finger zusammen und heben den Oberkörper fast unmerklich ein kleines Stück. Dann lassen Sie mit dem Ausatmen wieder los und spreizen Sie die Finger. Wiederholen Sie diese Sequenz dreimal. Machen Sie sich mit dem Loslassen vertraut.

Aufrichten und Rückbeuge. Nun bewegen Sie die Hände und Arme in einem großen Bogen ganz langsam wieder nach oben, die Hände führen, der Rumpf folgt. Richten Sie sich langsam auf und spüren Sie, welche Empfindungen dabei im Körper angeregt werden. Beugen Sie den Oberkörper und Kopf dann etwas nach hinten, der Blick richtet sich leicht nach oben. Verweilen Sie einige Momente in der leichten Beugung nach hinten. Spüren Sie die Öffnung in der Vorderseite des Körpers.

Bewusste Wiederholungen. Dann lassen Sie die Arme und Hände wieder neben den Körper sinken. Halten Sie kurz inne und wiederholen Sie die Sequenz noch zwei- oder dreimal. Bleiben Sie offen für die Körperempfindungen, die bei der Bewegung entstehen.

Affirmationen. Wenn der Oberkörper hängt, probieren Sie die Sätze: »Ich lasse los«, »Ich lasse mich hängen«, bei der Rückbeuge passen vielleicht die Sätze »Ich öffne mich entspannt«, »Ich lehne mich zurück«.

Nachruhen. Nehmen Sie sich noch etwas Zeit, im Sitzen ruhig nachzuspüren. Seien Sie neugierig, welche Körperempfindungen durch die Übung angeregt sind und nachklingen.

Loslassen und Energie wecken

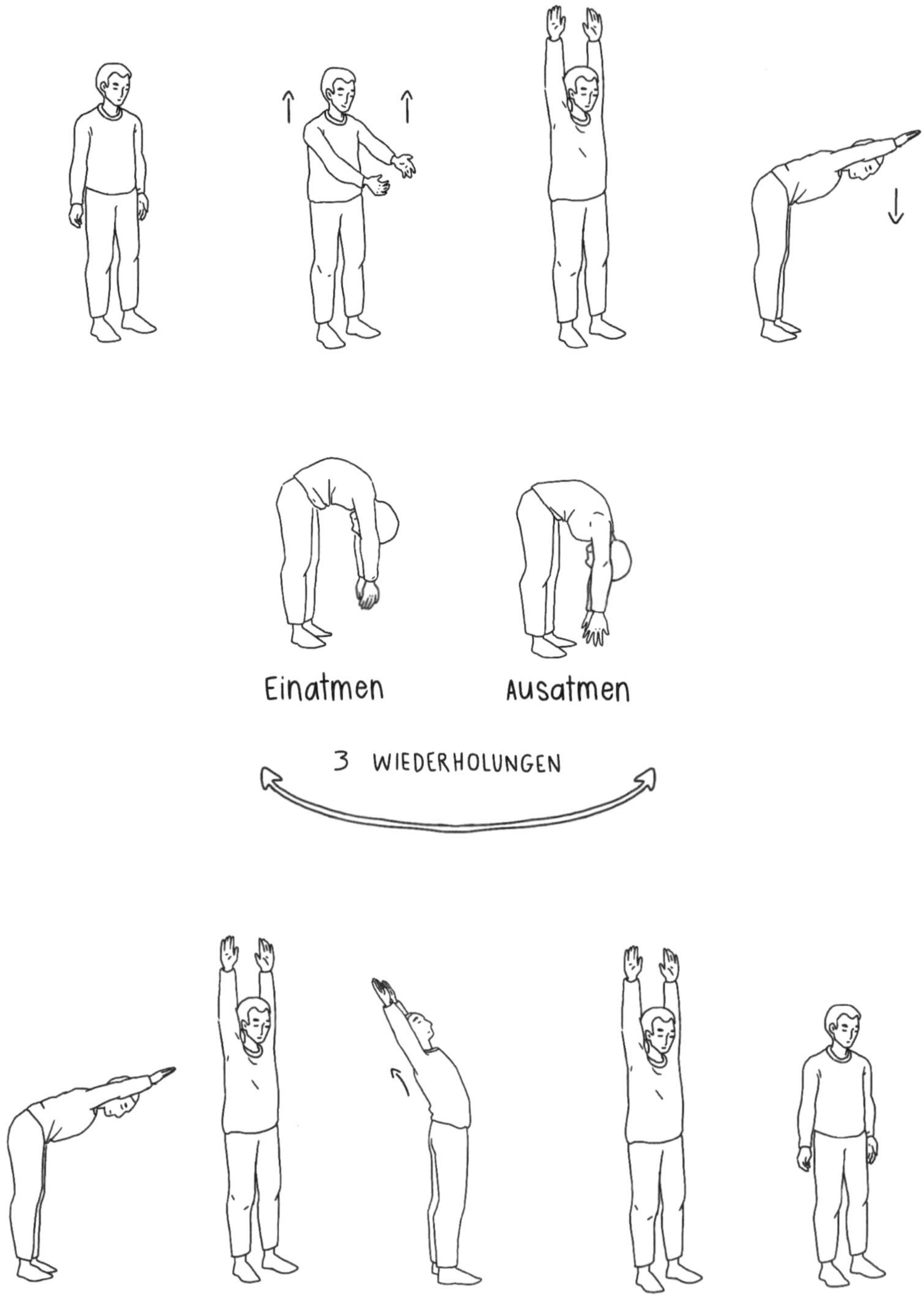

Reflexionsfragen

- ▶ Wie haben Sie die Langsamkeit erfahren?
- ▶ Wie fühlt sich Loslassen für Sie an? Wie erfahren Sie das entspannte Sich-zurück-Lehnen?
- ▶ In welchen Situationen kann diese Übung für Sie passend sein?

Restorative Yoga

Ursprung und Definition von Restorative Yoga

Restorative Yoga bezeichnet ein Yoga, das ein passives, ausruhendes Verweilen in bestimmten Haltungen gestützt durch Polster und Decken ermöglicht. Es entspannt, regeneriert und stellt »einen Urzustand von Wohlbefinden« wieder her (Neuber, 2019).

Grundprinzipien des Restorative Yoga

- Üben Sie in einem ruhigen, warmen und etwas dunkleren Raum.
- Tragen Sie wärmende, weiche und lockere Kleidung.
- Nehmen Sie eine Haltung ein und verweilen Sie länger in ihr.
- Die Übungszeit kann individuell angepasst und dosiert werden.
- Der Körper wird durch Decken, Kissen und Blöcke gestützt, gehalten und gewärmt.
- Der Körper kann durch diese Unterstützung besser entspannen und loslassen.
- Die Wirbelsäule wird in unterschiedliche Positionen gebracht (Rückbeugen und Vorbeugen), es gibt Umkehrhaltungen (Beine werden höher auf ein Polster gelegt).
- Der Atem fließt frei.
- Es geht um ein aktives Entspannen. Die Aufmerksamkeit verweilt beim Atem und im Körper.
- Restorative Yoga hilft, vom Senden und von der Aktivität zum Empfangen und Entspannen zu wechseln.
- Tiefes Ausruhen und Regenerieren werden möglich.

Material für das Üben

Um Restorative Yoga üben zu können, braucht es unterstützende Materialien. Eine Yogamatte dient als Unterlage. Hilfreich und variabel einsetzbar sind große Baumwolldecken. Sie lassen sich in unterschiedliche Formate falten oder rollen und behalten dabei eine gewisse stützende Stabilität. Decken dienen auch zum Wärmen und schützendem Zudecken. Yogablöcke aus Kork oder Hartschaum helfen als haltgebende Stützen. Große, stabile Polster, wie sie auch in der Physiotherapie genutzt werden, ermöglichen es, den Körper zu stabilisieren und können große Teile des Körpergewichts tragen. Feste Kissen in unterschiedlichen Größen stützen und halten den Körper. Augenkissen, zum Beispiel gefüllt mit wohlriechendem Lavendel, sorgen für eine angenehme Dunkelheit und entspannen die Augenregion. Es ist hilfreich, zunächst 5 bis 10 Minuten in einer Haltung zu verweilen, wenn das als angenehm erlebt wird. Später ist auch ein längeres Verweilen in einer Position möglich.

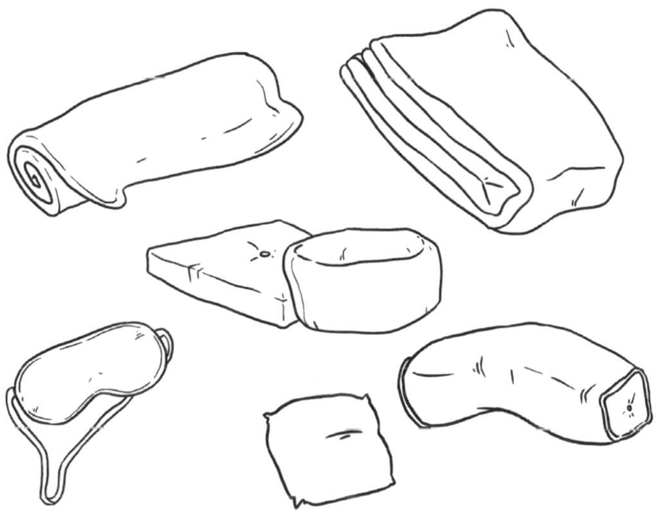

Restorative Yoga

Restorative Yoga in der Psychotherapie

Viele Menschen, die psychotherapeutische Unterstützung brauchen, fühlen sich erschöpft, haben körperliche Schmerzen, chronische Krankheiten, sie leiden unter Ängsten, Depressionen oder werden von Gefühlen überschwemmt. Restorative Yoga bietet einfache Körperhaltungen an, die den Parasympathikus anregen und ein tiefes Loslassen und Entspannen ermöglichen. Die unterstützenden Polster und Decken vermitteln ein Gefühl von Erdung, Halt und Geborgenheit. Die Klient:innen probieren aus und »bauen« sich mit den Materialien ihre Positionen selbst. Das stärkt die Selbstwahrnehmung und das Erleben von Selbstbestimmung und Selbstwirksamkeit. Durch das behutsame, sanfte Üben ohne Leistungsanspruch werden Selbstmitgefühl und Wohlwollen mit sich selbst gefördert. Restorative Yoga wirkt wie eine stützende, haltgebende und nährende Nachbeelterung, die sowohl auf der körperlichen als auch auf der emotionalen Ebene spürbar wird. Wenn Schmerzen oder Unwohlsein sich melden, kann die Position jederzeit verändert oder verlassen werden.

Fallbeispiel

Die 52-jährige Frau R. fühlt sich oft sehr haltlos, unruhig und erlebt in Stressmomenten Panik. In der Psychotherapie hat sie gelernt, den eigenen Körper besser und wohlwollender wahrzunehmen. Das Einnehmen bewusster Körperhaltungen und die Verwendung von Polstern, die Halt vermitteln, helfen Frau R., mehr Sicherheit und Ruhe zu spüren. Sie baut sich aus Polstern, Blöcken und Decken einen angenehmen Liegesitz und lernt, das Körpergewicht tragen zu lassen und sich zu entspannen. Das Augenkissen empfindet sie als beruhigend und entspannend. Die Wirkung der Haltung beschreibt Frau R. wie folgt: »Ich fühle mich getragen, fast schwebend und geborgen. Es fühlt sich wie ein Auftanken an und gibt mir die Erlaubnis, einfach da zu sein.« Sie beginnt zu Hause, die Position des angelehnten Sitzens bewusst für 10 Minuten einzunehmen und sich zu regenerieren.

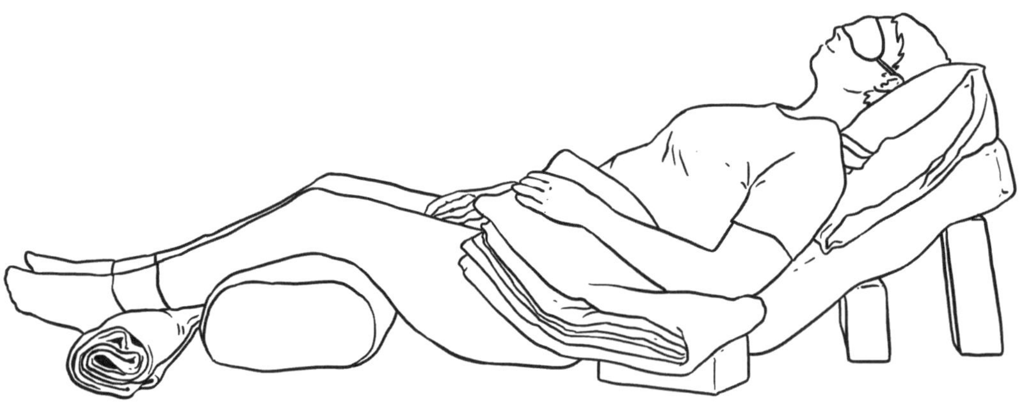

Angelehntes Sitzen

Die Übung bietet einen sanften Einstieg in die Prinzipien des Restorative Yoga (Neuber, 2019). Durch die Polster-Decken-Konstruktion wird der Körper gestützt und ermöglicht eine schonende Rückbeuge.

Wirkung der Übung

Diese Haltung entlastet nach langem Sitzen die Wirbelsäule. Das angelehnte Sitzen gewährt der Körpervorderseite mehr Raum und der Atem kann sich dadurch vertiefen. Die Übung ist für Menschen, die sich sehr erschöpft fühlen, gut geeignet. Sie ist auch für schwangere Frauen entlastend und wohltuend. Die Position ermöglicht es, das Körpergewicht an die Polster abzugeben, ein Gefühl von Loslassen und Schweben wird angeregt. Eine tiefe Entspannung und Regeneration werden möglich. Die haltgebenden Polster und Decken vermitteln Halt, Sicherheit und Geborgenheit. Durch das Aufbauen einer passenden Sitzposition werden das Körpergefühl und die Selbstfürsorge aktiv gestärkt.

Anleitung der Übung

Schauen Sie sich bitte zunächst die Abbildung an.

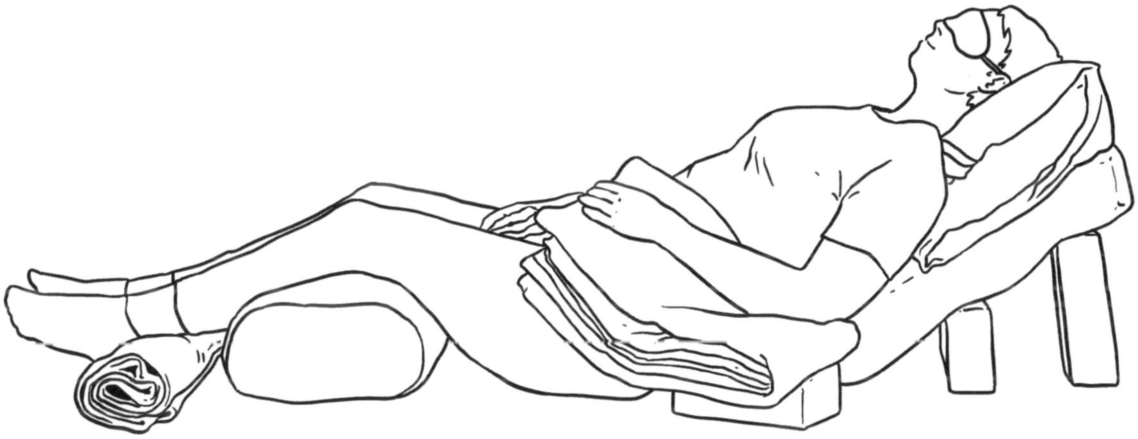

Aufbau der Position. Dann beginnen Sie mit den Polstern, Blöcken und Kissen den Platz vorzubereiten. Sie brauchen zunächst: eine Yogamatte, zwei große Polster, mehrere Decken, vier Blöcke und ein Augenkissen. Orden Sie die Materialien so an wie auf der Abbildung sichtbar.

Das große Polster wird durch einen senkrecht aufgestellten und einen waagerechten Block gestützt. Ein weiteres großes Polster dient für die Stützung der Beine und Knie, eine Deckenrolle trägt die Füße. Für das Abstützen der Ellenbogen braucht es die seitlichen Blöcke, auch Meditationskissen sind dafür geeignet.

Angelehntes Sitzen

Ausprobieren und Anpassen der Position. Wenn die Grundkonstruktion steht, setzen Sie sich zwischen die großen Polster, rücken Sie mit dem Becken direkt an das schräge Polster heran. Lehnen Sie sich zurück und spüren Sie, ob Sie noch ein Kissen oder eine Decke unter dem Kopf brauchen. Positionieren Sie das untere Polster und die gerollte Decke so, dass das Polster genau unter den Knien und die Deckenrolle unter den Achillessehnen liegt, die Fersen schweben frei. Legen Sie die Ellenbogen seitlich auf den Blöcken und Decken ab. Die Unterarme und Hände liegen auf einer gefalteten Decke. Spüren Sie zunächst, ob die Position so für Sie passt oder ob es noch etwas zu verändern gilt. Lassen Sie sich dafür Zeit und hören Sie auf Ihren Körper. Das spürende, sorgfältige Einrichten der Haltung ist Teil des Übens. Wenn Sie mögen und es sich angenehm anfühlt, legen Sie ein Augenkissen auf die Augen und decken Sie sich noch mit einer Decke zu. Stellen Sie sich einen Timer zunächst auf 10 Minuten, in dieser Zeit verweilen Sie in der Position. Sie können natürlich jederzeit etwas verändern oder aus der Haltung herauskommen.
In der Haltung verweilen. Sie haben jetzt Zeit und einen Platz, um sich auszuruhen und sich zu regenerieren. Lassen Sie Leistungsansprüche und Ziele los. Erlauben Sie sich eine Auszeit und laden Sie Freundlichkeit und Wohlwollen für sich ein. Machen Sie sich zunächst mit der eingenommenen Haltung vertraut. Spüren Sie den Kontakt des Körpers mit der Matte, den Polstern und Decken. Nehmen Sie das Haltgebende, Stützende und Wärmende wahr. Sie dürfen Ihren Körper tragen lassen und das Gewicht des Körpers abgeben. Lassen Sie den Atem durch den Körper strömen. Wenn die Gedanken abschweifen, bringen Sie die Aufmerksamkeit sanft zum Atem im Körper zurück und spüren Sie das Haltgebende der Polster und Decken.
Affirmation. Wenn es für Sie passt, nutzen Sie folgende Sätze: »Ich lasse los«, »Ich werde getragen und gehalten«, »Ich tanke auf«. Oder finden Sie einen eigenen, stimmigen Satz.
Zurückkommen. Wenn der Timer klingelt, lassen Sie sich Zeit für einen behutsamen Abschluss und Übergang. Beginnen Sie, tiefer ein- und auszuatmen. Legen Sie das Augenkissen zur Seite und beginnen Sie mit kleinen Bewegungen in den Händen und Füßen. Sie öffnen die Augen und stellen die Füße auf. Dann drehen Sie sich auf eine Seite, stützen sich auf Händen und Armen ab und kommen langsam nach oben.

Reflexionsfragen

- Wie können Sie mit drei Adjektiven die Erfahrung beschreiben?
- Was war herausfordernd? Was haben Sie als wohltuend erlebt?
- Was können Sie durch diese Übung lernen und stärken?
- In welchen Situationen brauchen Sie diese Methode besonders?

Kindpositionen

Die Kindpositionen vermitteln durch das Vorbeugen und Ablegen des Oberkörpers und Kopfes ein Gefühl von Loslassen und Geborgenheit. Die Körpervorderseite wird geschützt, Körper und Geist dürfen sich ausruhen und entspannen. Die verschiedenen Varianten der Übung machen ein flexibles Anwenden im Alltag möglich.

Wirkung der Übung

Die Kindpositionen wirken beruhigend und regenerierend. Besonders in stressigen, herausfordernden Zeiten sind diese Haltungen hilfreich. Auch dann, wenn wir uns verletzt fühlen und Trost und Geborgenheit brauchen, sind die Kindpositionen stärkend und wohltuend. Die Übung führt zu innerer Ruhe und Stille (Neuber, 2019).

Anleitung der Übung

Schauen Sie sich zunächst die Abbildung an.

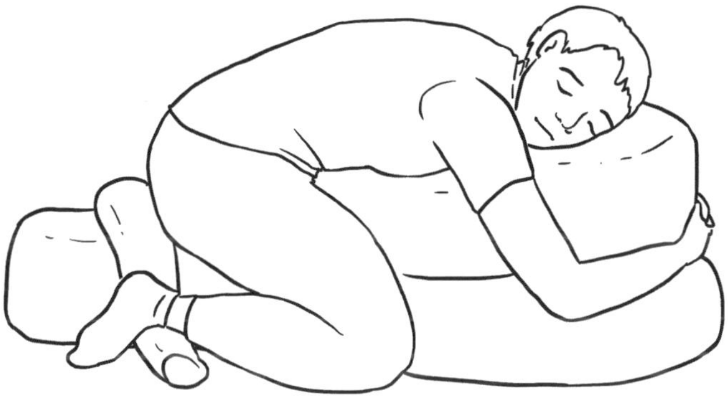

Aufbau der Position. Sie brauchen für diese Position eine Yogamatte, drei große Polster und eine oder zwei Decken. Rollen Sie die Yogamatte aus und legen Sie zwei große Polster mit den kurzen Enden aneinander und ein drittes Polster mittig darauf. Eine Decke über dem unteren Polster stützt die Füße und Beine. Setzen Sie sich nun auf die Polster und umarmen Sie das obere Kissen, die Hände legen Sie vorn auf das untere Polster so, dass die Handgelenke etwas höher als die Ellenbogen liegen. Den Kopf drehen Sie zu einer Seite und legen ihn ganz entspannt auf dem oberen Polster ab. Sie können den Kopf während der Übung auch zum Ausgleich zwischendurch auf die andere Seite legen. Wenn Sie mögen, umhüllen Sie sich mit einer Decke. Spüren Sie die Haltung, vielleicht brauchen Sie noch irgendwo ein Kissen oder eine Decke, um sich wohlzufühlen. Stellen Sie sich einen Timer auf 10 bis 20 Minuten. Sie können jederzeit aus der Haltung herausgehen, achten Sie auf sich und die Signale Ihres Körpers.

In der Haltung verweilen. Sie haben jetzt Zeit und einen Platz, um sich auszuruhen und sich zu regenerieren. Lassen Sie Leistungsansprüche und Ziele los. Erlauben Sie sich eine Auszeit und laden Sie Freundlichkeit und Wohlwollen für sich ein. Machen Sie sich zunächst mit der eingenommenen Haltung vertraut. Spüren Sie den Kontakt des Körpers mit der Matte, den Polstern und Decken. Nehmen Sie das Haltgebende, Stützende und Wärmende wahr. Sie dürfen Ihren Körper tragen lassen und das Gewicht des Körpers abgeben. Spüren Sie, wie Sie die Polster umarmen. Fühlen Sie sich gehalten und gestützt. Lassen Sie den Atem durch den Körper strömen. Wenn die Gedanken abschweifen, bringen Sie die Aufmerksamkeit sanft zum Atem im Körper zurück und spüren Sie das Haltgebende der Polster und Decken.

Kindpositionen

Affirmationen. Probieren Sie folgende Sätze für sich aus: »Ich darf loslassen«, »Ich fühle mich gehalten und beschützt«, »Ich fühle mich sicher und geborgen«. Finden Sie auch gerne eigene passende Sätze.
Zurückkommen. Wenn der Timer klingelt, lassen Sie sich Zeit für einen behutsamen Abschluss und Übergang. Beginnen Sie, tiefer ein- und auszuatmen. Drehen Sie die Nase Richtung Boden und stützen Sie sich mit den Händen ab. Richten Sie sich langsam auf. Sie öffnen die Augen und richten sich langsam bis zum Stehen auf.

Reflexionsfragen

- Wie haben Sie die Wirkung der Kindposition erlebt?
- Was können Sie durch diese Übung lernen und stärken?
- In welchen Situationen brauchen Sie diese Methode besonders?

Variationen

Schauen Sie sich zunächst folgende Abbildungen an.

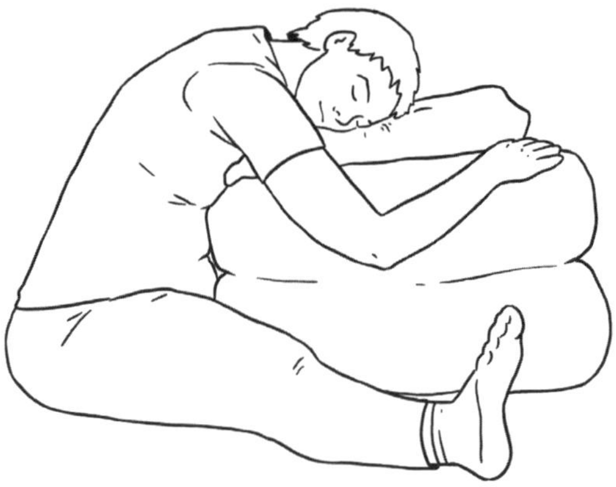

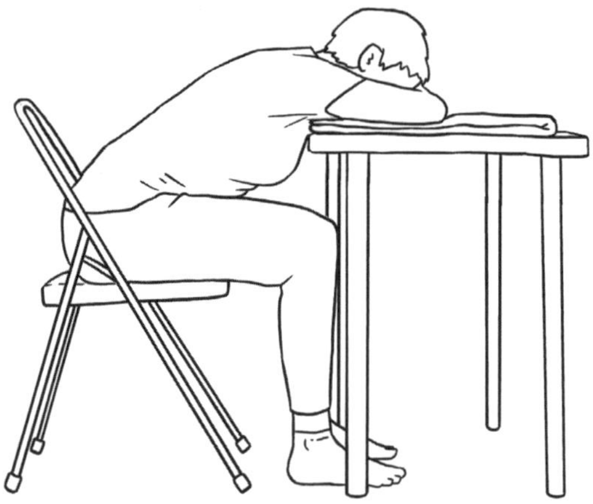

Die Kindposition lässt sich variieren. Wenn Sie mit gegrätschten Beinen üben, entsteht etwas mehr Dehnung an den Rückseiten der Beine. Am Tisch zu üben bietet eine gute Möglichkeit, eine kurze stärkende Pause inmitten des Alltags einzulegen.

Bewegungsübung: Wachheit und Präsenz

Diese Bewegungssequenz wird im Stehen durchgeführt und ist im Einzel- und Gruppensetting nach längeren Phasen des Sitzens und Redens geeignet, um den eigenen Körper wieder zu spüren und in das gegenwärtige Erleben zu kommen.

Wirkung der Übung

Die Übung erfordert Aufmerksamkeit und Koordination und bringt damit aus dem Kopf in das gegenwärtige Erleben des Körpers. Sie macht wach, vitalisiert und stärkt eine bewusste körperliche Präsenz. Das Strecken in den Raum nach oben und die Begleitung der Bewegung mit der Stimme fördert Selbstbestimmung und Selbstbewusstsein. Die Übung kann auch dabei helfen, sich nach Belastungen und Anstrengungen wieder zu reorientieren und in eine aktivere, positive Stimmung zu kommen.

Anleitung der Übung

Ankommen. Kommen Sie in einer stabilen, entspannten Haltung im Stehen an. Spüren Sie den Kontakt mit dem Boden und das Fließen des Atems. Lassen Sie die Augen während der gesamten Übung geöffnet und richten Sie den Blick in den Raum vor sich aus.

Überkreuzen der Arme. Nun lenken Sie die Aufmerksamkeit zu Ihren Armen. Dann überkreuzen Sie die Arme nacheinander dreimal schwung- und kraftvoll vor dem Körper. Zunächst überkreuzt der rechte Arm den linken, dann öffnen sich die Arme wieder zur Seite und anschließend überkreuzt der linke Arm den rechten. Wieder öffnen Sie die Arme und überkreuzen nun die Arme wieder so, dass der rechte Arm über dem linken liegt. Diese Bewegungen sind wie ein Aufwachen, ein Schwungnehmen.

Wach und präsent Raum einnehmen. Dann strecken Sie den gesamten Körper aus den Füßen heraus kraftvoll nach oben. Die Fersen lösen sich vom Boden, die Arme schwingen aktiv nach oben in den Raum und bilden ein V, die Fingerspitzen sind gespreizt und zeigen zur Decke. Dabei lassen Sie ein lautes »Ha« entstehen. Spüren Sie die Streckung des Körpers von den Füßen bis über die Zehenspitzen hinaus.

Wiederholungen. Kommen Sie wieder in der Grundposition an und wiederholen Sie die Bewegungssequenz einige Male.

Affirmationen. Wenn Sie mögen, nutzen Sie bestärkende Sätze. Beim Überkreuzen der Arme können Sie sagen: »Ich bin koordiniert und wach«, oder Sie begleiten bewusst die Überkreuzbewegungen mit »rechts, links, rechts oder 1, 2, 3 «. Sie können das schwungvolle Ausstrecken nach oben mit »Ha«, »Ja«, »Ich bin da« begleiten. Finden Sie heraus, was sich für Sie stimmig anfühlt.

Reflexionsfragen

- Welche Erfahrungen haben Sie bei dieser Bewegung gemacht?
- Wie wirken sich die schwungvollen Bewegungen aus?
- Wie ist es für Sie, die eigene Stimme hörbar zu machen?

Bewegungsübung: Wachheit und Präsenz

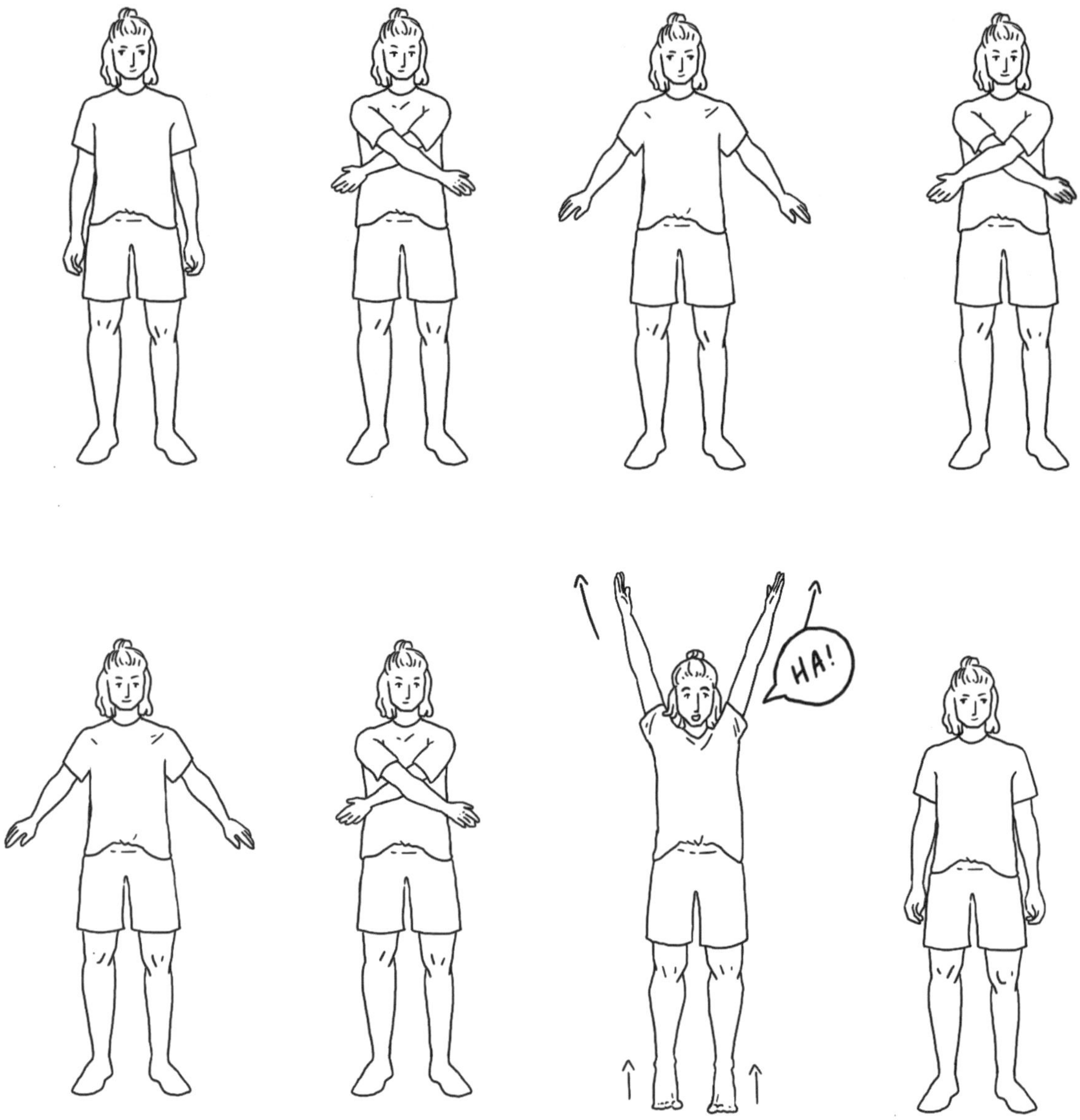

Therapeutisches Gehen: Variationen

In der Psychotherapie wird viel gesessen. Aufzustehen und zu gehen im Therapieraum, auf dem Flur, wenn es möglich ist, einige Schritte draußen in einem Therapiegarten, kann in einen anderen Zustand bringen, erden, beruhigen und aktivieren. Der Mensch ist ein gehendes Wesen, durch das Gehen werden Kreativität und die Stimmung positiv angeregt. Gehen in der Natur entspannt und regeneriert. Es gibt auch Ansätze für eine »Walking Psychotherapie«, die Psychotherapie draußen im Gehen anbietet, zum Beispiel mit traumatisierten Menschen (Koziel et al., 2022). Studien zeigen, dass therapeutische Naturspaziergänge bei Ängsten und Depressionen wirksam sein können und das Wohlbefinden stärken (Grassini, 2022). Sie finden hier drei Varianten, wie Sie das Gehen in der Psychotherapie nutzen können. Die Übungen sind sowohl für die Einzeltherapie als auch im Gruppensetting geeignet.

Variante 1: Gehen im Psychotherapieraum

Besonders bei starker emotionaler Aktivierung oder bei dissoziativem Erleben kann es sinnvoll sein, aufzustehen und zu gehen. Das Gehen hilft dabei, in einen präsenten und ressourcenvollen Zustand zu kommen. Durch das Gehen können neue Impulse für das weitere Vorgehen entstehen. Ein Blick aus dem Fenster verbindet mit der Natur.

Therapeutische Anleitung. »Wir haben gerade viel gesprochen und ich spüre, dass Sie bewegt und aufgewühlt sind. Gehen kann dabei helfen, zu sich zu kommen, sich zu erden, sich zu beruhigen und wieder in die Gegenwart zu kommen. Wenn Sie einverstanden sind, stehen wir gemeinsam auf und gehen einige Schritte. Ich öffne auch das Fenster, damit etwas Luft reinkommt. Wir können auch den Flur mitnutzen, wenn das für Sie okay ist. Erlauben Sie sich, einfach einige Schritte zu gehen, den Boden unter den Füßen zu spüren. Sie können schneller oder langsamer gehen, so wie es Ihnen guttut. Lassen Sie den Atem frei fließen. Wenn Sie möchten, können wir auch innehalten und aus dem Fenster schauen: Halten Sie Ausschau nach etwas Wohltuendem in der Natur, achten Sie zum Beispiel auf Wolken, Bäume, Sonne, Himmel.«

Reflexionen

- Wie erleben Sie das Gehen und das Hinausschauen?
- Können Sie das Gehen auch im Alltag für sich nutzen, vielleicht auch draußen?
- Haben Sie Lieblingsstrecken zum Gehen? Gibt es Orte in der Natur, an denen Sie gerne gehen würden?

Variante 2: Meditatives, fokussiertes Gehen

Beim meditativen Gehen ist der Fokus der Aufmerksamkeit beim Kontakt der Füße mit dem Boden. Fokussiertes Gehen bündelt die Aufmerksamkeit, beruhigt, erdet und aktiviert auf eine entspannte Art und Weise. Sie können in Schuhen, mit rutschfesten Socken oder auch barfuß gehen.

Therapeutische Anleitung. »Finden Sie zunächst einen stabilen Stand. Wenn Sie mögen, schließen Sie kurz die Augen und spüren Sie den Kontakt der Füße mit dem Boden. Dann öffnen Sie die Augen und verlagern Sie das Gewicht auf der Stelle mehrfach von einem Fuß auf den anderen. Spüren Sie die Gewichtsverlagerung und den Kontakt zum Boden. Und dann gehen Sie los, viel langsamer als Sie es gewohnt sind, das hilft, den Boden wahrzunehmen. Die Augen schauen entspannt in die Gehrichtung. Bringen Sie die Aufmerksamkeit immer wieder zum Kontakt der Füße mit dem Boden. Spüren Sie, wie sich ein Fuß abhebt, in der Luft ist, aufsetzt und abrollt. Öffnen Sie sich für die vielen Körperempfindungen beim Gehen. Erlauben Sie es sich, einfach nur zu gehen, ohne ein Ziel. Sie kommen in jedem Schritt an, müssen sich nicht beeilen. Zwischendurch können Sie kurz anhalten, die Augen schließen und den Körper spüren. Dann öffnen Sie die Augen wieder und gehen weiter.«

Therapeutisches Gehen: Variationen

Reflexionen

- Wie waren die Erfahrungen beim langsamen Gehen?
- Wie ist es, mal kein Ziel zu haben, sondern mit jedem Schritt in der Gegenwart und bei sich anzukommen?
- In welchen Situationen können Sie das langsame Gehen gut gebrauchen?

Variante 3: Emotionales Gehen

Therapeutische Anleitung. »Stimmungen und Gefühle beeinflussen, wie wir gehen. Mit der folgenden Übung probieren Sie verschiedene Arten des Gehens aus. Sie gehen bewusst stolz, ängstlich, traurig oder beschwingt.

Schauen Sie sich zunächst die Abbildung an *(nächste Seite)*. Die Bilder dienen als Impulse für die eigene Geherfahrung.

Sie werden beim Ausprobieren einen eigenen Zugang zum emotionalen Gehen finden. Das sieht dann vielleicht auch ganz anders aus als auf den Illustrationen. Erlauben Sie sich zu spielen, auszuprobieren, neugierig zu experimentieren.

Gehen Sie zunächst einfach einige Schritte, so wie Sie es gewohnt sind zu gehen. Dann probieren Sie aus, stolz zu gehen. Sie sind stolz auf etwas, Sie haben etwas geschafft und so gehen Sie jetzt. Übertreiben Sie ruhig etwas, um zu spüren, wie sich stolzes Gehen anfühlt. Wie ist die Aufrichtung, die Körperspannung, der Atem beim stolzen Gehen? Welche Gedanken und Gefühle zeigen sich, wenn Sie stolz gehen?

Gehen Sie wieder einige Schritte neutral. Und nun gehen Sie ängstlich und super-vorsichtig. Sie wollen kein Geräusch machen. Übertreiben Sie ruhig etwas. Wie eine Schauspielerin, ein Schauspieler im Gehen Ängstlichkeit verkörpert. Wie ist die Körperspannung, der Atem beim ängstlichen Gehen? Welche Gedanken und Gefühle zeigen sich beim ängstlichen Gehen? Gehen Sie wieder einige Schritte neutral. Lassen Sie den Atem frei fließen.

Dann gehen Sie traurig. Sie sind niedergedrückt und das zeigt sich in Ihrem Gang. Übertreiben Sie ruhig etwas, um es deutlicher zu spüren. Was geschieht mit der Aufrichtung, der Körperspannung und dem Atem? Entsteht der Impuls, aufzuhören mit dieser Art des Gehens? Dann gehen Sie wieder einige Schritte in einer neutralen Haltung.

Nun seien Sie neugierig, wie sich ein beschwingtes Gehen anfühlt. Bringen Sie Schwung ins Gehen, lassen Sie die Arme und Beine schwingen. Der Atem fließt frei. Was geschieht mit Ihren Gefühlen und Gedanken, wenn Sie beschwingt gehen? Wie fühlt sich beschwingtes Gehen im Körper an? Dann gehen Sie wieder neutral.

Gibt es noch eine andere Art zu gehen, die Sie gerne ausprobieren möchten? Zum Beispiel: gelassen gehen oder selbstbewusst, lustig gehen und unbeschwert, gehen in Verbindung mit der Natur, sinnlich und genüsslich gehen. Erlauben Sie sich, mit verschiedenen Möglichkeiten des Gehens zu spielen.«

Therapeutisches Gehen: Variationen

Emotionales Gehen

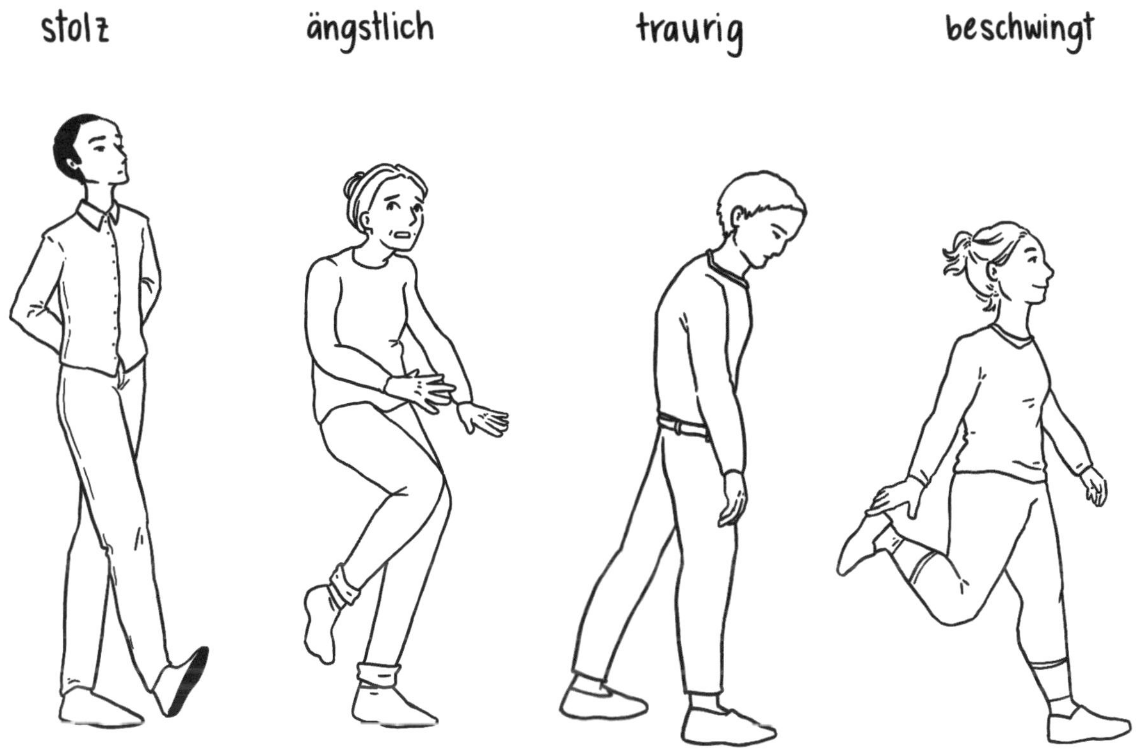

Reflexionsfragen

- ▶ Was haben Sie bei den verschiedenen Gehvarianten erfahren? Sind Sie über etwas erstaunt oder überrascht?
- ▶ Welche Art zu gehen war am eindrucksvollsten für Sie?
- ▶ Was können Sie für den Umgang mit Ihren Gefühlen aus dieser Übung mitnehmen? Welches Gehen möchten Sie im Alltag mehr ausprobieren?

Glaubenssätze verkörpern

Wir übernehmen Botschaften von wichtigen Bezugspersonen und entwickeln eigene Grundüberzeugungen über uns und die anderen. Negative Glaubenssätze wie »Ich kann das nicht«, »Ich bin nicht wichtig«, »Ich muss immer perfekt sein« engen ein, verstärken Depression und Ängste und beeinflussen, was wir uns zutrauen und wie wir handeln (Özdemir, 2024). Positive Grundüberzeugungen wie »Ich darf meine Gefühle äußern«, »Meine Bedürfnisse sind wichtig«, »Ich bin eine liebenswerte Person«, »Ich kann Ziele erreichen« stärken das Selbstwertgefühl und ermutigen, selbstbestimmt und aktiv zu handeln. Viel zu oft wird vergessen, dass die Glaubensätze sich auch auf unseren Körper auswirken und dass wir durch körperorientierte Interventionen einen verändernden Zugang zu den Grundüberzeugungen bekommen können. Mit dieser Übung verkörpern wir negative und positive Glaubenssätze und gewinnen Einfluss darauf, was von unseren Grundüberzeugungen wir wirklich leben möchten.

Wirkung der Übung

Sie werden sich bewusst, wie negative und positive Grundüberzeugungen sich im Körper anfühlen. Über den Körper lassen sich die Glaubenssätze ausdrücken, spürbar und sichtbar machen und verändern. Sie erhalten mehr Bewusstheit und Wahlfreiheit.

Anleitung der Übung

Erarbeitung der Glaubenssätze. Schreiben Sie positive und negative Grundüberzeugungen auf, entweder für sich oder in der Therapie an einen Flipchart. Denken Sie an Situationen, die Sie belasten. Was denken Sie dann? Denken Sie auch an gelingende, freudvolle Erfahrungen. Was denken Sie dann? Negative, einengende Glaubenssätze sind oft abwertend, streng und sehr verallgemeinernd. »Ich muss immer …«, »Ich darf nicht …«, »Ich bin nicht gut genug« … Finden Sie eigene Formulierungen. Positive Glaubenssätze sind freundlich, wohlwollend und unterstützend: »Ich darf auf mich achten«, »Ich habe Kompetenzen«, »Ich bin liebenswert«. Schreiben Sie auch positive, für Sie stimmige Glaubenssätze auf, welche Sie schon beherzigen, und andere, die Sie noch mehr etablieren und stärken möchten.

Verkörpern von negativen Glaubenssätzen. Wählen Sie zunächst einen negativen Glaubenssatz aus. Denken Sie an diesen Satz, sprechen Sie ihn mehrmals laut aus und seien Sie neugierig, wie sich Ihr Körper dabei anfühlt. Was spüren Sie im Körper, während Sie den negativen Glaubenssatz wiederholen? Wenn Sie diesen Glaubenssatz noch stärker verkörpern, wie können Sie das tun? Können Sie eine Körperhaltung einnehmen, die dem Glaubenssatz entspricht, sich z. B. klein machen und in sich zusammensacken beim Satz »Ich bin nicht liebenswert«? Übertreiben Sie ruhig etwas, machen Sie den Glaubenssatz körperlich spürbar und auch nach außen sichtbar. Probieren Sie aus, Sie können jederzeit stoppen, wenn Ihnen etwas zu viel wird. Sie machen sich durch das Ausprobieren etwas bewusst, was sonst im Verborgenen bleibt und wirkt. Welche Bilder entstehen, was fühlen Sie, was denken Sie, wenn Sie den negativen Glaubenssatz verkörpern? Regt sich im Inneren vielleicht auch ein Widerspruch? Seien Sie einfach neugierig, nehmen Sie wahr.

Wenn Sie eine kleine körperliche Veränderung vornehmen, die sich dem negativen Glaubenssatz widersetzt, was würden Sie tun: sich mehr aufrichten, sich bewegen? Probieren Sie aus, was ein erster Schritt aus der Negativität heraus sein kann. Dann streifen Sie diese Erfahrung ab, vielleicht mögen Sie sich etwas schütteln und einige Schritte durch den Raum gehen.

Reflexion

- ▶ Was haben Sie wahrgenommen?
- ▶ Wie wirkt der Glaubenssatz auf Ihren Körper?
- ▶ Was ist Ihnen deutlich geworden? Was könnte ein erster Schritt sein, sich nicht mehr so stark mit dem Glaubenssatz zu identifizieren?
- ▶ Welche Impulse haben Sie, anders mit der negativen Grundüberzeugung im Alltag umzugehen?

Verkörpern von positiven Glaubenssätzen. Wählen Sie einen positiven Glaubenssatz, der dem negativen Glaubenssatz entgegensteht. Etwas, was Sie mehr glauben, denken und fühlen wollen. Etwas, das Sie darin bestärkt, selbstbestimmt und wohltuend aktiv zu werden. Formulieren Sie diesen positiven Glaubenssatz, sprechen Sie ihn laut aus, um zu hören und zu fühlen, ob er stimmig ist. Fühlen Sie, wie sich die positive Grundüberzeugung im Körper zeigt. Was nehmen Sie wahr? Wie können Sie den stärkenden Satz durch eine Haltung oder Bewegungen noch mehr verkörpern? Übertreiben Sie ruhig, spielen Sie mit der Verkörperung des positiven Glaubenssatzes. Finden Sie eine Haltung und / oder Bewegungen, die sich stärkend und stimmig für Sie anfühlen. Was spüren Sie im Körper, was denken Sie, welche stärkenden Bilder entstehen und welche Handlungsimpulse? Verweilen Sie so lange in der ressourcenvollen Haltung, wie es gut für Sie ist. Und dann bewegen Sie sich und nehmen wieder eine neutrale Position ein.

Reflexion

- ▶ Was haben Sie beim Verkörpern des positiven Glaubenssatzes erlebt?
- ▶ Wie können Sie die stärkende Grundüberzeugung noch mehr im Alltag etablieren? Wie kann Ihnen Ihr Körper dabei helfen?
- ▶ Wie kann Ihnen der positive Satz und die stärkende Körperhaltung helfen, wenn negative Glaubenssätze aktiv sind?

Aus dem Negativen aussteigen und zum Positiven wechseln. Aktivieren Sie noch einmal den negativen Glaubenssatz und verkörpern ihn. Dann gehen Sie ganz bewusst aus dieser Haltung heraus und wechseln zum positiven Glaubenssatz, verkörpern Sie die positive Grundüberzeugung. Wenn Sie mögen, wiederholen Sie das Vorgehen. Spüren Sie, dass Sie das negative Erleben beenden können und aktiv eine Ressourcenposition einnehmen können.

Reflexion und Transfer in den Alltag

- ▶ Wie kann es Ihnen gelingen, im Alltag aus dem negativen Zustand in einen positiven Zustand zu wechseln?
- ▶ Ist es hilfreich, den positiven Glaubenssatz groß aufzuschreiben und aufzuhängen oder mit sich zu tragen?
- ▶ Probieren Sie aus, wie Sie die Ressourcen im Alltag mehr stärken und bewusst wählen können.

Zielzustände verkörpern: Abgrenzungsfähigkeit

Ziele lassen sich verbalisieren und präzisieren und sie lassen sich verkörpern. Durch das Verkörpern bleiben die positiven Zustände nicht abstrakt, sondern werden deutlicher spürbar, besser verankert und leichter abrufbar. Körperhaltungen und Bewegungen wirken wie ein Probehandeln. Der Zielzustand kann direkt in der Gegenwart erfahren und erlebt werden. In dieser Übung wird das von Klient:innen oft genannte Ziel der Abgrenzungsfähigkeit verkörpert. Durch die Verkörperung werden Emotionen angeregt und ein erfahrungsbasiertes Lernen wird möglich.

Tipp • Die aktive, ermutigende Therapeutin

Die Psychotherapeutin bleibt nicht passiv im Sessel sitzen. Sie nimmt selbst aktiv Kontakt zum eigenen Körper auf, spürt eigene Impulse, bewegt sich mit, ermutigt zum Ausprobieren und stellt auch Ideen zur Verfügung. Die Erfahrung zeigt, dass die Klient:innen durch diese Unterstützung eigene stimmige Bewegungen und Haltungen finden.

Anleitung Abgrenzungsfähigkeit verkörpern. Grenzen ziehen zu können ist eine wichtige Grundfähigkeit, die unser Selbstwertgefühl stärkt. Abgrenzungsfähigkeit lässt sich lernen und durch den Körper spüren und auch nach außen kommunizieren.

Hier finden Sie in den Abbildungen einige Anregungen für abgrenzende Haltungen und Bewegungen.

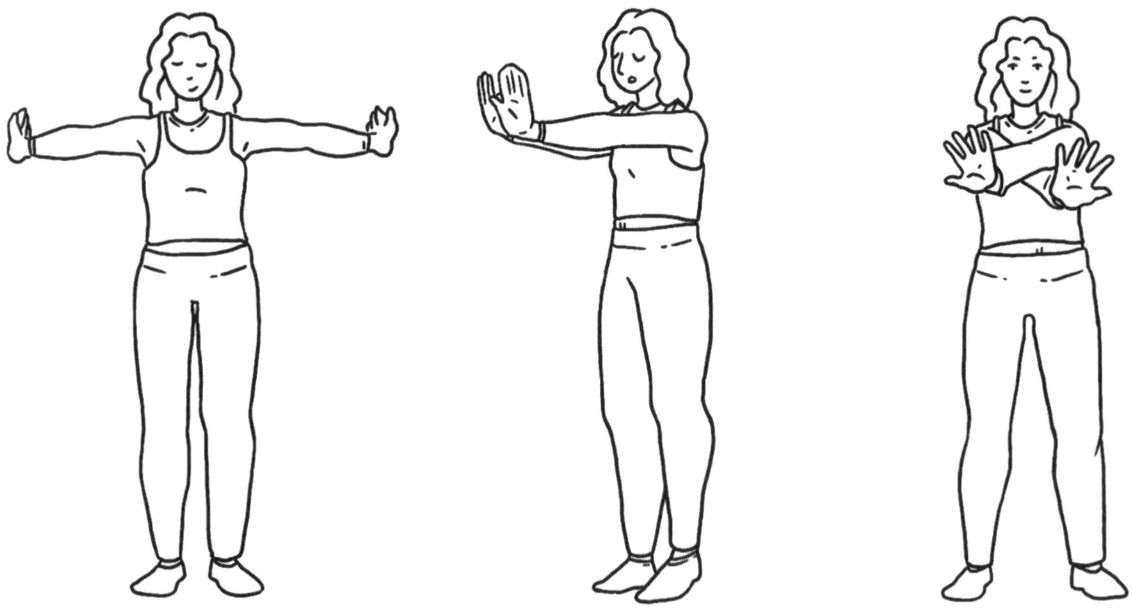

Zielzustände verkörpern: Abgrenzungsfähigkeit

Abgrenzende Haltungen und Bewegungen erproben. Erlauben Sie sich, mit Körperhaltungen und Bewegungen zu experimentieren. Es gibt dabei kein Richtig oder Falsch. Sie werden für sich herausfinden, was sich für Sie stimmig anfühlt und zu Ihnen passt. Verbinden Sie sich mit Ihrem Ziel: Sie wollen sich mehr abgrenzen. Lassen Sie Bilder dazu entstehen. Vielleicht zeigen sich Bewegungsimpulse, dann lassen Sie diese größer werden. Nehmen Sie Körperhaltungen ein, die das Grenzen-Ziehen spürbar machen. Experimentieren Sie, spielen Sie mit Bewegungen und Körperhaltungen. Sie dürfen auch gerne übertreiben, damit es deutlicher werden kann. Vielleicht mögen Sie mehr Raum mit Ihrem Körper einnehmen, die Arme und Hände ausstrecken und klare Grenzen markieren. Vielleicht ist es hilfreich, eine sehr stabile Position einzunehmen und den Atem durch den Bauch strömen zu lassen. Es kann hilfreich sein, auch mit der Mimik des Gesichts klar die Abgrenzung auszudrücken. Probieren Sie aus, was zu Ihnen passt. Vielleicht stellen Sie sich auch einen Raum um sich herum vor, der zu Ihnen gehört, den niemand ohne Ihre Erlaubnis betreten darf. Wie fühlt sich das in Ihrem Körper an, diesen eigenen Raum zu spüren? Finden Sie eine Haltung, die ganz deutlich macht, dass Sie eine Grenze ziehen. Es mag sein, dass sich das zunächst neu und unvertraut anfühlt. Vielleicht gibt es auch eine Bewegung, die Sie wiederholen, die deutlich macht: Hier ist eine klare Grenze. Spüren Sie, wie sich das anfühlt. Wo spüren Sie Ihre Klarheit im Körper? Wie fühlt es sich im Körper an, Grenzen nach außen zu ziehen? Welche Gefühle nehmen Sie wahr? Welche Gedanken tauchen auf? Nehmen Sie es so wahr, wie es ist. Verstärken Sie das, was Ihnen dabei hilft, Grenzen zu setzen.

Zielzustand verankern. Wenn Sie eine passende Haltung und / oder Bewegung gefunden haben. Dann verweilen Sie dabei. Nehmen Sie wahr, was Sie im Körper spüren, Ihre Gefühle und Gedanken. Vielleicht taucht auch ein stärkender Satz auf: »Ich sage ›Nein‹«, »Ich grenze mich klar ab«, »Ich schütze mich«. Probieren Sie aus, was für Sie stimmig ist. Bleiben Sie so lange bei diesem Zustand, wie es für Sie passt.

Transfer in den Alltag. Denken Sie an eine Situation, in der Sie die Abgrenzungsfähigkeit in der Zukunft brauchen. Stellen Sie sich ganz genau vor, dass Sie in der zukünftigen Situation Klarheit und Grenzziehung verkörpern. Üben Sie mit den abgrenzenden Haltungen, Sätzen und Bewegungen im Alltag.

Tipp • Emotionen verkörpern

Auch Emotionen lassen sich verkörpern (Henn-Mertens & Zimmek, 2021). Ermutigen Sie Ihre Klient:innen, Ärger, Freude, Traurigkeit und andere emotionale Zustände im Körper zu spüren und zu verkörpern. Das hilft, Gefühle frühzeitiger zu erkennen und einordnen zu können. Die Verkörperung von Gefühlen führt aus der Gefühlsvermeidung heraus und gibt die Erlaubnis, dass alle Emotionen einen Sinn haben und gespürt werden wollen.

Kommunikationsaikido

Bewegungen, Körperhaltungen und Gesten sind nonverbale Kommunikation. Die Partnerübung macht die Wirkung dieser nonverbalen Verständigung erfahrbar. Die Idee für die Übung stammt aus dem achtsamkeitsbasierten Stressbewältigungstraining (Meleo-Meyer, 2016; Juchmann, 2020).

Anleitung der Übung

Verteilen Sie zunächst die Rollen. Die Person A geht immer mit ausgestreckten Armen auf Person B zu. Person B reagiert und begegnet der Person A immer anders. Person A weiß nicht, was sie erwartet. Während der Übung wird nicht gesprochen. Machen Sie als Anleiter:in der Gruppe die Übung mit allen Varianten zunächst mit einem / einer Partner:in vor. Dann teilt sich die Gruppe in Paare auf, die selbstständig üben. Anschließend werden die Rollen gewechselt. Nach der Übung tauschen sich die zwei Personen noch einige Minuten über die Erfahrung aus. Auch ein sich anschließendes Gespräch in der Großgruppe kann sinnvoll sein.

Person A geht mit ausgestreckten Armen auf Person B zu. Person B streckt die Arme auch aus, berührt die Hände von Person A und drückt etwas gegen die Hände von A.

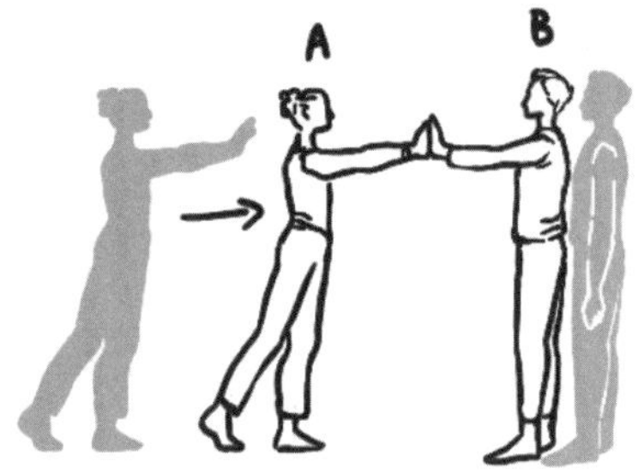

Person A geht mit ausgestreckten Armen auf Person B zu. Diesmal dreht sich Person B zur Seite weg, hebt den Kopf an, sie schaut weg und verschränkt auch die Arme.

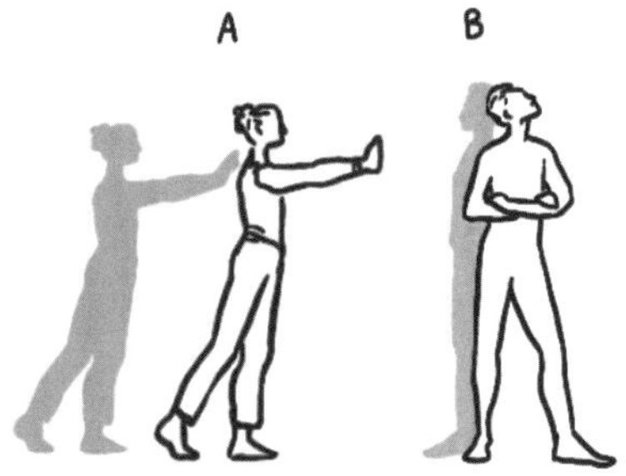

Person A geht erneut mit ausgestreckten Armen auf Person B zu. Jetzt reagiert Person B mit einem Wegducken. Person B wendet sich ab und macht sich in der Hocke ganz klein.

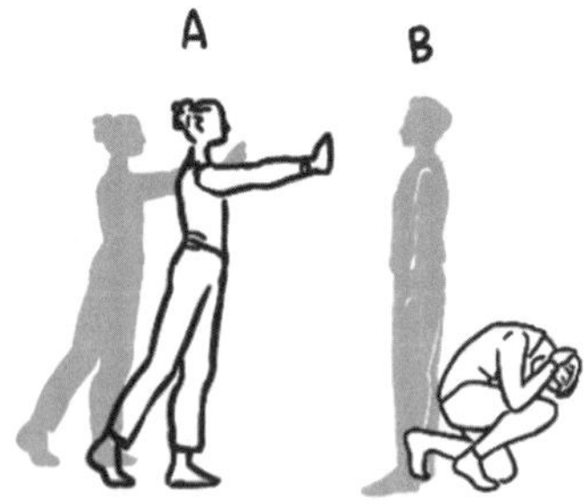

Kommunikationsaikido

Person A geht erneut mit ausgestreckten Armen auf Person B zu. Person B berührt die Hände von Person A und dreht sich mit ihr im Kreis. Person B führt Person A mehrfach im Kreis herum und dreht sich mit ihr zusammen.

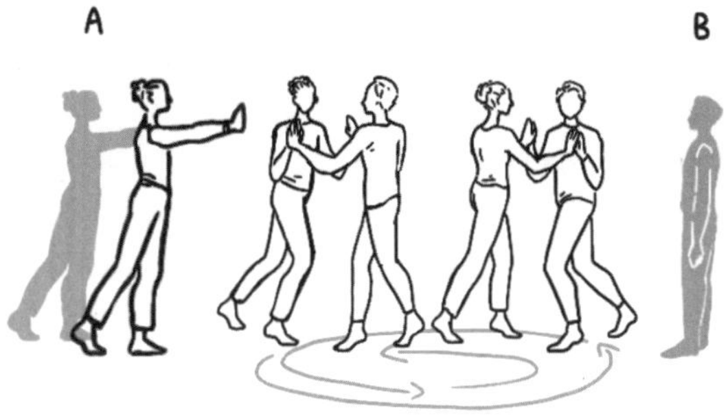

Person A geht mit ausgestreckten Armen auf Person B zu. Person B greift Person A behutsam am Handgelenk und legt ihr eine Hand auf den Rücken. Sie geht mit Person A in die gleiche Richtung und begleitet sie.

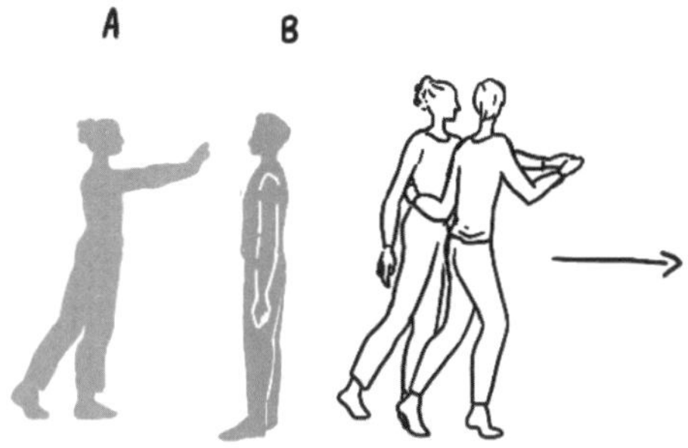

Tauschen Sie dann die Rollen und führen Sie alle Varianten nochmals in den neuen Rollen durch. Dann nehmen Sie sich einige Minuten Zeit, die Erfahrungen gemeinsam zu reflektieren.

Reflexionsfragen

- Wie ist es Ihnen mit der Übung ergangen? Was hat Sie überrascht?
- Mit welcher Variante haben Sie sich am wohlsten gefühlt? Mit welcher am unwohlsten? Gab es dabei einen Unterschied, ob Sie in der Rolle von Person A oder Person B waren?
- Welche Reaktionen sind Ihnen vertraut, welche fremd?
- Was haben Sie durch die Übung gelernt?
- Wie möchten Sie das Erfahrene in den Alltag integrieren?

Dankstelle

Ich bin sehr dankbar, dass es mir in allen meinen Arbeitskontexten möglich war, den Körper bewusst einzubeziehen. Ohne die vielen Klient:innen, die bereit waren und sind, körperbezogene Übungen auszuprobieren, wäre mein Erfahrungsschatz nie entstanden. Danken möchte ich auch den Lehrenden, die mir körperbezogene Methoden und Ansätze vermittelt haben. Es sind so viele, dass ich nicht alle persönlich erwähnen kann.

Die freie Tanzimprovisation ist meine Bewegungsheimat. Das verdanke ich meiner Freundin Ilse Quaas, die über viele Jahrzehnte Tanzimprovisation unterrichtet und ganz wunderbar mit Musik umgehen kann. Meine israelische Freundin Ilona Senderowicz arbeitet als Traumatherapeutin und Tanztherapeutin. Sie verdeutlicht mir immer wieder, wie wichtig körperbezogene Übungen in der ersten Hilfe bei Trauma sind. Und sie legte mir GAGA, die von Ohad Naharin entwickelte Bewegungssprache, zur Zeit der Corona-Pandemie ans Herz. Seitdem begleitet mich GAGA tanzend durch alle Phasen meines Lebens.

Dem leider schon verstorbenen Matthias Steurich verdanke ich viele schöne und zutiefst entspannende Kum-Nye-Seminare, die mich mit der heilenden Kraft des tibetischen Heilyoga bekannt machten. Bei ihm habe ich vertieft erfahren, dass Meditation im ruhigen Sitzen oder Liegen und auch in Bewegung möglich ist. Ich konnte und kann immer wieder erleben, wie meditative Bewegung den Geist beruhigt und wie ein freundlicher, ruhiger Geist entspannend und wohltuend auf den Körper wirkt. Der Yogalehrer Alexander Peters inspirierte mich, an meiner Hatha-Yoga-Praxis dranzubleiben und mir auch erholsames Restoratives Yoga zu gönnen. Er hat mir durch seine kluge und einfühlsame Anleitung immer wieder geholfen, mit körperlichen Schmerzen und Einschränkungen besser umzugehen.

Beim Schreiben dieses Buches hatte ich die Gelegenheit, viele Methoden und Übungen selbst noch einmal vertieft zu erleben und zu üben. Besonders nach oder zwischen Schreibphasen wirken Tanzen, Rudern, Meditation und Yoga für mich regenerierend und wohltuend.

Wieder hat die Zusammenarbeit mit dem Beltz Verlag viel Freude gemacht. Besonderer Dank gilt meiner Lektorin Andrea Glomb für eine super-konstruktive und freudvolle Kooperation.

Julia Amann hat als Psychologin in Ausbildung Teile des Manuskriptes Korrektur gelesen und sich für Studien zu den Themen Körperlichkeit und Bewegung in der Psychotherapie begeistert. Sie hat auch die Übung zur sinnlichen Erforschung von Kräutern konzipiert. Danke dafür!

Mein Mann Matthias unterstützt meine Freude am Bücherschreiben, dafür bin ich ihm sehr dankbar. Immer wieder hält er mir den Rücken frei, damit ich in den Schreibprozess abtauchen kann. Toll ist auch, dass wir beide Sport und Bewegung lieben. Ich konnte ihn, den Läufer, für Yoga begeistern und er mich für das Home-Rudergerät. Eine besondere Erfahrung ist das gemeinsame Tauchen. Für Matthias ist das Tauchen Heimat, mich hat es viel Überwindung gekostet, den Tauchschein zu machen und mich meinen Ängsten unter Wasser zu stellen. Wenn wir in ein ganz anderes Element eintauchen, schwebend und schwerelos in der zauberhaften Unterwasserwelt sein können, entsteht eine Verbundenheit mit uns und den Wundern des Lebens ganz jenseits von Sprache.

Und was wäre ich ohne meinen Körper? Ich bin ihm so dankbar, dass er mich bis an diesen Punkt meines Lebens getragen, geatmet, getanzt, entspannt, gerudert, gelaufen und getaucht hat. DANKE!

Besonders bei Körperübungen sind Abbildungen hilfreich. Deshalb freue ich mich sehr über die schönen Illustrationen von Antonia Sophie Holst. Die Zusammenarbeit hat so viel Spaß gemacht und war ein sehr kreativer Prozess. Vielen Dank dafür, Antonia.

Literatur

Andolfi, V.D. (2017). Opening the mind trough the body: The effects of posture an creative processes. Thinking Skills and Creativty, 24, 20–28.

Bendau, A., Petzold, M. & Ströhle, A. (2023). Einsatz körperlicher Aktivität in der Behandlung psychischer Erkrankungen. In A. Ströhle (Hrsg.), Sportpsychiatrie und -psychotherapie (S. 147–161). Heidelberg: Springer.

Bogdan, I. (2021). Laufen. Köln: Kiepenheuer & Witsch.

Burch, V. (2009). Gut leben trotz Schmerz und Krankheit. Der achtsame Weg, sich vom Leid zu befreien. München: Goldmann.

Callesen, P. (2020). Lebe mehr, grüble weniger. Mit klarem Kopf Niedergeschlagenheit und Depression loswerden. Weinheim: Beltz.

Claussen, M. & Seifritz, E. (Hrsg.). (2024). Lehrbuch der Sportpsychiatrie und -psychotherapie. Göttingen: Hogrefe.

Colledge, F. & Walter, M. (2024). Sport- und Bewegungssucht. In M. Claussen & E. Seifritz (Hrsg.), Lehrbuch der Sportpsychiatrie und -psychotherapie. Band 2: Sport und Bewegung bei psychischen Erkrankungen (S. 477–487). Göttingen: Hogrefe.

Cuno, A. & Richter, T. (2023). Yoga in der Psychotherapie. München: Reinhardt.

Cushman, A. (2016). Yoga als Weg in die Meditation. Freiburg: Arbor.

Cuson, B. (2007). Flow Yoga. Meditation in Bewegung. Stuttgart: Theseus.

Damasio, A. (1994). Descartes´ Irrtum. Fühlen, Denken und das menschliche Gehirn. München: List.

Dold, P. (2021). Körperarbeit in der Systemischen Therapie. Weinheim: Beltz.

Emerson, D. & Hopper, E. (2017). Traumayoga. Heilung durch sorgsame Körperarbeit. Lichtenau: Probst.

Engelkamp, J. (1997). Das Erinnern eigener Handlungen. Göttingen: Hogrefe.

Esch, A.S. (2022). Yoga bei Angsterkrankungen. Ein Programm für Betroffene und Anleitende. Heidelberg: Springer.

Farhi, D. (1996). The Breathing Book. Good Health and Vitality through essential Breath Work. New York: St. Martin`s Griffin.

Franke, R. &. Schließke, I. (2007). Klopfen Sie sich frei. M.E.T. Meridian-Energie-Techniken. Einfaches Beklopfen zur Selbsthilfe. Hamburg: Rowohlt.

Grassini, S. (2022). A systemic Review and Meta-Analysis of Nature Walk as an Intervention for Anxiety and Depression. Journal of Clinical Medicine, 11 (6), 1731.

Gräßer, M., Martinschledde, D. & Hovermann, E. (2020). Therapie-Tools Therapeutisches Schreiben. Weinheim. Beltz.

Grunwald, M. (2017). Homo Hapticus. Warum wir ohne Tastsinn nicht leben können. München: Droemer Knaur.

Grunwald, M. (2022). Neurobiologie der spontanen Selbstberührung. In M. Bohne, M. Ohler & G. Schmidt (Hrg.), Reden reicht nicht!? Bifokal-multisensorische Interventionsstrategien für Therapie und Beratung (S. 48–60). Heidelberg: Carl-Auer.

Hammer, C. (2020). Im Körper zu Hause sein. Mit Zapchen Somatics zu Leichtigkeit und Wohlbefinden. Heidelberg: Carl-Auer.

Härle, D. (2016). Praxisbuch Traumasensitives Yoga. Paderborn: Junfermann.

Henn-Mertens, G. &. Zimmek , G. (2021). Körperorientierte Techniken in der Schematherapie. Weinheim: Beltz.

Hidayat, Y., Yudiana, Y., Hambali, B., Sultoni, K.U., Ustun, U.D. & Singnoy, C. (2023). The effect of the combined self-talk and mental imagery program on the badmonton skills and self-confidence of youth beginner student-athletes. BMC, 11, 35.

Juchmann, U. (2020). Achtsamkeitsbasierte Psychotherapie bei Depressionen und Ängsten. MBCT in der Praxis. Weinheim: Beltz.

Juchmann, U. (2021). Wenn es schwierig wird, tanz! Stärkende Teilearbeit in Bewegung. Zeitschrift für systemische Therapie und Beratung, 39 (1), 19–25.

Juchmann, U. (2023). Sei du selbst, alle anderen gibt es schon. Wie Frauen Erwartungen abstreifen und befreiter leben. Weinheim: Beltz.

Kabat-Zinn, J. (1998). Im Alltag Ruhe finden. Das umfassende praktische Meditationsprogramm. Freiburg: Herder.

Kabat-Zinn, J. (2007). Gesund durch Meditation. Frankfurt am Main: Fischer.

Knümann, S. (2019). Naturtherapie. Mit Naturerfahungen Beratung und Psychotherapie bereichern. Weinheim: Beltz.

Kolodey, C. (2022). Priming: Stärkende Räume entstehen lassen. Wiesbaden: Gabler.

Koppen, G. & Vollmer, T.C. (2022). Architektur als zweiter Körper. Eine Entwurfslehre für den evidenzbasierten Gesundheitsbau. Berlin: Gebrüder Mann.

Koppenhöfer, E. (2004). Kleine Schule des Genießens. Lengerich: Pabst.

Koziel, N., Vigod, S., Price, J., Leung, J. & Hensel, J. (2022). Walking Psychotherapy as a health promotion strategy to improve mental and physical health for patients and therapists: Clinical open-label feasibility trial. The Canadian Journal of Psychiatry, 67 (2), 153–155.

Kratzer, A., Luttenberger, K., Karg-Hefner, N., Weiss, M. & Dorscht, L. (2021). Boulderings psychotherapy is effective in enhancing perceived self-efficacy in people with depression: results from a multicenter randomized controlled trail. BMC Psychology, 9 (1), 126.

Külz, K. (2017). Dem inneren Drachen mit Achtsamkeit begegnen. Selbsthilfe bei Zwängen. Weinheim: Beltz.

Levine, P. (2009). Vom Trauma befreien. Wie Sie seelische und körperliche Blockaden lösen. München: Kösel.

Levine, P. & Phillips, M. (2015). Vom Schmerz befreit. Entdecken Sie die Kraft Ihres Körpers, Schmerzen zu überwinden. München: Kösel.

Ludwig, M. (2016). Die Kunst der Krieger und Tänzer. Die Kalari-Tradition: dynamische Übungen für Körper und Geist. Deutsche Heilpraktiker Zeitschrift, 4, 70–73.

Meleo-Meyer, F. (2016). Interpersonal Practices: A Transformational Force in MBIs. In D.R. McCown (Ed.), Resources for Teaching Mindfulness (pp. 69–91). Switzerland: Springer.

Michalak, J.R., Rohde, K. & Troje, N.F. (2015). How we walk affects what we remember. Journal of Behaviour Therapy and Experimental Psychiatry, 46, 121–125.

Michalak, J., Chantinyan, A., Choubrib, H. & Teismann, T. (2018). The Impact of Upward versus Downward Movement Patterns on Memory Characteristics of Depressed Individuals. Psychopathology, 51 (5), 326–334.

Mischke-Reeds, M. (2023). Somatische Psychotherapie. Ein Werzeugkasten. Lichtenau: Probst.

Neuber, L. (2019). Restorative Yoga. Ruhe und Kraft durch Entspannung. München: Südwest Verlag.

Orbach, S. (2021). Bodies. Im Kampf mit dem Körper. Zürich: Arche.

Özdemir, N. (2024). Was wir glauben, wer wir sind. Vom Mut, sich neu zu denken. Weinheim: Beltz.

Penman, D. & Burch, V. (2023). Schmerzfrei durch Achtsamkeit. Die effektive Methode zur Befreiung von Krankheit und Stress. Reinbek: Rowohlt.

Ray, R. (2010). Die Intelligenz des Körpers. Buddhistisch inspirierte Körperarbeit als Schlüssel zur Heilung und Selbstverwirklichung. Oberstdorf: Wildpferd.

Reddemann, L. & Dehner-Rau, R. (2004). Trauma. Folgen erkennen, überwinden und an ihnen wachsen. Stuttgart: Trias.

Rinpoche, A. (1993). Den Tiger zähmen. Berlin: Theseus.

Rosa, H. (2016). Resonanz: Eine Soziologie der Weltbeziehung. Berlin: Suhrkamp.

Rosa, H. (2023). Unverfügbarkeit. Berlin: Suhrkamp.

Rost, C. & Ovenkamp, B. (2018). Selbsthilfe bei posttraumatischen Symptomen. Übungen für Körper, Geist und Seele. Paderborn: Junfermann.

Segal, Z.V. & Williams, J.M. (2015). Die achtsamkeitsbasierte kognitive Therapie der Depression. Tübingen: dgvt.

Selvam, R. (2022). Verkörperte Gefühle. München: Kösel.

Siegel, D.J. (2012). Mindsight. Die neue Wissenschaft der persönlichen Transformation. München: Goldmann.

Singer, T. & Kliemecki, O. (2014). Empathy and compassion. Current Biology, 24 (18), 875–878.

Steurich, M. (2006). Tibetisches Heilyoga: Kum Nye. Büchenbach: Selbstverlag Matthias Steurich.

Storch, M., Krause, F. & Weber, J. (2022a). Selbstmanagement – ressourcenorientiert. Theoretische Grundlagen und Trainingsmanual für die Arbeit mit dem Zürcher Ressourcen Modell (ZRM) (7. Aufl.). Göttingen: Hogrefe.

Storch, M., Cantieni, B., Hüther, G. & Tschacher, W. (2022b). Embodiment. Die Wechselwirkung von Körper und Psyche verstehen und nutzen (4. Aufl.). Göttingen: Hogrefe.

Suzuki, S. (2000). Zen-Geist – Anfänger-Geist. Berlin: Theseus.

Teasdale, J.W. (2015). Das MBCT-Arbeitsbuch. Ein 8-Wochen-Programm zur Selbstbefreiung von Depressionen und emotionalem Stress. Freiburg: Arbor.

Treleaven, D. (2019). Traumasensitive Achtsamkeit. Freiburg: Arbor.

Trökes, A. (2017). Yoga der Verbundenheit. München: O.W.Barth.

Tulku, T. (2004). Selbstheilung durch Entspannung. Körper und Atemübungen, Selbstmassage und Meditationstechniken. Bern: Scherz.

Van der Kolk, B.A. (2017). Verkörperter Schrecken. Traumaspuren in Gehirn, Geist und Körper und wie man sie heilen kann. Lichtenau: Probst.

Wahl, C. (2023). 22 Bahnen. Köln: DuMont.

Wahl, C. (2024). Windstärke 17. Köln: DuMont.

Wienands, A. (2023). Einführung in die körperorientierte systemische Therapie. Heidelberg: Carl-Auer.

Wetzel, S. (2000). Entspannung, Meditation, Buddhismus. Berlin: edition tara libre.

Wyssen, A.H., Halioua, R. & Munsch, S. (2024). Gestörtes Essverhalten und Essstörungen. In M. Claussen & E. Seifritz (Hrsg.), Lehrbuch der Sportpsychiatrie und -psychotherapie. Band 2: Sport und Bewegung bei psychischen Erkrankungen (S. 281–295). Göttingen: Hogrefe.

60 Ideen für sich selbst zu sorgen

Was tut mir gut? Und tue ich diese Dinge oft genug? Gibt es Dinge, die mir schaden, und kann ich diese in Zukunft vermeiden? Hier gibt es 60 Ideen, um besser für sich zu sorgen und mehr für sich selbst zu tun!

Die Motive des Bildkartensets laden ein, über selbstfürsorgliches Verhalten nachzudenken, und geben Anregungen, Selbstfürsorge bewusster zu praktizieren. Denn gut für sich selbst zu sorgen, kann Stress und Belastungen entgegenwirken, und hilft dabei, die psychische Gesundheit aufrechtzuerhalten. Selbstfürsorge ist daher auch wichtig für die Prävention und Behandlung psychischer Erkrankungen.

Die Bildkarten sind in der therapeutischen Praxis, in Beratung und Coaching, im Einzel- oder Gruppensetting, aber auch therapieunabhängig vielseitig einsetzbar.

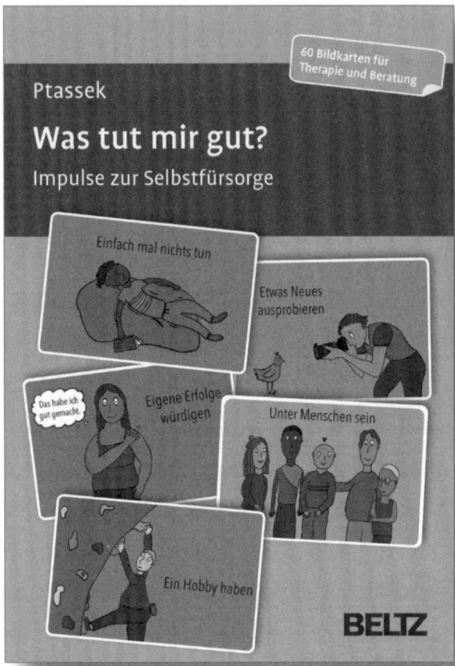

Henriette Ptassek
Was tut mir gut?
Impulse zur Selbstfürsorge
60 Bildkarten für Therapie und Beratung
Mit 16-seitigem Booklet in stabiler Box
Kartenformat 9,8 x 14,3 cm
2023
GTIN 4019172101152